免疫力学

Immuno dynamics

失われた体の力がよ[illegible]える

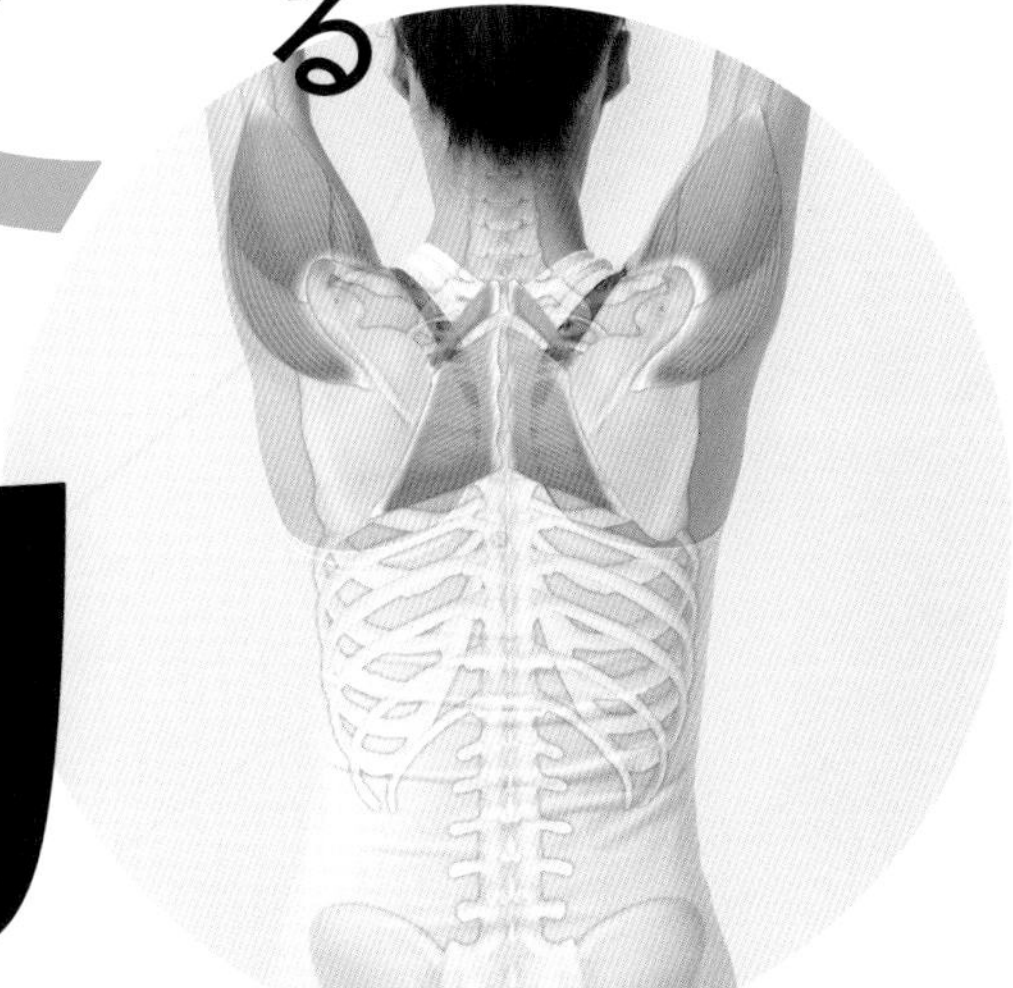

井本整体主宰 医学博士
井本邦昭
人体力学編集室

世界文化社

世界は

免疫力を狂わせるものであふれている

仕事

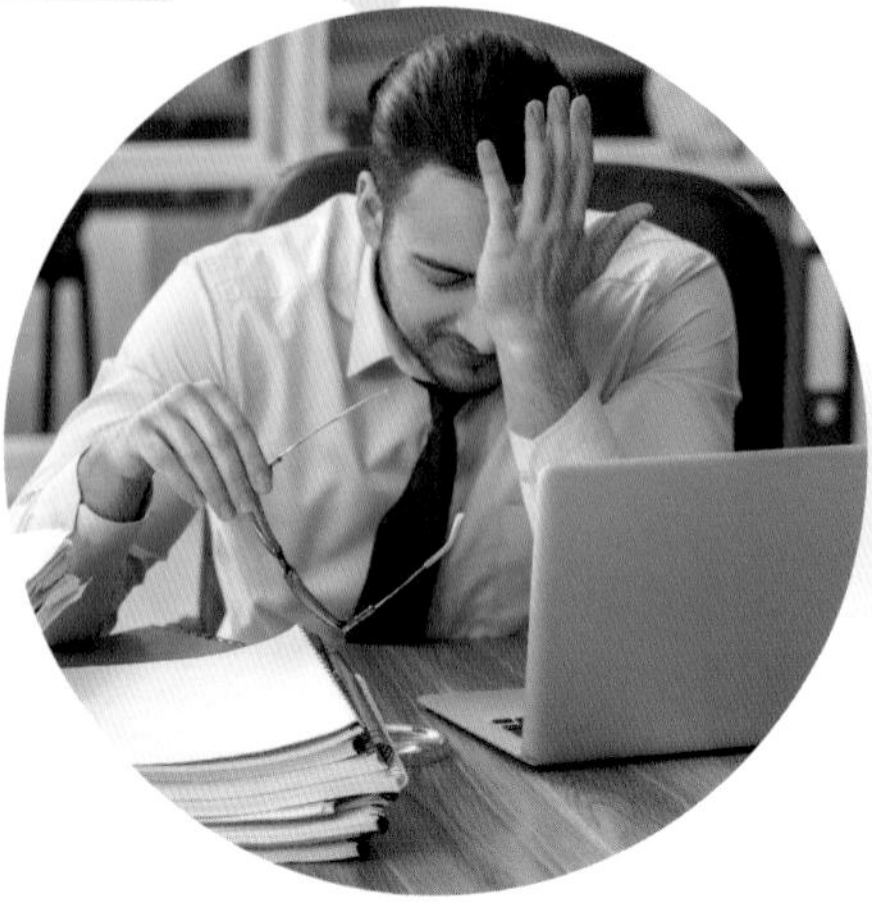

ハードな作業による肉体的疲労や、顧客や同僚への気遣いなどによる精神的疲労が免疫を低下させる。

免疫力は、「健康であれば生涯不変」ではなく、生まれ持ったものもあれば、あとから獲得するものもあります。さまざまなものから影響を受け、針の先端にいるように繊細で不安定なものです。

たとえば、ワクチン接種をしても長い

責任感、身内の心配、経済的な苦労や人間関係などから内臓を壊し、免疫力を落としていく。

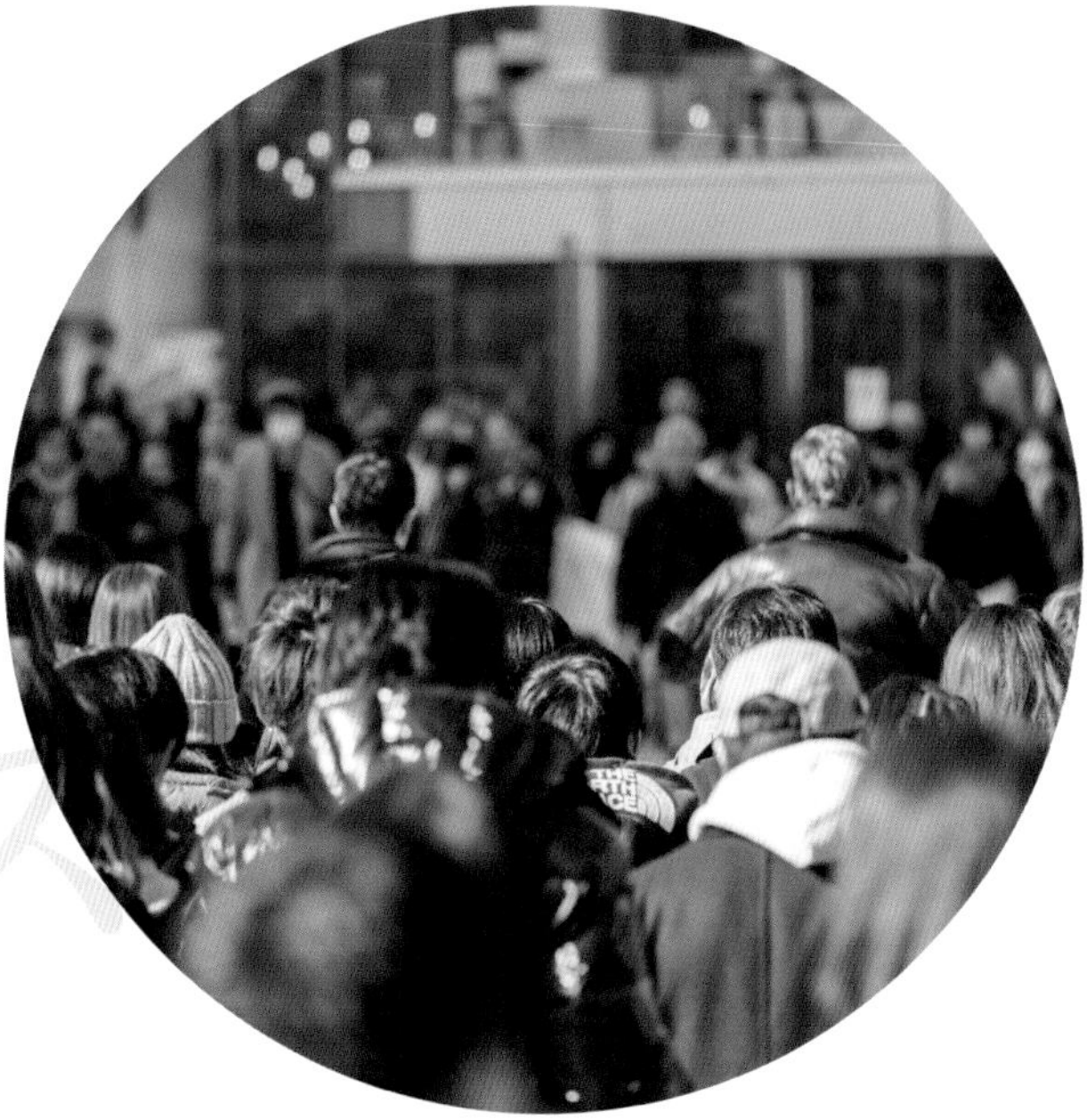

ストレス

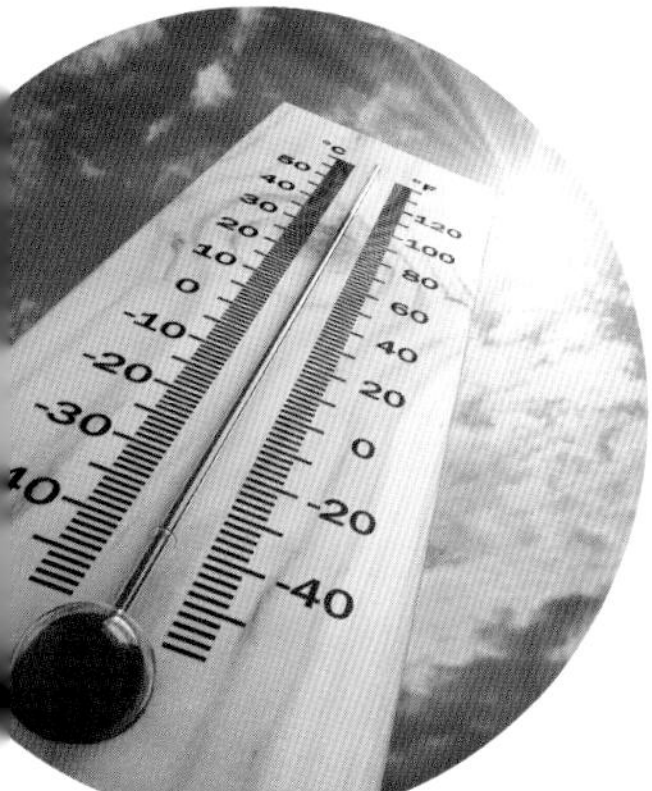

現代の高温多湿な夏や気圧の上下が肺を疲弊させ、その影響から全身が蝕《むしば》まれていく。

気候

年月を経ることで効力が薄くなる可能性が指摘されています。

もともとの免疫も加齢によって衰え、ストレス、姿勢、過度の運動やダイエット、疲労、食生活や住環境、衛生状態、気候変動などさまざまな要因で上下し、一気にバランスを崩すこともあります。

現代の世の中は、免疫力を狂わせるものであふれているのです。

理想は低すぎず、過剰すぎず

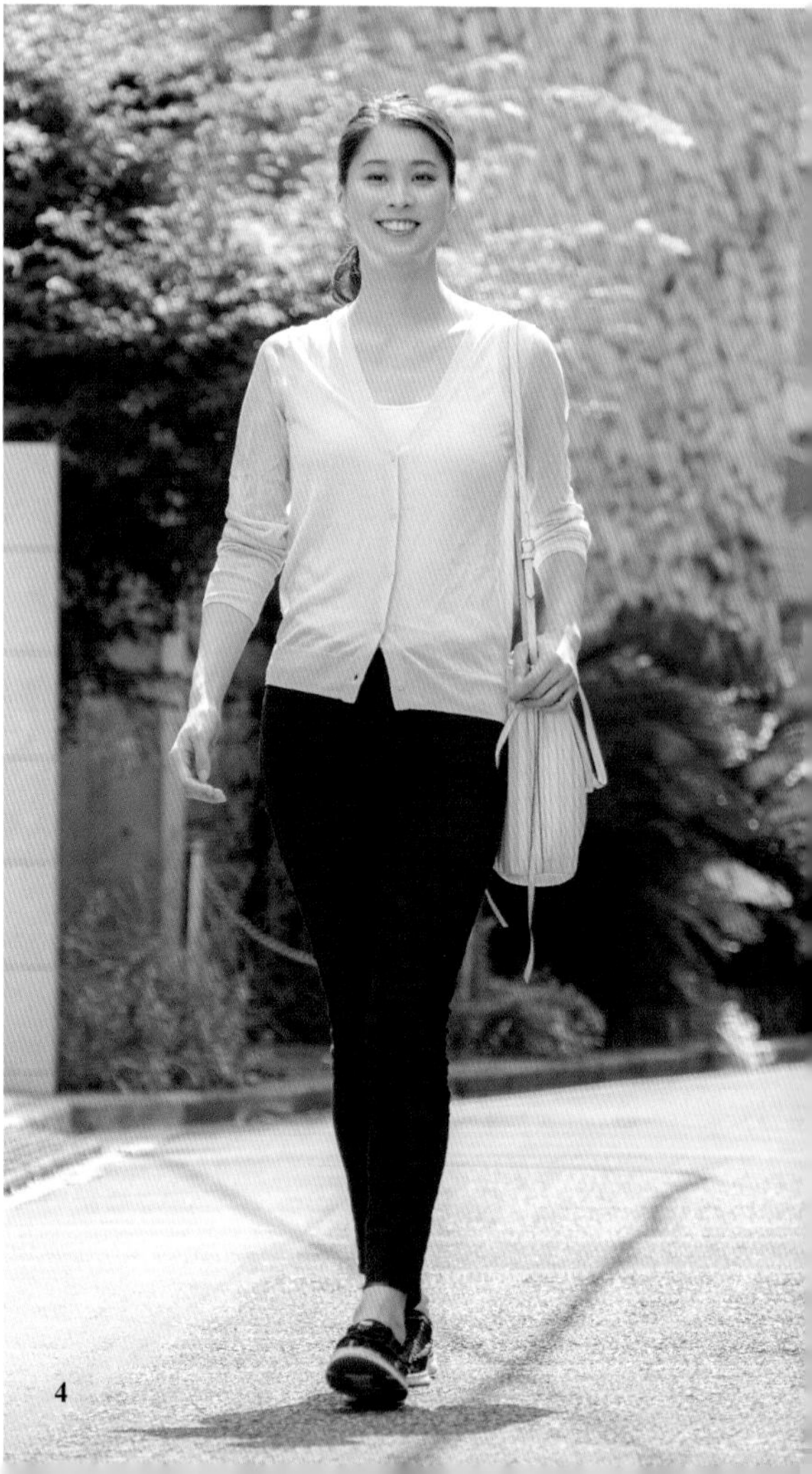

では、免疫力を高めるためにはどうすればよいのでしょう。昨今では、食事に気をつけたり適度な運動を心がけたりする人が多いでしょう。しかしそれは、壊れかけた車のガソリンだけよいものにしよう、高級なタ

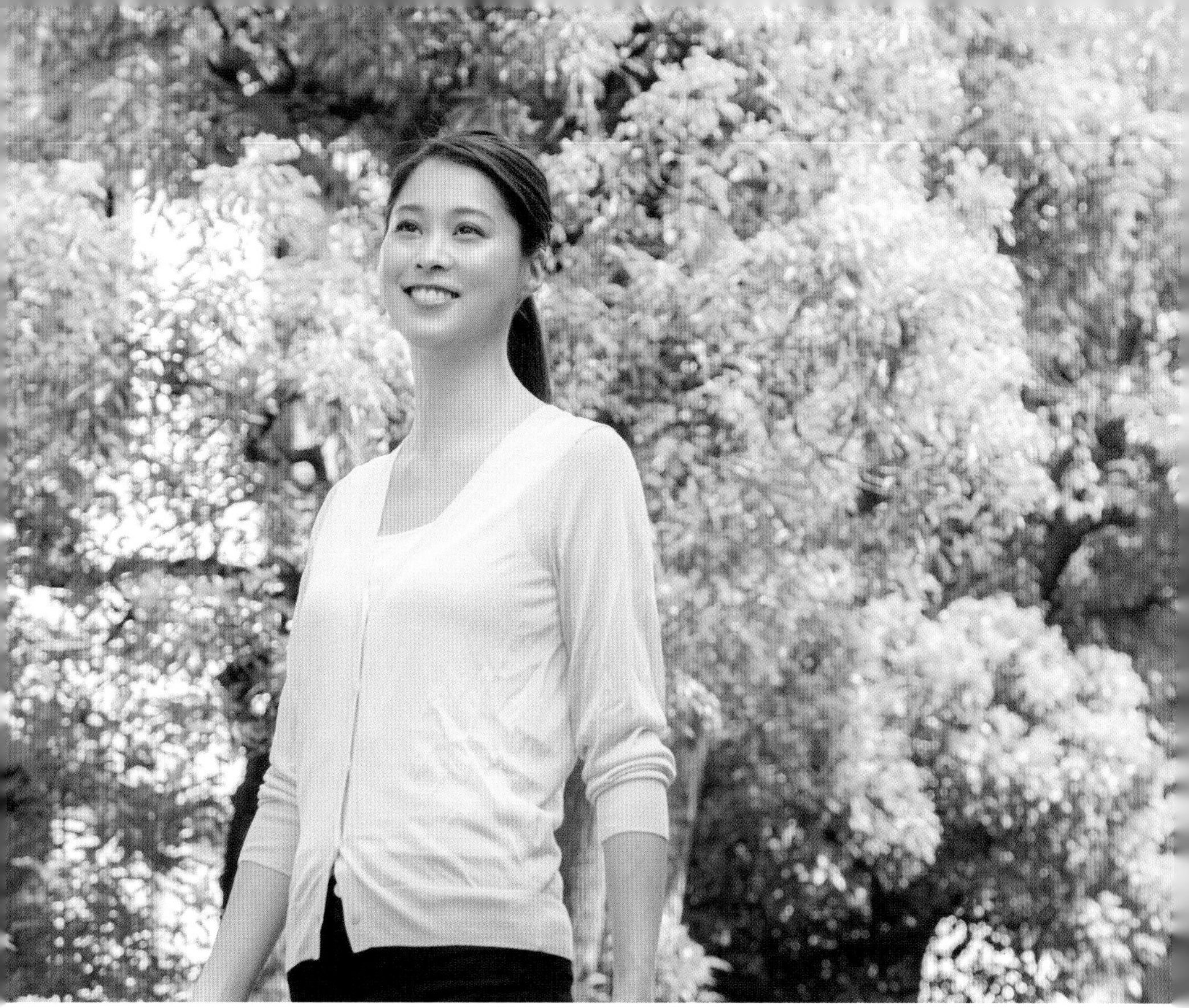

イヤに履き替えようと言っているのと同じこと。ほかの個所もきちんと整えない限り、満足に走ることさえままなりません。

かといって、免疫力が高ければよいかというと、それもまた違います。過剰になると、花粉やハウスダスト、蜂毒への過敏な反応で苦しみ、ときには死にも直面してしまいます。

体に異常が起きた際、低すぎず過剰すぎず、ちょうどよい加減でスムーズに力を発揮してくれる免疫力こそが理想です。幸い人の体は車と違って多少ガタついても自力で回復し、能力を引き出せる作りになっています。本書では、そのためのヒントを探ってみましょう。

セルフチェック

耳

・耳のうしろが切れる→水分不足

ひじ

・黒ずんでいる→肺の働きやリンパの流れが悪い

ほくろ

・ほくろがある場所→リンパの流れが悪い

・赤いほくろが出てくる→リンパの流れが急速に悪くなる

ひざ裏

・ひざの裏に腫れものができる→腎臓の働きが悪い

足

・いすに座った際、がに股になる→腰が疲れている、集中力が足りない

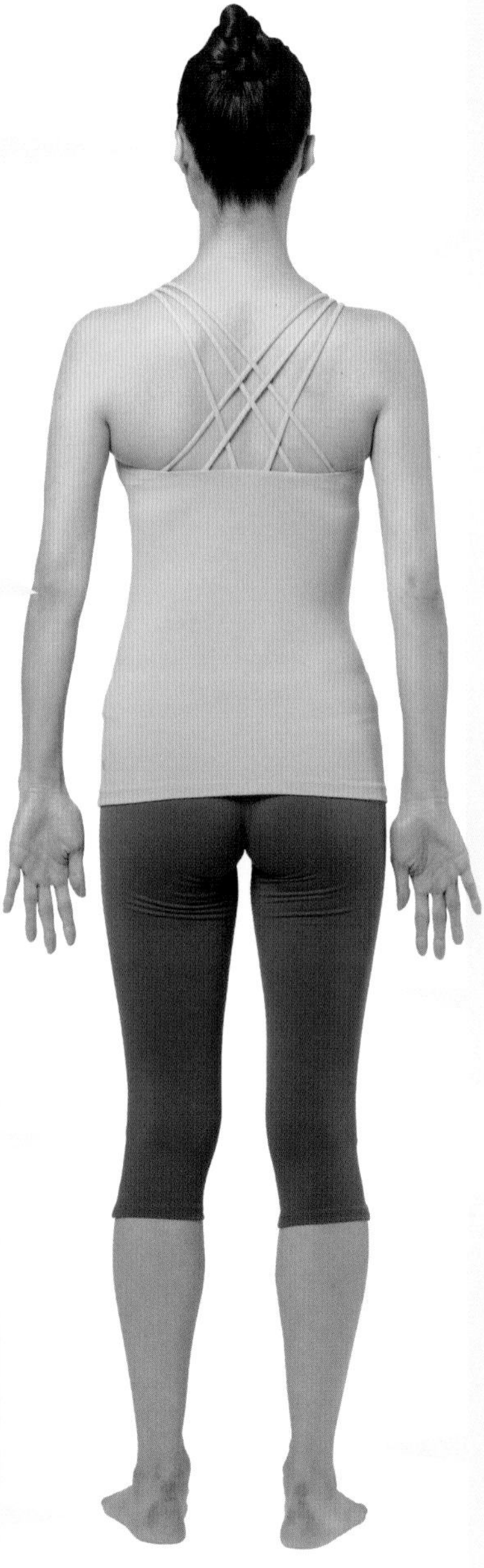

肩

・右肩が上がる→慢性的な食べすぎ

・左肩が下がる→急な心理的ストレス

・ネクタイが曲がる、ブラジャーの肩ひもが落ちる→そちらの肺が下がっている

お尻

・お尻を振って歩く→骨盤の左右のバランスが悪い

・お尻の下に吹き出物がある→呼吸器に負担がかかっている

・尾てい骨の周りがやせる、色が黒ずむ→心臓に負担がかかっている

・お尻が小さい→呼吸器が弱い

・スカートが回ってファスナーの位置がずれる→骨盤がねじれている

足首

・外くるぶしの前にタコができる→婦人科の流れが悪い

・足首が締まっている→子宮の働きがよい。腰の弾力がある。回復力が高い

超簡単!! 体の不調

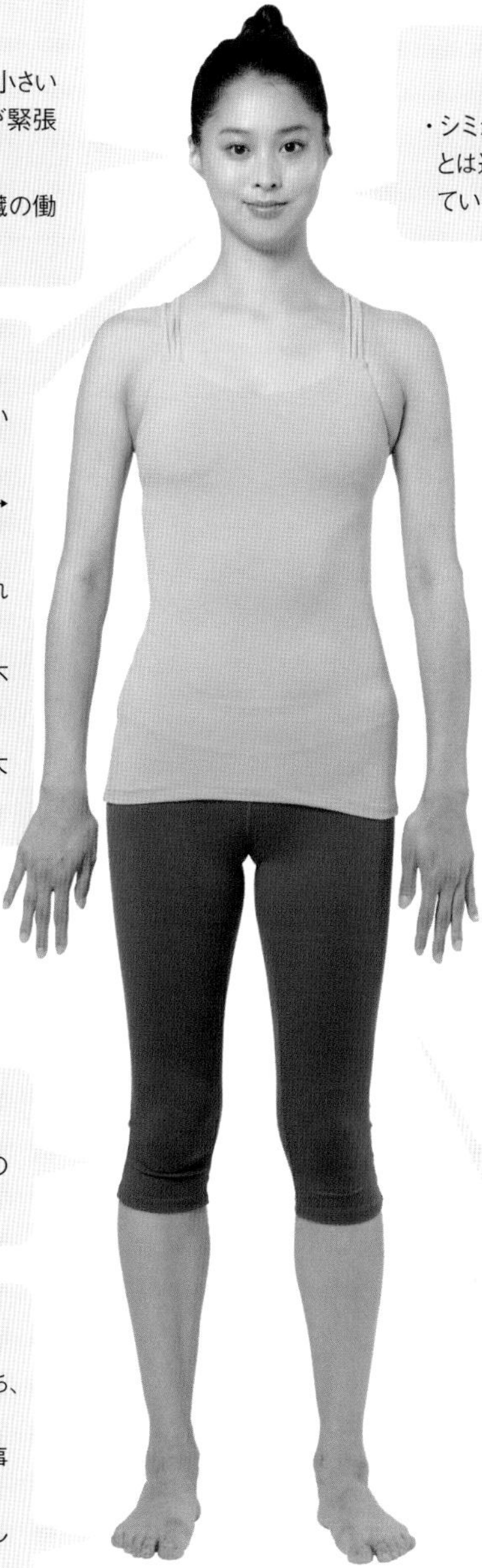

目

・左右どちらかの目が小さい→小さい側の大脳が緊張している

・白目が黄色い→肝臓の働きが悪い

頬

・シミがある（そばかすとは違う）→肺が疲れている

ノド

・ノドボトケが正中線上にない→副腎の働きが悪い

・急激に細かいシワができる→腰の弾力の低下

・黒ずんでいる→腎臓が疲れている

・甲状腺が腫れる→腎臓の不調

・首の肉がストンと落ちる→大病の後

胸

・大胸筋上部の力が抜けて前屈姿勢→心理的な負担を抱えている

お腹

・お臍が縦に細い→肺が弱く、神経質

・がまん強い→腹が出てくる

爪

・黒い線が入る、二枚に割れる、デコボコ→心臓の働きが悪い

ひざ

・ひざの下が黒い→そちらの腎臓が疲れている

太もも

・内ももが痩せて両脚のすき間がある→腸の働きが弱い

つま先

・外反母趾→骨盤が開きがち、下がりがち

・外股の人→心理的に隠し事ができない

・内股の人→自分中心で隠し事が多い傾向がある

失われた体の力がよみがえる

免疫力学

目次

第2章

免疫力が低下する理由

第3章

免疫力を軸に体の不調をチェックしよう

第4章 免疫力はよみがえる!

第5章 免疫力に関連する病気を改善しよう

第6章

力を集めて「刺激」&「活性化」する

本書では、免疫をよみがえらせるために不調のチェックを行いながら、体操によって体を本来の状態にリセットし活性化することができます。もし気になる症状からすぐに改善したい方は、症状別インデックスページもぜひご利用ください。

免疫力アップにかかわるお話

免疫力は絶妙なバランスによって成り立っているもの。
免疫力をよみがえらせるための知識を掲載しています。

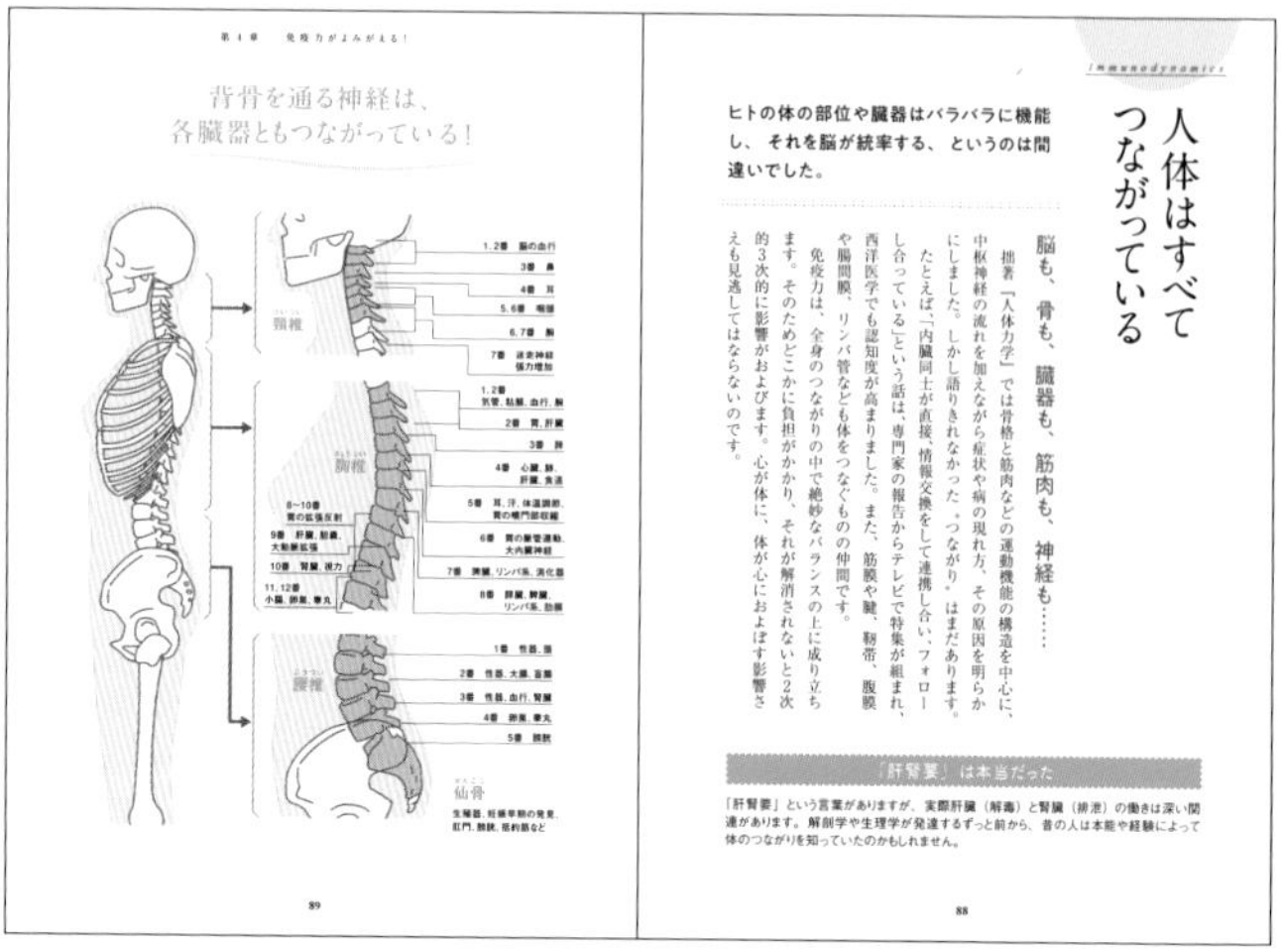

今の自分の体力チェック！

肺やリンパなど最適な状態で機能しているか、チェックできます。

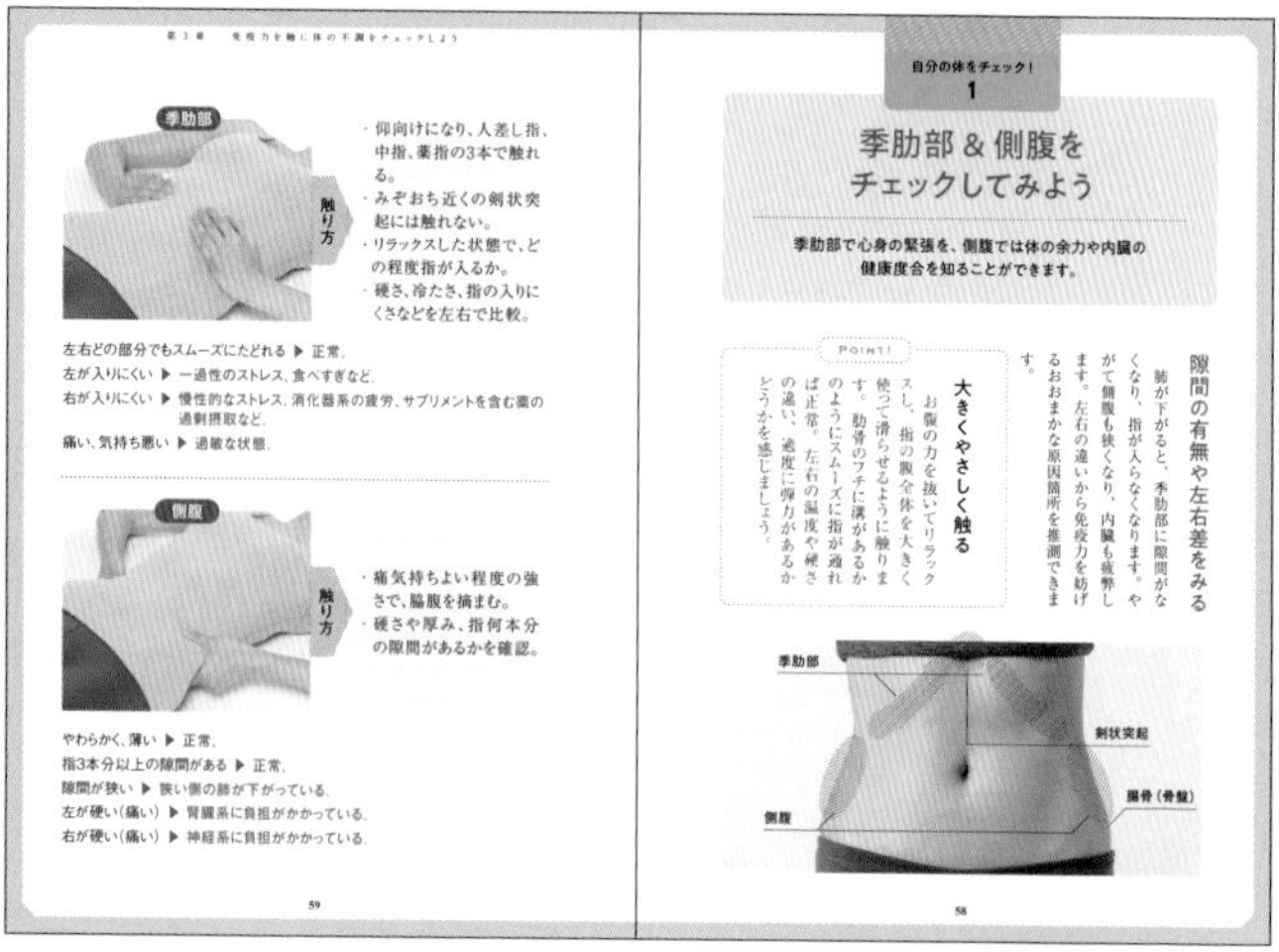

「免疫力学」の使い方

免疫系の不調で出やすい病気を改善!

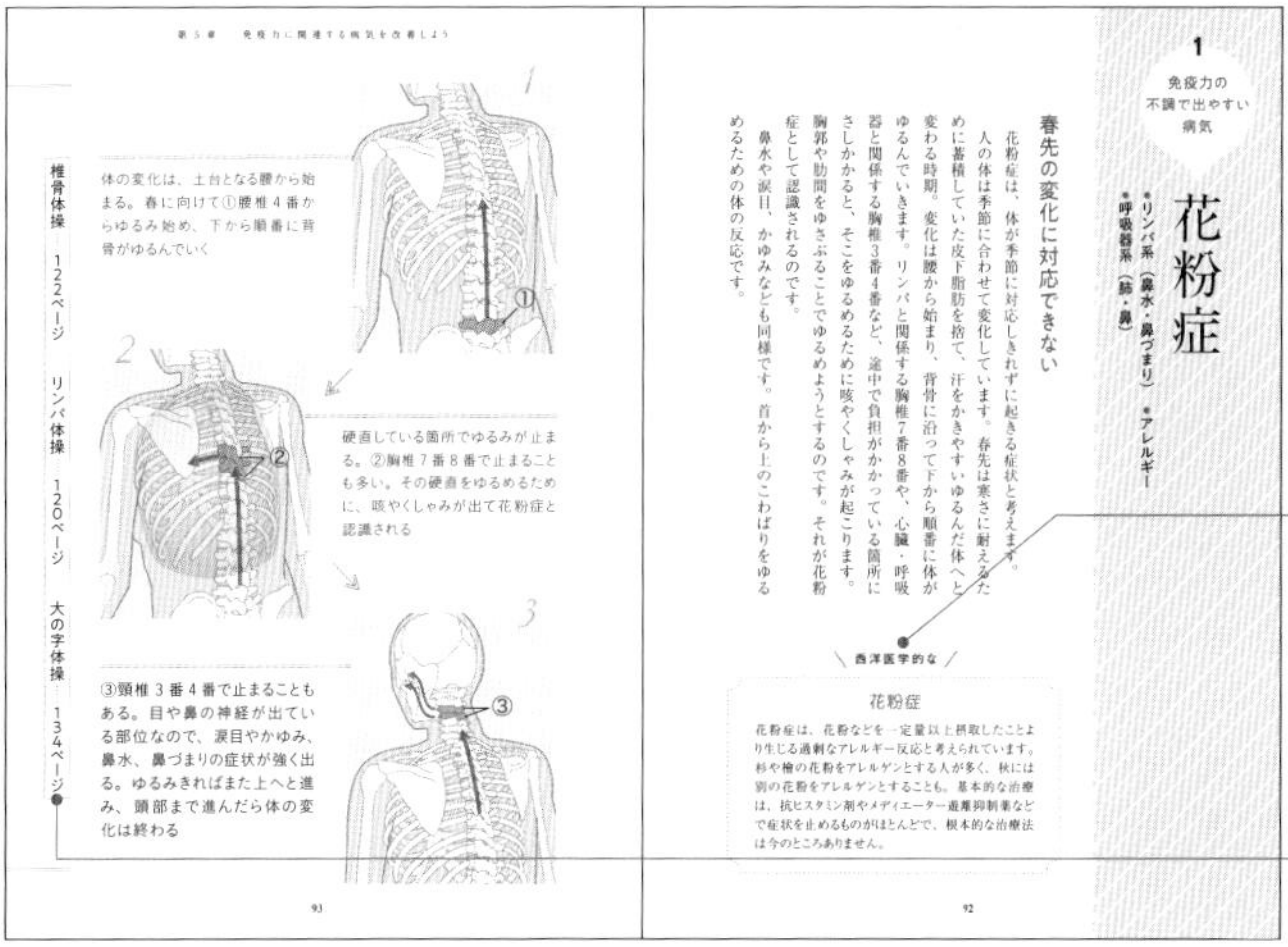

1
免疫力の不調で出やすい病気

花粉症

●リンパ系（鼻水・鼻づまり）●アレルギー
●呼吸器系（肺・鼻）

春先の変化に対応できない

花粉症は、体が季節に対応しきれずに起きる症状と考えます。

人の体は季節に合わせて変化しています。春先は寒さに耐えるために蓄積していた皮下脂肪を捨て、汗をかきやすいゆるんだ体へと変わる時期。変化は腰から始まり、背骨に沿って下から順番に体がゆるんでいきます。リンパと関係する胸椎7番8番や、心臓・呼吸器と関係する胸椎3番4番など、途中で負担がかかっている箇所にさしかかると、そこをゆるめるために咳やくしゃみが起こります。胸郭や肋間をゆさぶることでゆるめようとするのです。それが花粉症として認識されるのです。

鼻水や涙目、かゆみなども同様です。首から上のこわばりをゆるめるための体の反応です。

＼西洋医学的な／

花粉症

花粉症は、花粉などを一定量以上摂取したことより生じる過剰なアレルギー反応と考えられています。杉や檜の花粉をアレルゲンとする人が多く、秋には別の花粉をアレルゲンとすることも。基本的な治療は、抗ヒスタミン剤やメディエーター遊離抑制薬などで症状を止めるものがほとんどで、根本的な治療法は今のところありません。

92

第5章　免疫力に関連する病気を改善しよう

椎骨体操　122ページ　リンパ体操　120ページ　大の字体操　134ページ

93

免疫の不調で出やすい病気のメカニズムがわかります。

関連する西洋医学の知識が得られます。

不調を改善する体操のページです。

本来の状態に体をリセット!

免疫力をアップできる体操を紹介しています。

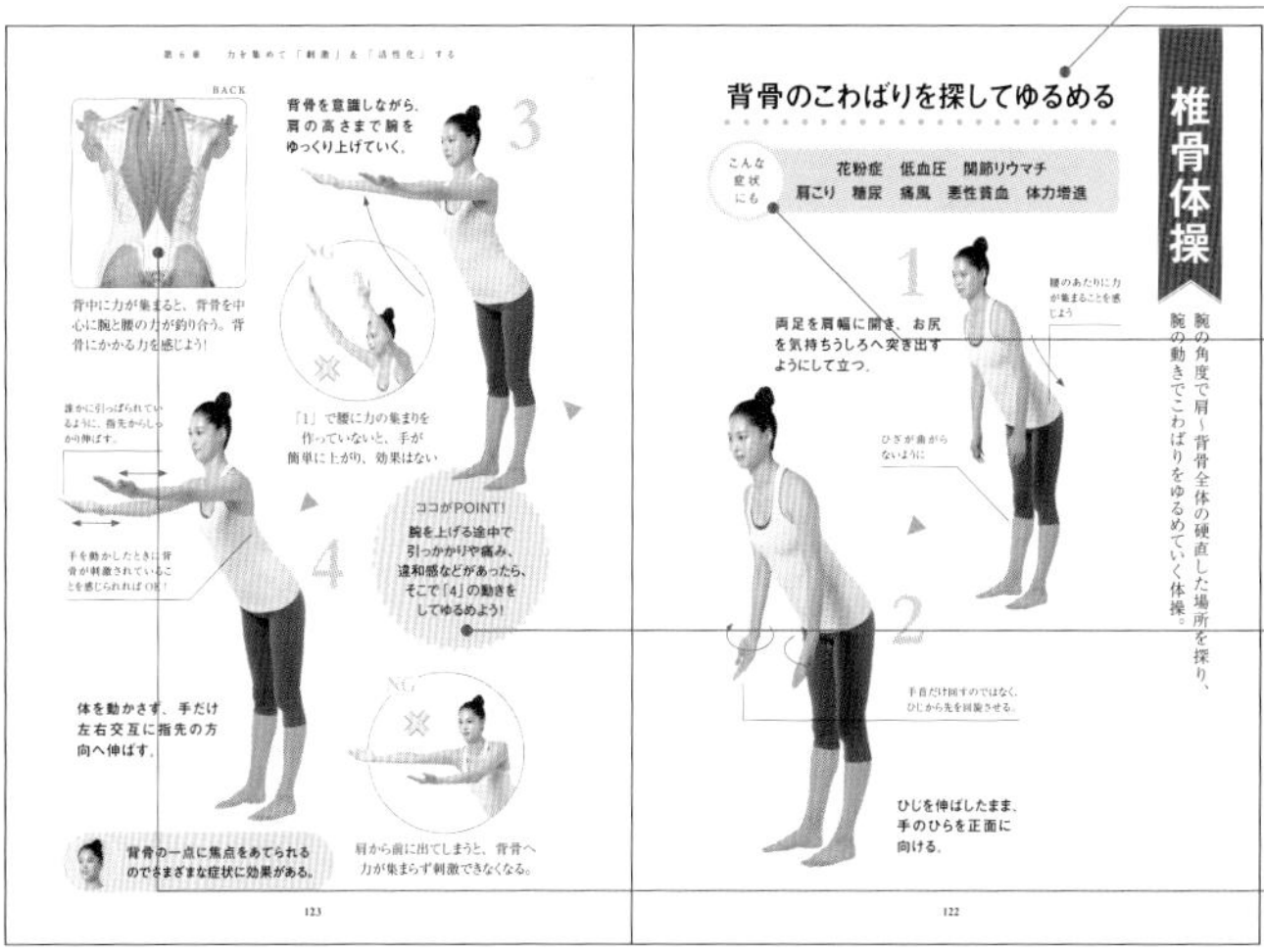

椎骨体操

背骨のこわばりを探してゆるめる

腕の角度で肩～背骨全体の硬直した場所を探り、腕の動きでこわばりをゆるめていく体操。

こんな症状にも　花粉症　低血圧　関節リウマチ　肩こり　糖尿　痛風　悪性貧血　体力増進

122

第6章　力を集めて「刺激」と「活性化」する

背骨の一点に焦点をあてられるのでさまざまな症状に効果がある。

123

効果があるいろいろな症状を掲載しています。

効果を正しく得るためのポイントです。

動かす筋肉や骨をチェックできます。

体を最適化する体操です。

はじめに

人類は昔から、感染症を引き起こす細菌やウイルスを敵とみなしてきました。ワクチン接種や新薬開発で対抗したり、徹底的な消毒や知識の啓発による予防を試みたりしてきましたが、それでもＷＨＯから「世界から根絶した」と宣言された感染症は、１９８０年の天然痘のみです。

細菌やウイルスは必ずしも「敵」ではない

その一方で、私たちの体内には大腸菌や乳酸菌など有用な細菌が共生しており、栄養の産生や吸収を助けています。また、女性が胎内で子を育む際の胎盤は、ウイルス由来のシステムだという研究報告もあります。そうしたことを考えると、はなから細菌やウイルスをすべて敵とみなすことに疑問が生じます。もしかしたら後々ヒトの体に変化を与えるかもしれない。遺伝子治療などに活用できるかもしれない。

さらに疑問は深くなります。たとえば、新型コロナでもインフルエンザでも感染症全般的に、感染者と濃厚接触してもうつる人とうつらない人がいて、感染しても重症になる人とならない人がいます。その差は単純に免疫力の差だけでしょうか。免疫力の差はどこから来るのでしょう。

体を本来の楽な状態にしよう

西洋医学でも東洋医学でも、そうした謎はまだ解明されていません。わからないことの方が圧倒的に多いのです。だからこそ私たちは、日頃から自分の体と向き合い、その声を聞き、特質を知って、体の反応や要求に対して敏感にならなければいけません。体はいつでも「本来の楽な状態で生きたい」と望んでいるのですから。

井本整体主宰　井本邦昭

体操、呼吸法別インデックス（掲載順）

体操関連

名前	目的や効果	掲載ページ
整体スクワット	肺に活力を取り戻す	40
大胸筋をゆるめる体操	肺に活力を取り戻す	42
C体操	肋骨と背骨をゆるめる	46
ハの字の肋骨挙上体操	肋骨を持ち上げストレス回復を図る	50
側腹はじき	腎臓の活性化をうながす	83
内転筋はじき	腎臓の活性化をうながす	83
正座からの股関節体操	下半身のリンパの流れを改善する	118
リンパ体操	肋間をゆるめてリンパを流す	120
椎骨体操	背骨のこわばりを探してゆるめる	122
複合体操	胸椎 8 番を刺激して活性化させる	124
胸骨体操	肋骨を引き上げて胸郭を広げる	128
内転筋を使った骨盤挙上体操	内転筋の力で骨盤の状態を整える	130
腰椎4番の捻転体操	婦人科系の症状を改善する	132
大の字体操	肩甲骨を内に寄せて骨盤の安定を促す	134
胸椎9番の体操	代謝や解毒中枢・肝臓を活性化させる	138

呼吸法

深息法	下丹田に呼吸を通して回復力 UP	116
胸椎8番の呼吸法	酸素を導き、心肺機能を整える	126

その他

患部への蒸しタオル	熱刺激で症状の経過を助ける	32
温浴法（部分浴）	様々な症状の改善を促す	51
胸椎 8 番への蒸しタオル	免疫力を活性化する	112
化膿活点	出血や軽い火傷から早く回復する	111
肋骨よせ	呼吸を楽にする、解毒作用がある	113

症状別インデックス

た行

な行

は行

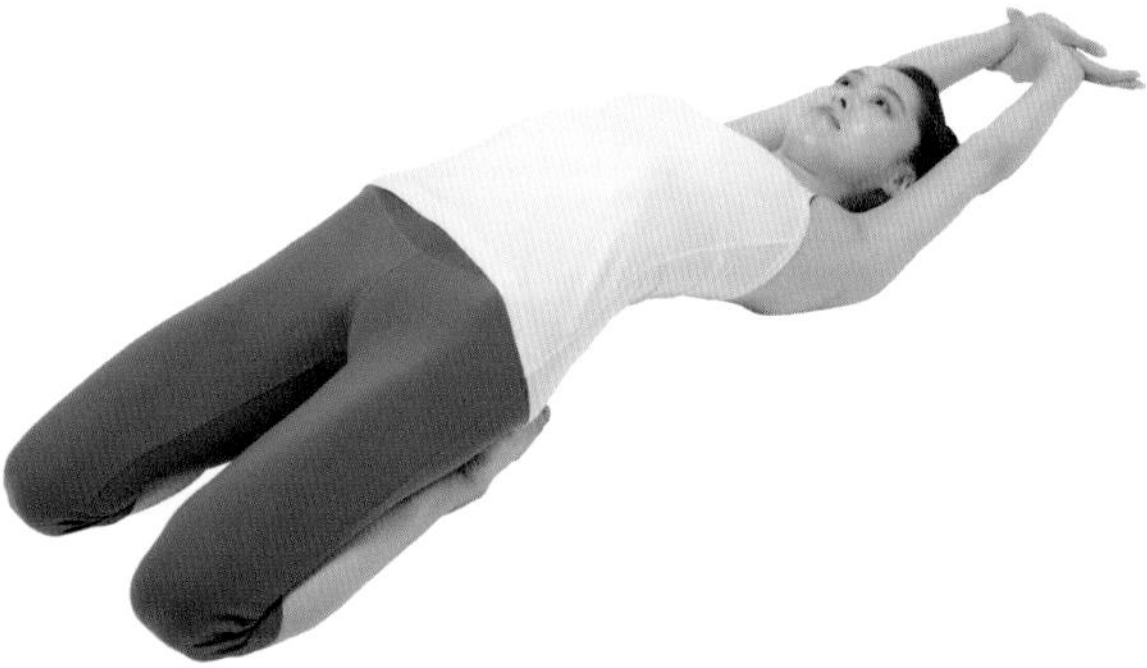

第1章

感染症に対処するには？

私たちは自ら免疫力を落としている

環境が整い、技術も進歩しているのに感染症が駆逐されないのは、私たち自身に問題があるからです。

現代人が感染症に弱い理由

昔の人に比べて、現代人はウイルスや細菌にとても弱くなっています。昔よりも衛生環境が格段に向上し、必要な栄養が十分摂れ、医療技術も大きく進歩してさまざまな薬があるのに、感染症で亡くなる人、症状が長引く人、後遺症に悩む人などが後を絶ちません。

もともと、私たちの体にはもともと体内に入った外敵を撃退する免疫システムが備わっています。医療や薬を利用しながらでも免疫力を存分に発揮させることができれば、たいていの感染症や病には打ち勝てるはずなのです。ところがそうなっていません。

それは私たちが自分の体をあまりにも知らなさすぎるから。環境に合わないライフスタイルや、体の仕組みと相反する治療法など、体の状態や変化、反応に無頓着なことが免疫力を落とす一因なのです。

感染症とは？

ウイルスや細菌が体内に入って悪さをする病が感染症。新型コロナやインフルエンザのほかにもたくさんあります。免疫力が落ちると普通は病にならない病原体にも抵抗できず、命の危険にさらされることさえあるのです。

軽い病は体を整えるチャンス

たとえば、風邪などの軽い病は上手に経過させることによって、免疫力を高めることができる大きなチャンスになります。しかし、病の経過に無理があると、熱や咳が長引いたりぶり返したり、あるいは後遺症が残ることもあります。

そうしたことでつらい思いをしないためにも、免疫力を高める以前に自分の体をしっかり見つめてください。

メインテーマとなる免疫についてお話しする前に、本章ではまずは私たちの整体が考える感染症とその症状、経過について少しお話ししたいと思います。

経過を大切にするタイミングがわからず、無理をしている人がたくさんいます。体の仕組みを知らないと、思わぬツケが生じることも……。

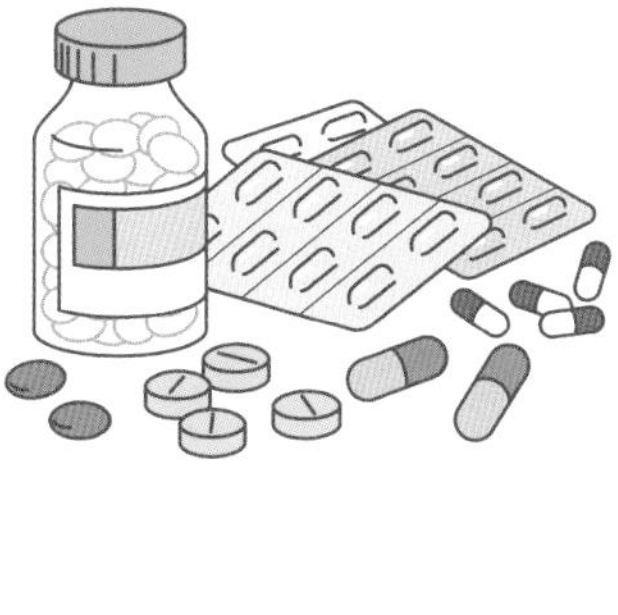

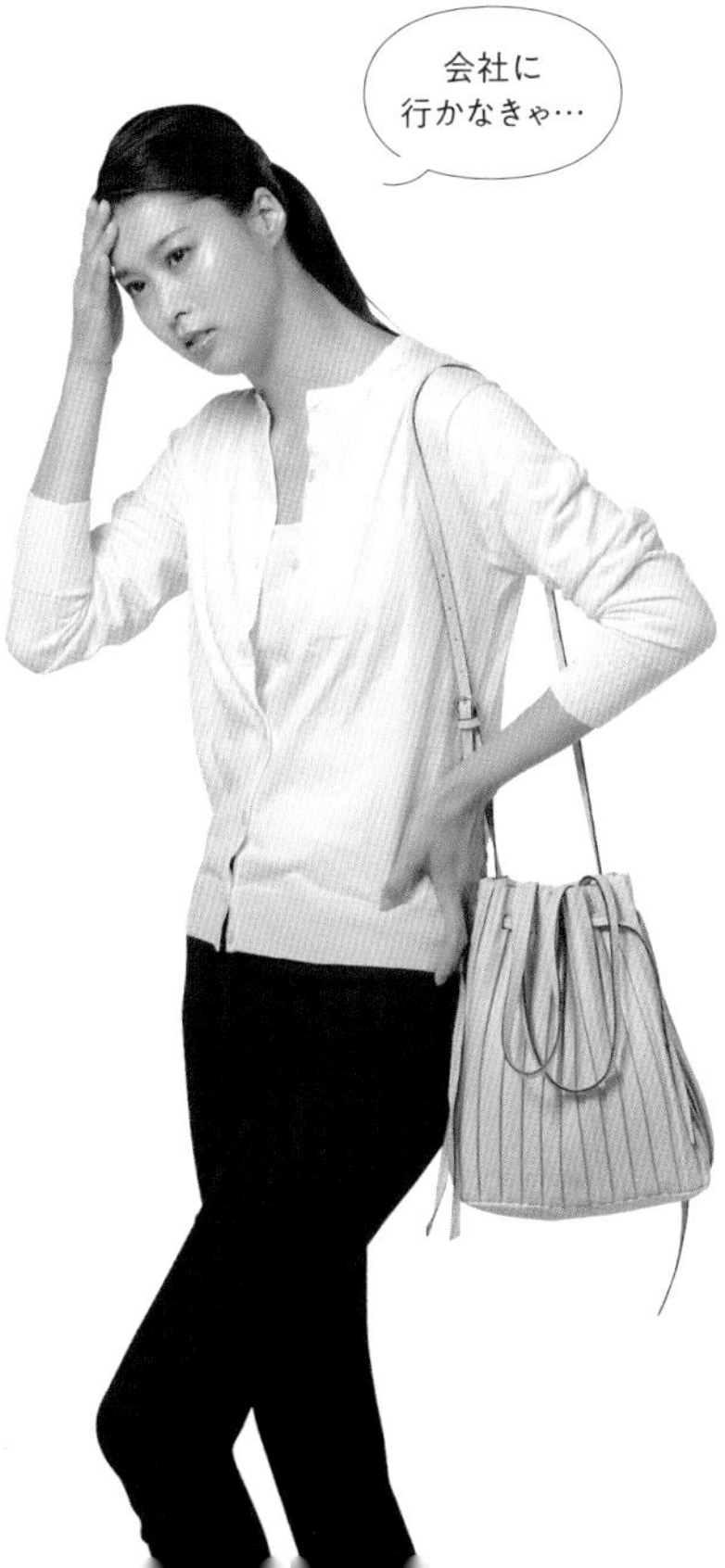

どんどん進化する病原体

細菌もウイルスもどんどん変化し、薬の開発は後手後手。だからこそ免疫力で対処するしかないのです。

「多剤耐性菌」を知っていますか?

抗生剤を長期間使用したために、その抗生剤が効かなくなった菌を「耐性菌」といいます。そうなると別の抗生剤に切り替えて治療を継続するのが一般的な治療法ですが、やがて切り替えた抗生剤にも負けない菌が出てきて……という状況が繰り返され、やがて多くの抗生剤に負けない細菌が生まれます。それが「多剤耐性菌」です。

つまり、病原体である細菌を殺す方法がなくなるのです。

細菌もウイルスもどんどん進化します。その速度は非常に速く、インフルエンザなどは毎年違う型が現れ、その度に違うワクチンを作らねばなりません。

コロナ禍の中、一部地域では今も結核が流行したことをご存知の人も多いでしょう。結核もストレプトマイシンという抗生剤が誕生

抗生剤（抗生物質）

ペニシリン系、セフェム系などいくつかの種類があり、病原体や患者の体質によって使い分けられます。以前はすぐに処方された薬ですが、近年は多剤耐性菌の出現を恐れ、使用量を最低限にすることが推奨されています。

感染症による死亡者数

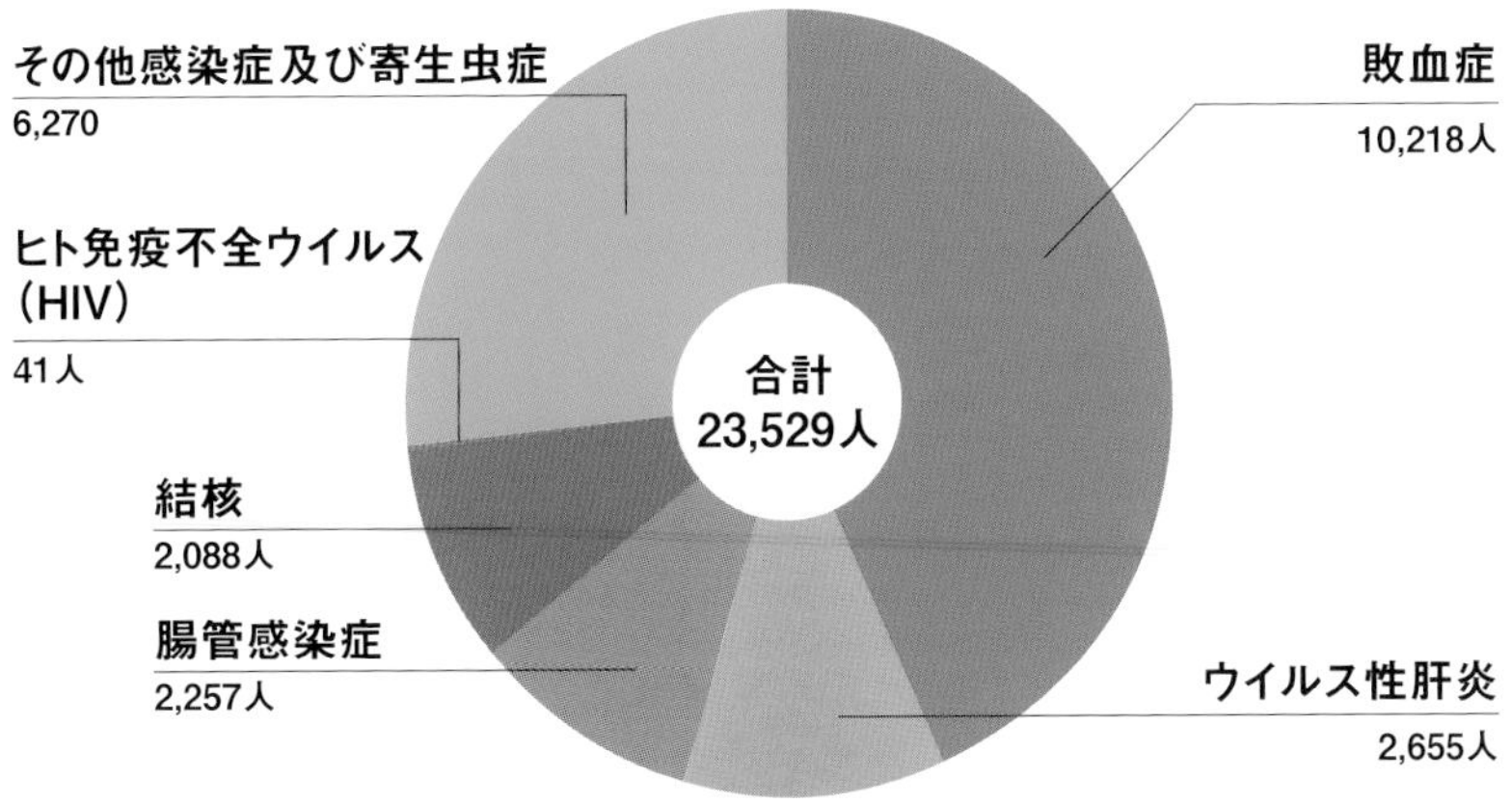
その他感染症及び寄生虫症
6,270
ヒト免疫不全ウイルス
（HIV）
41人
結核
2,088人
腸管感染症
2,257人
合計
23,529人
敗血症
10,218人
ウイルス性肝炎
2,655人

出典：『令和元年度（2019 年）人口動態統計月報年計（概数）の概況』第 6 表　死亡数・死亡率、死因簡単分類別より作成

敗血症は、細菌（ブドウ球菌や連鎖球菌、緑膿菌など）が肺や肝臓、腎臓などを機能不全にする病気で、免疫力が低いとかかりやすくなります。こうした感染症で、毎年２万人以上が亡くなっているのです。

した頃は「不治の病ではなくなった」と騒がれました。しかし、現在でも日本では毎年2千人以上の人が結核で亡くなっています。昔は効果があった抗生剤を何倍もの量投与しても今の結核菌には効かないからです。それだけ強い菌に進化してしまったわけです。

結核菌に限らずMRSAやMDRPなど多剤耐性菌は存在しています。きっとほかの細菌やウイルスも変わっていくでしょう。だからこそ抗生剤に頼りすぎず、まずは自らの免疫力を最大限活動高められるようにしておくこと、病原体を退けられる体を手に入れることが大切なのです。

熱は体をリセットさせる

発熱は体調不良のひとつとして認識されていますが、体にとっては非常に有効で大切なものです。

熱は免疫力の一部　十分利用すべき

病気のときに出る熱。その効果が西洋医学で認知され始めたのはつい最近のことです。それまでは熱が出たら解熱剤を服用するという対症療法が主流でした。

熱の役割は2つ。ひとつは病気を治療するための熱。体温を上げて免疫系の活動を高め、病原体の増殖を抑えることで回復を手助けします。熱が出ると体がだるく、頭がぼーっとして眠くなる。これは「体の治療に全力で打ち込むから、むだなエネルギーを使うな」と体が休養をうながしているためです。打撲や外傷の際に患部が熱くなるのも、熱を集めて免疫を活性化させているからです。

2つ目は体を変えるための熱ですが、これは30ページでお話しします。

日本人の平熱は36.89度

しかしながら35度台、34度台の人もいます。体温は年齢とともに低下し、やがて冷たくなって死を迎えます。そう考えると現代人は高齢者に近い、熱を作れない体、十分機能しない体になっているのかもしれません。

病気で発熱する仕組み

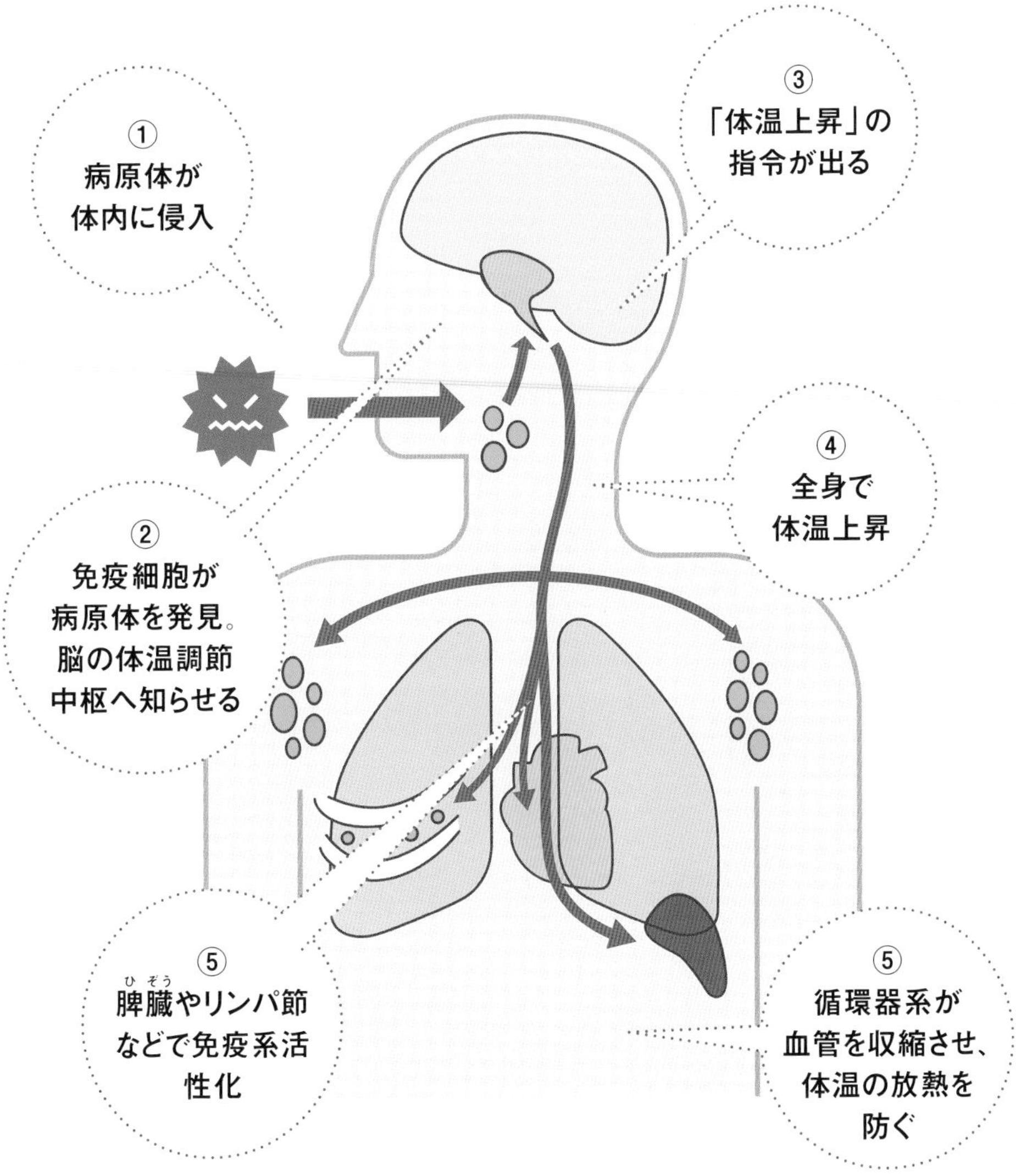
①
病原体が
体内に侵入
②
免疫細胞が
病原体を発見。
脳の体温調節
中枢へ知らせる
③
「体温上昇」の
指令が出る
④
全身で
体温上昇
⑤
脾臓《ひぞう》やリンパ節
などで免疫系活
性化
⑤
循環器系が
血管を収縮させ、
体温の放熱を
防ぐ

ほかにも筋肉を収縮させたり、呼吸を速めて酸素を取り込んだりと、発熱には多くの器官が関係しています。熱がある程度まで上がって体内の病原体が少なくなると、血管が拡張するなどして体温を下げる工程へとうつります

咳やくしゃみが持つ意味

病原体をまき散らすマイナスイメージが多い咳とくしゃみですが、非常に役立っています。

咳とくしゃみが体をゆるめる

普段は適度にゆるんでいた体は、不調になる際に硬直を起こします。硬直は米粒大の小さなものから、肩こりや腰痛でガチガチになるような広範囲なものまでさまざまです。でも、その硬直がゆるむと体が楽になるでしょう。風邪などの感染症でも同じです。

病原体が体に入ると、肺が緊張して臨戦態勢に入ります。肺や肋間《ろっかん》が硬直を起こし、やや前屈気味の姿勢になって呼吸が浅くなる。それをゆるめるのが咳です。ちょうど緊張しすぎて喉が詰まって話せないとき、「こほん！」と空咳をするとしゃべれるようになる。それと同じことを体がやっているわけです。

くしゃみも肋間や首から上の緊張や硬直をほぐすためのもの。だから大きなくしゃみの後は、鼻から頭にかけてスッキリします。

咳を止めるな!?

咳やくしゃみは飛沫などの問題もありますが、異物を排出し、肋間をゆるめるという大事な作用があります。しかし、人混みの中、公共の場などエチケットが必要な場合もあるので、今の時代、口を覆うなどマナーも忘れずに。

病原体の影響や極度の緊張、心理的な問題から肺が緊張・硬直して下がる。肺を守る肋骨も下がって肋間が詰まる

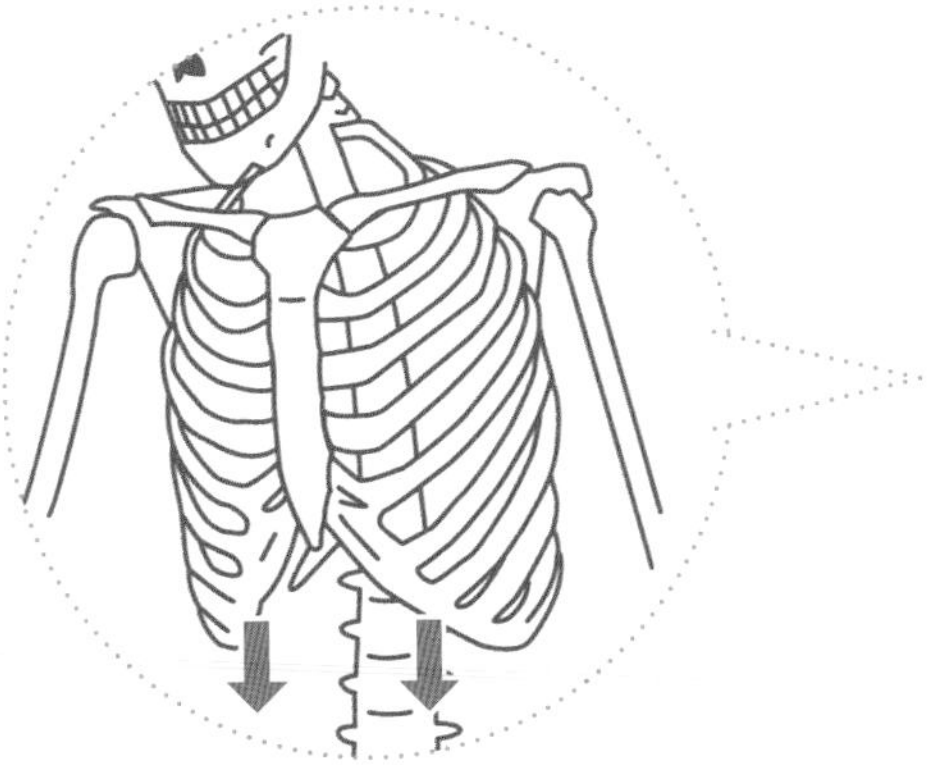

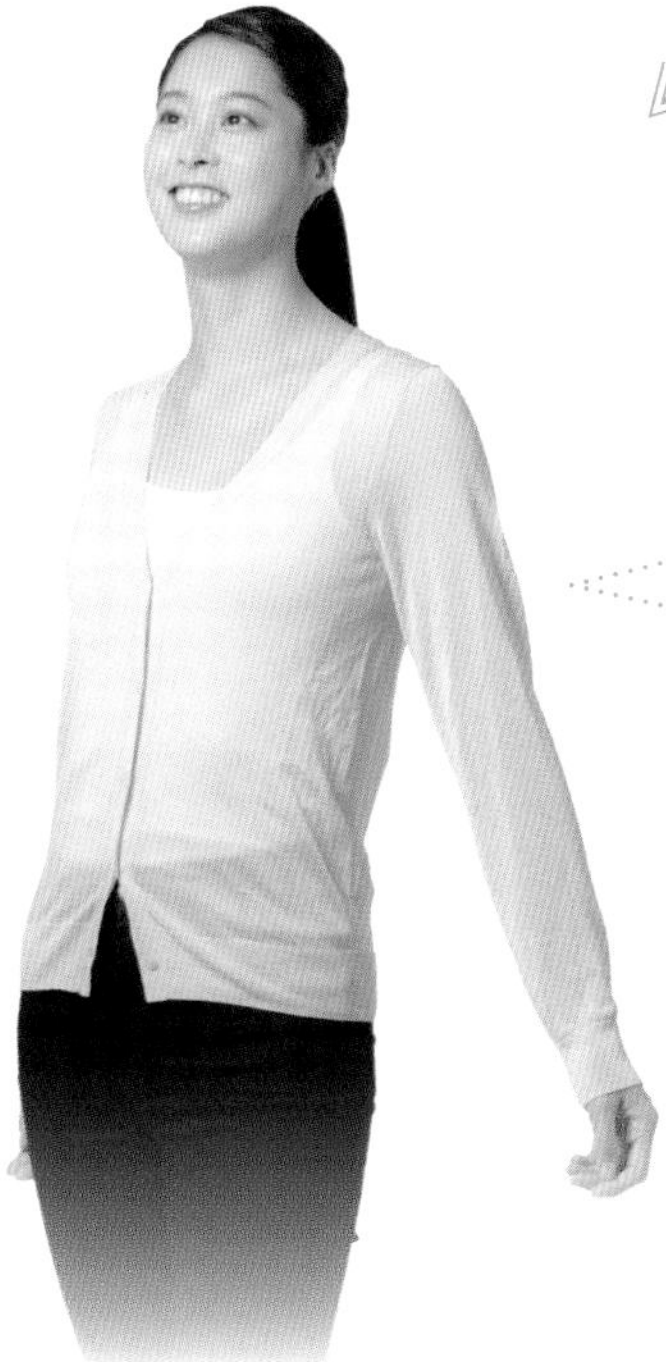

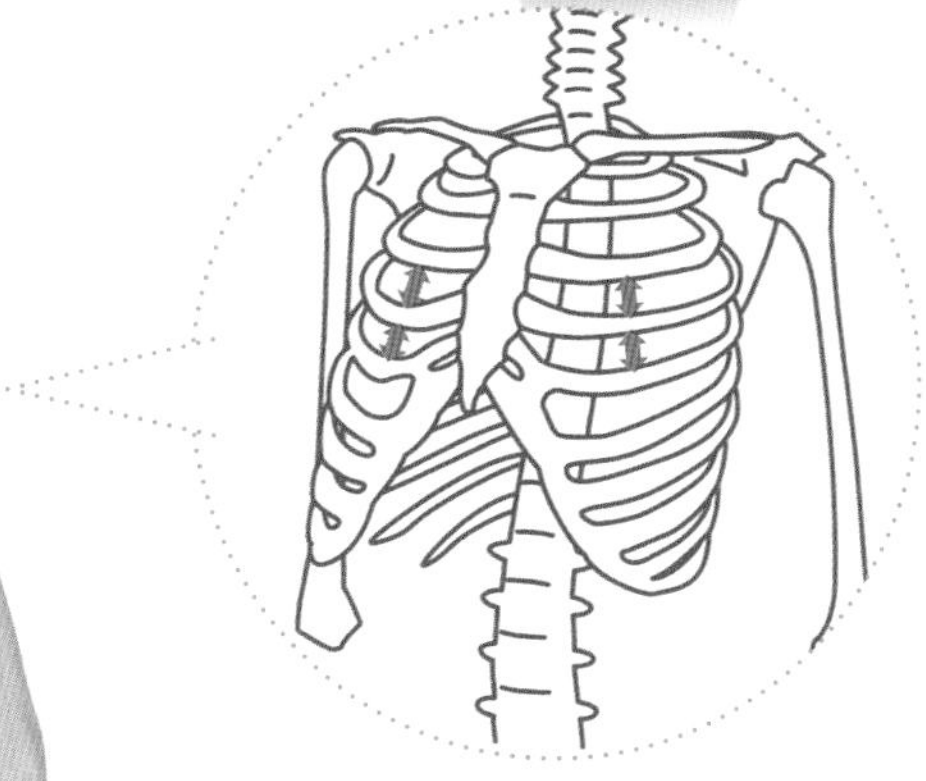

咳をすることで肋間が少しずつゆるんでいき、徐々に呼吸が楽になってくる

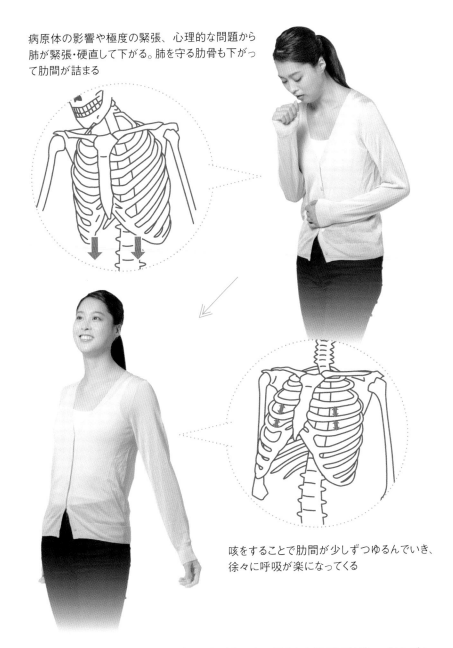

喉がイガイガしたり、気管支の違和感から出る浅い咳。胃のあたりにひびく咳。ゴホンゴホンと痰がからむ、腎臓が疲れているときの深い咳。咳ひとつにも、不調の原因を明らかにするヒントが隠されています。

止めてはいけない下痢と嘔吐

下痢や嘔吐では大量の水分が奪われ、体力も激しく低下するため、すぐに止めたいところですが……。

下痢や嘔吐が体内の毒を出す

下痢や嘔吐はつらくてすぐに止めたくなりますが、止めてよい場合と悪い場合があります。下痢も嘔吐も、体内から不要物を排泄するために起こります。たとえば悪いものを食べると気持ち悪くなって嘔吐する。それができないと腹痛から下痢になり、食べたものを体外へ出す、という具合です。

熱中症やストレスで臓器に負担がかかって嘔吐や下痢をする場合もあります。感染症なら、体内に入った病原体を排泄する役割を下痢や嘔吐が担います。そのため、無理に止めると病原体や毒素が体内に留《とど》まり、症状が悪化してしまうのです（34ページ・コラム）。

とはいえ、下痢がダラダラと続いて下腹の力が抜け、憔悴《しょうすい》するような場合は専門家に相談しましょう。

感染症・コレラの治療では

抗生剤を使いますが、嘔吐や下痢は可能な限り止めません。できるだけ早期に菌を体外に排出させるためです。一方で体内の水分が急激に失われることから、経口補水液や点滴などで水分補給をしながら経過を待ちます。

体を守る下痢・嘔吐

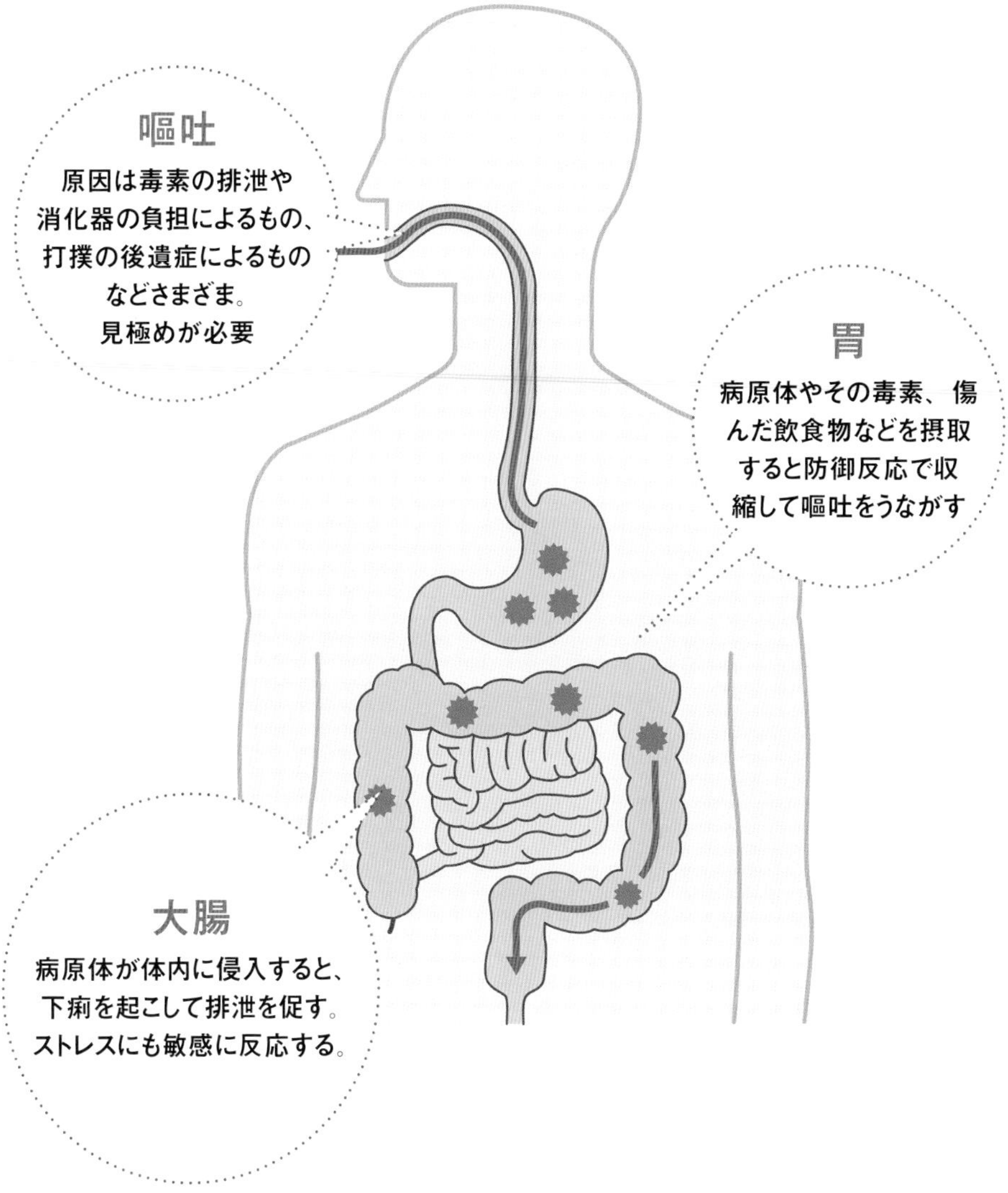
嘔吐
原因は毒素の排泄や
消化器の負担によるもの、
打撲の後遺症によるもの
などさまざま。
見極めが必要
胃
病原体やその毒素、傷
んだ飲食物などを摂取
すると防御反応で収
縮して嘔吐をうながす
大腸
病原体が体内に侵入すると、
下痢を起こして排泄を促す。
ストレスにも敏感に反応する。

繰り返し嘔吐する場合や下痢の最中は、スポーツドリンクなどの体液に近い経口補水液をきちんと摂取することが重要。無理に止めると毒素などを腸が吸収してしまうため、深刻な状態に陥ることもあります。不安な場合は専門家に相談し、適切な処置をしてもらいましょう。

病を上手に経過させる

西洋医学と整体の違いは大きく、整体では、病をどう経過させるか、どう体を整えていくかが大切です。

整体では「病にかかる」が大前提

整体には漢方や抗生剤、ワクチンのような医療的手段はありません。そのため西洋医学のように「病原体を殺して治す」ものではなく、「感染したら上手に経過させて体を整える」というスタンスです。

わかりやすく風邪を例にとりましょう。最初に気だるくなり、悪寒がして、咳やくしゃみが出たり節々が痛くなる人もいるでしょう。次に、熱が出始めます。熱の出方が37〜38度あたりで続くのか、39度近い熱が出て短時間で収まるのか。その差は病気の種類やその人の体力、免疫力によってさまざまです。

もし感染したら逆手にとって免疫を獲得し、熱や咳を利用して体をリフレッシュさせる。そうやって適度にゆるんで弾力のある体を手に入れることが大切です。

熱の効能

熱は、免疫細胞の活性化とともに体内の循環を促進し、老廃物の排泄をうながします。古い細胞は破壊され、新しい細胞の再生がうながされリフレッシュされるのです。だから上手に経過させると高熱の後は体がスッキリと軽快になるのです。

風邪における熱の推移

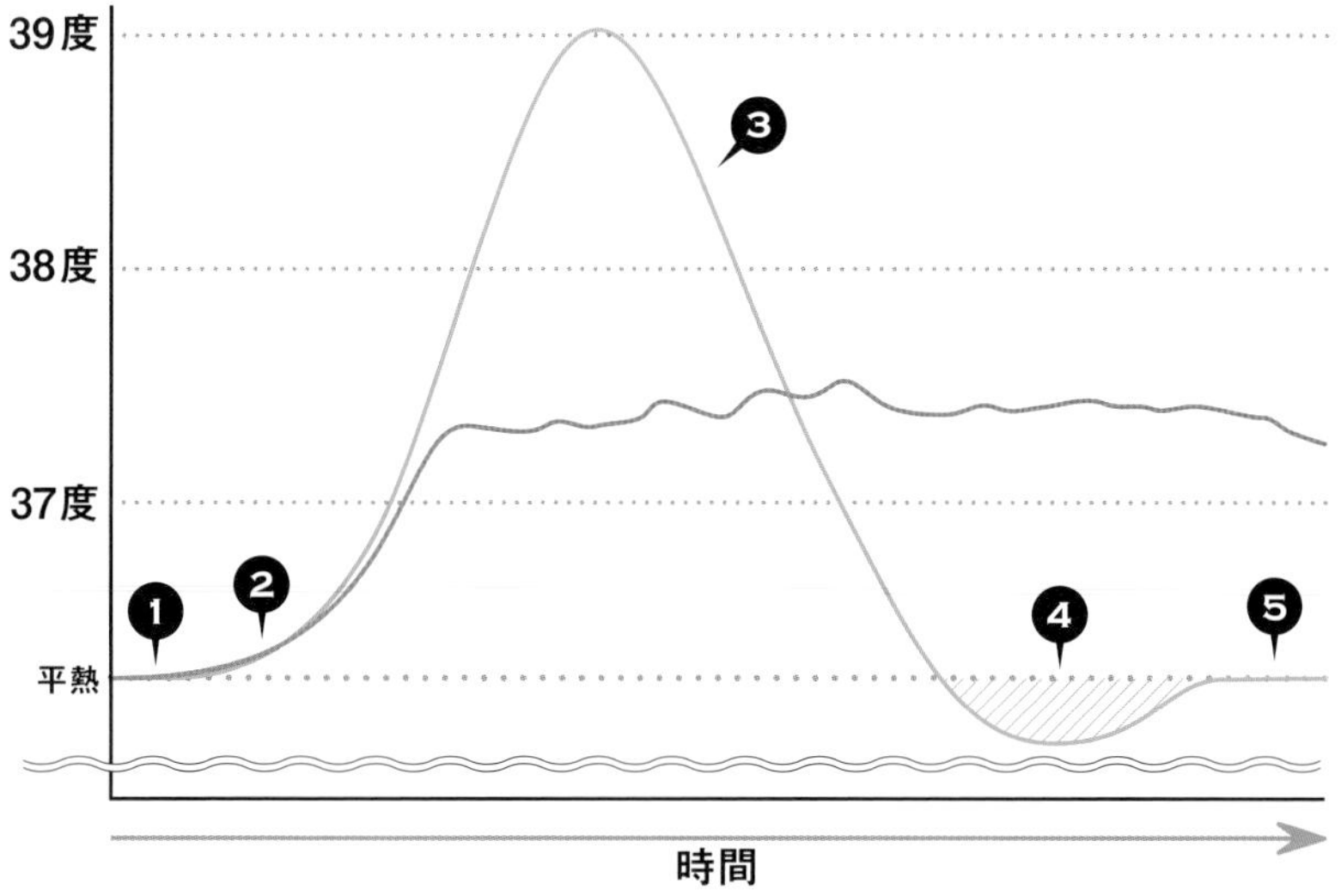

風邪の理想的な経過は、一気に熱が出て短時間で終える形（青線）。熱が出にくい人は、微熱が長期間続くことも。（赤線）。④の期間は、体が病後の休憩と回復を図る期間。平熱に戻るまでは安静にし、お風呂も風にあたるのも極力避け、できれば食事を控え、スマホで目を酷使することなども控えて体を休めよう

風邪を例とした病の上手な経過とは

基本的な経過は次の通りです。

①悪寒、気だるさ、関節痛、咳、くしゃみなどが起きる。
②熱が上がる。
③短時間で熱が下がる。
④平熱以下になったら刺激をさけて養生。
⑤平熱に戻ったら活動開始。

しかし、過去に高い熱を出したことのない人や体に部分的な負担が蓄積している人は、一度の熱では免疫が十分活動せず、微熱や咳がしばらく残ることがあります。

　大切なのは、普段からしっかり熱を出して病原体を駆逐し、体を上手に修復することです。

経過を助ける熱刺激

思ったほど熱が上がらないとき、呼吸が苦しいときなどは、蒸しタオルによる熱刺激が効果的です。

血管を熱で刺激して活性化させる

熱が思うように出ない。微熱が続き先が見えない。呼吸が苦しくてつらい……症状の経過があまりよくないときには、蒸しタオルを試してください。蒸しタオルの熱による収縮と、冷めていく際の弛緩を繰り返すことで筋肉や血管に弾力がよみがえって血流がスムーズになり、発熱や呼吸器の回復をうながしてくれます。

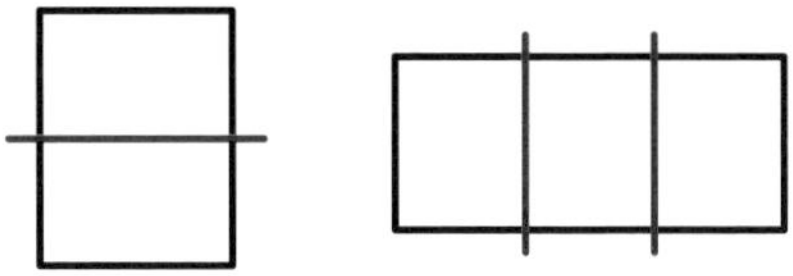

蒸しタオルの作り方

①厚手のタオルの長辺を三つ折りにする ◀ ②さらに長辺を半分に折り、たっぷりの水につける ◀ ③軽く絞り、電子レンジ（600W）で1分～1分半加熱 ◀ ④熱さに注意しながら取り出す

蒸しタオルのあて方

①あてる範囲の大きさにたたむ ◀ ②蒸しタオルを患部にあてる（※ビニール袋などに入れず肌に直接あてる） ◀ ③4～5分して、冷めてきたらタオルを温め直す。その間にあてた場所をよく拭いておく ◀ ④②～③を3～5回繰り返し、赤くなったら終了。次は8時間以上あけること

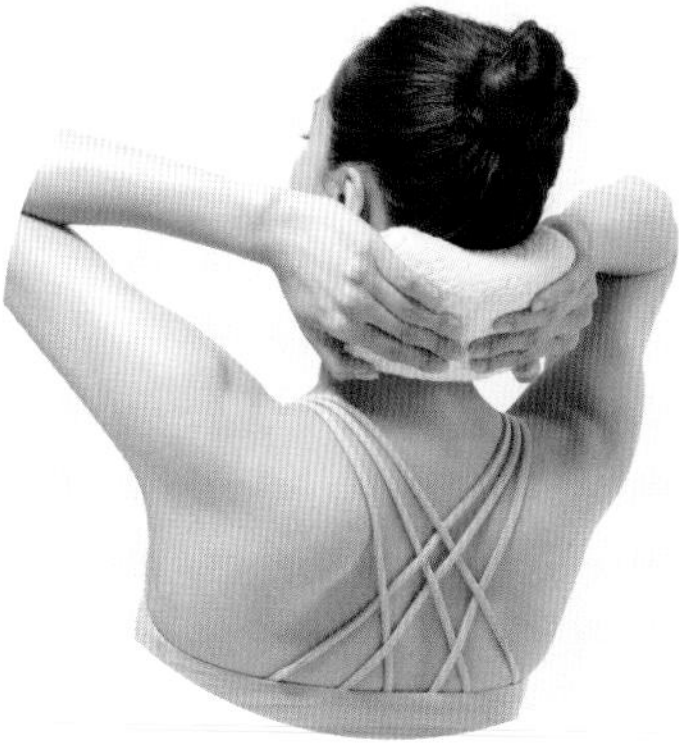

後頭部にあてる

熱が上がりきらないときは「ぼんのくぼ」にあてるとスムーズ。頭痛、中耳炎、歯痛などにも有効

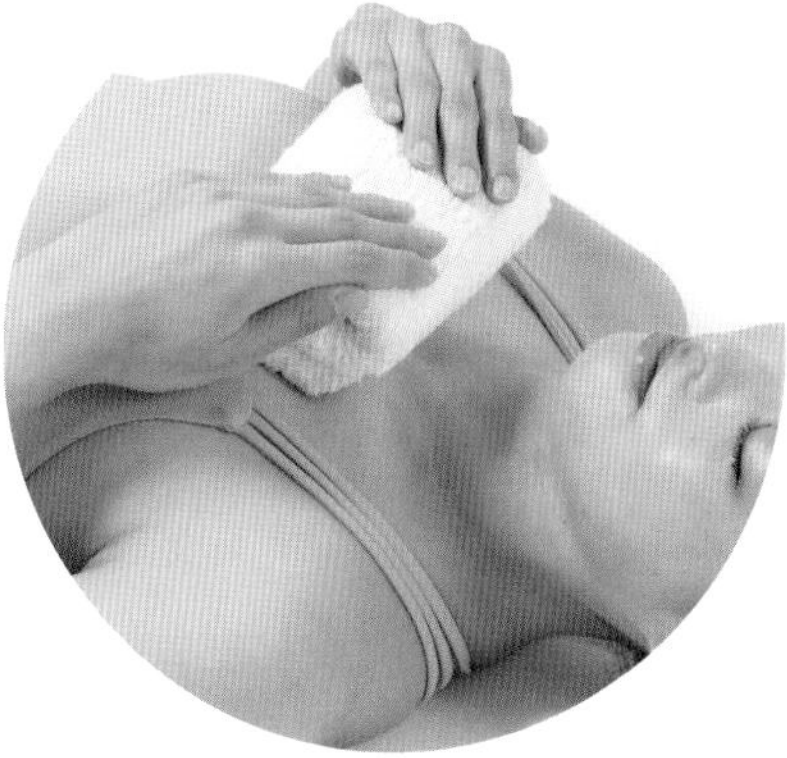

胸にあてる

呼吸や咳が苦しいときは鎖骨の下、胸の中央にあてると呼吸が楽になる

患部にあてる

アトピー性皮膚炎や帯状疱疹《たいじょうほうしん》などは患部にあてる。一時期排泄が増えることがあるが、それは皮下の不要物が出始め、回復へ向かい始めた証拠。また関節炎や眼精疲労、生理痛、肩こり、肋間神経痛、便秘なども患部にあてる

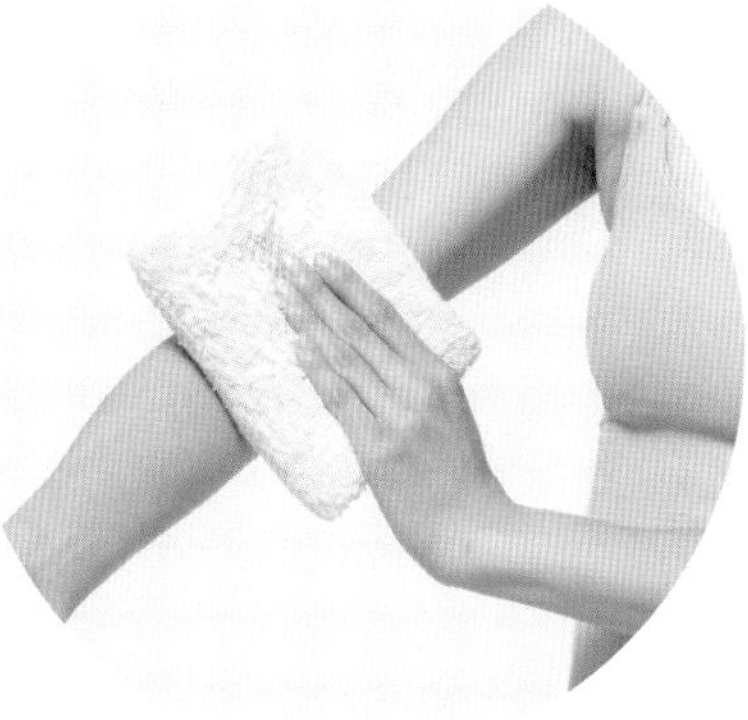

COLUMN

1

正しく見極め対処する

学校給食で3,453名の集団食中毒が起きた、というニュースがありました。このときは「O7」という大腸菌が原因菌でしたが、過去にはO157やサルモネラ菌、レジオネラ菌など、さまざまな菌が原因となっています。

食中毒になると悪寒や腹痛、吐き気、微熱などから、激しい下痢と嘔吐が始まります。体内の水分が大量に失われるために脱水症状が危惧され、見守る家族はできるだけ下痢や嘔吐を止めようとします。昔の医療現場でも下痢や嘔吐を止めたことがあり、それで亡くなった人が大勢いる一方で、止めなかった人が生き残るケースが散見されました。

下痢を止めると原因菌とその毒素が体内に留まり、吸収されてしまいます。食中毒のときに悪いものを排泄させるのが免疫の働きです。その働きに素直にしたがって、原因菌と毒素をすみやかに排泄することが重要です。

また、夏場の下痢や吐き気は熱中症から起こることがありますし、ストレスや頭の打撲でも下痢や嘔吐が起きることがあります。原因を正しく見極めて対処することが大切です。

第２章

免疫力が低下する理由

免疫力を狂わせる元凶

免疫力が低下する原因は何でしょうか? ストレス、栄養、生活習慣のほか、気候の影響も大きい!?

免疫力を落とす4大要因

免疫力が低下する原因はいろいろ考えられますが、なかでも大きいものを４つご紹介します。まずはストレスです。仕事、学業、人間関係、経済的な事情など、逃れることが難しい現代のストレスが慢性的なものとなり、体に影響を及ぼします（48ページ参照）。また、過度の清潔さも大きな要因でしょう。もちろん不衛生な環境よりはよいのですが、度が過ぎると病原体への耐性が低下し、免疫力も落ちてしまいます（52ページ参照）。

意外なところでは、24時間３６５日いつでも食べたいものが食べられる飽食社会も原因のひとつです（44ページ参照）。そして近年もっとも大きな原因は気候変動です。過去に類を見ない酷暑と高い湿度が肺に負担をかけ、全身を蝕《むしば》んでいきます（38ページ参照）。

免疫力が高くても……

「免疫力が高いと感染しない」は間違いです。免疫力が高い人も細菌やウイルスには感染します。ただ、病原菌が体内に入っても迅速に対応でき、無症状や軽度ですむことが多いのが免疫力の高い人の特徴です。

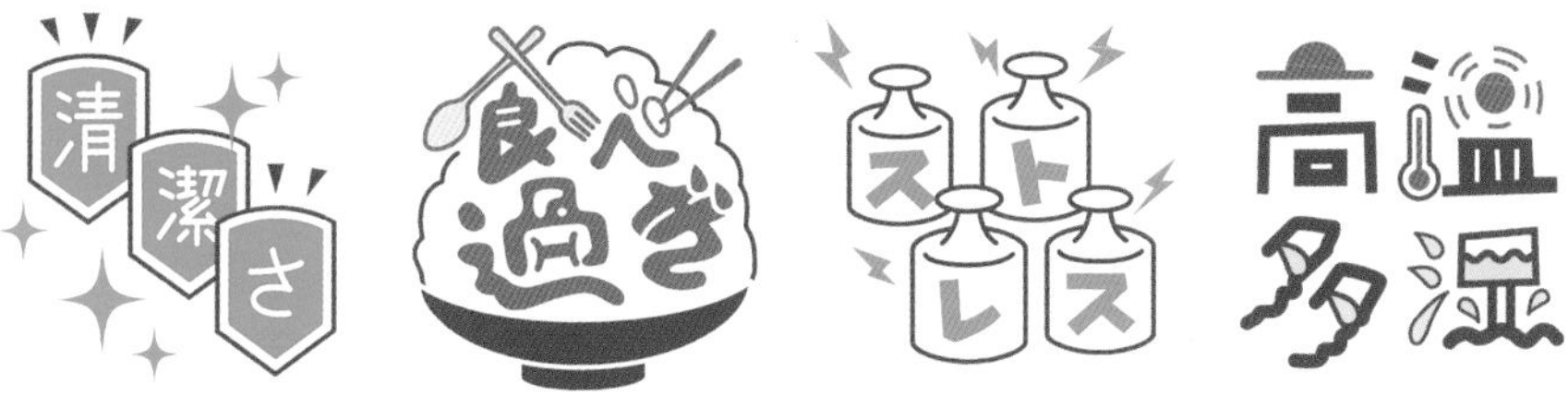

原因を一つ ひとつ取り除く

本章ではこの4大要因をひとつずつ解説します。各要因から影響を受ける程度は、個々人で大きく異なります。自分の生活を振り返り、考えられる要因を解消していくことが免疫力向上の第一歩です。

たとえば「免疫力を高める食事」に改善してもストレスが過多なら免疫力は低いままです。感染症を強く恐れる人は、極端に言えば無菌室で暮らすしかありません。しかし、それも大きなストレスになるでしょう。

何かひとつに偏らず、4大要因すべてをバランスよく見直し、それぞれを解決することが重要です。

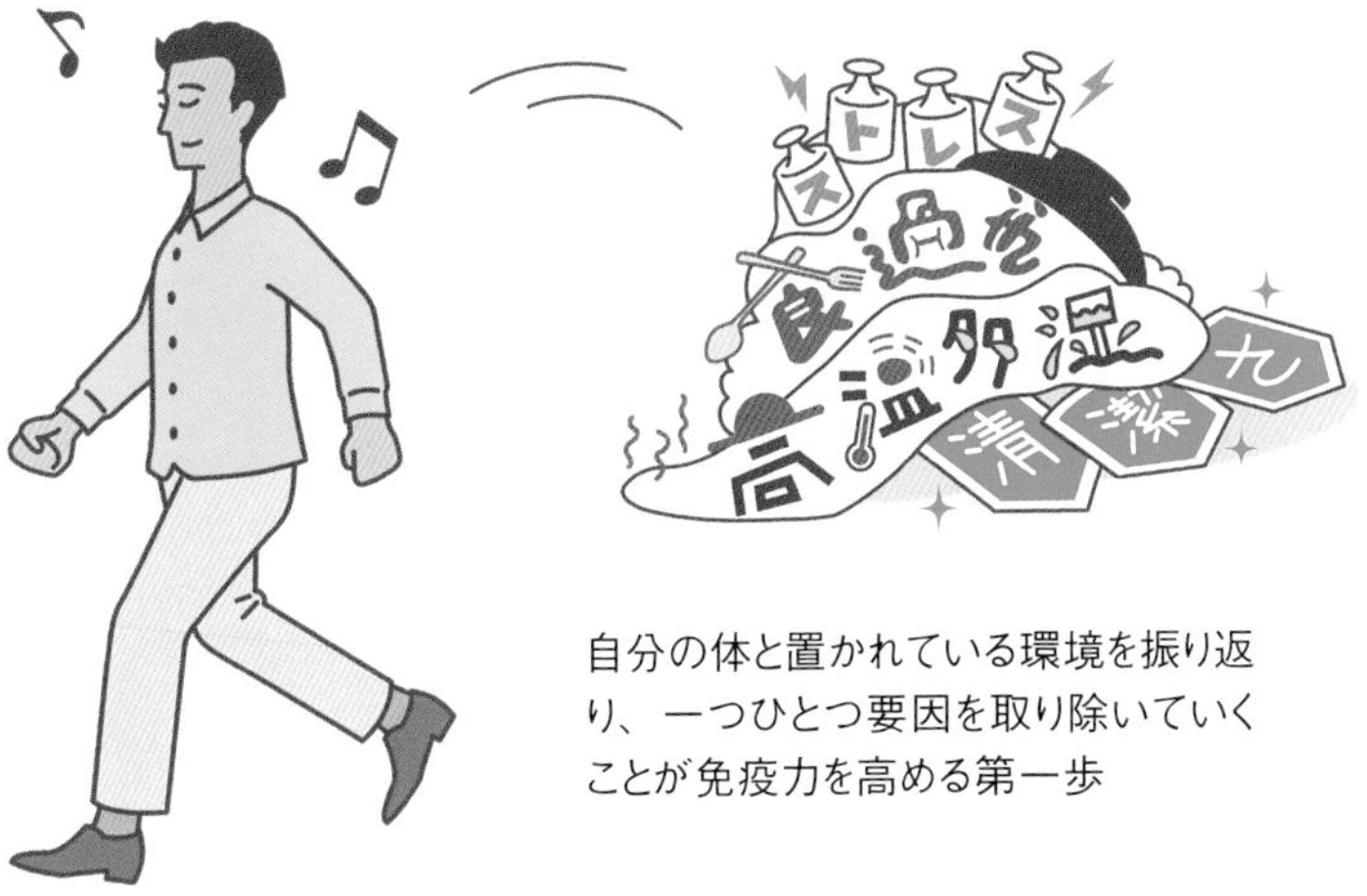

自分の体と置かれている環境を振り返り、一つひとつ要因を取り除いていくことが免疫力を高める第一歩

免疫力が落ちる理由 1

酷暑と湿度、気圧の変動が肺を苦しめる

肺が弱る最大の原因は体温を超えるほどの酷暑と異常に高い湿度、急な気圧の変動。大きな負担になります。

肺の負担が姿勢を乱し、流れを圧迫する

「毎日24時間、3〜4か月ほどサウナに入り続けて!」そういわれたら誰だってイヤでしょう。それこそ命の危険を感じます。しかし、日本の夏はまさにそれ。エアコンがあると

大丈夫ですか?

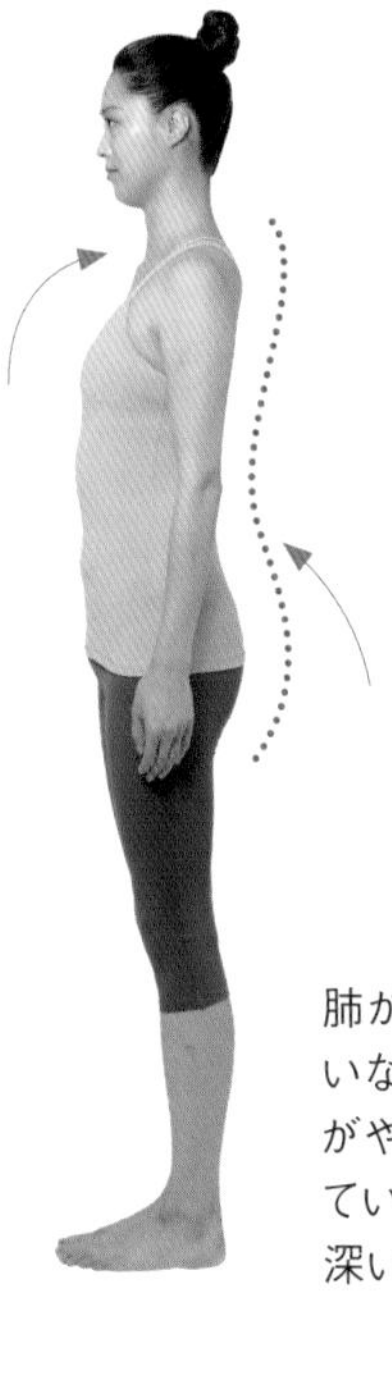

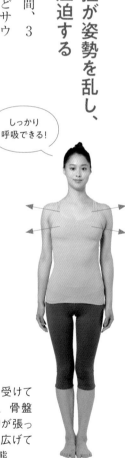

肺が強い人の姿勢

肺が強い人、ダメージを受けていない人は背筋が伸び、骨盤がやや前傾している。胸が張っているため、肺を十分に広げて深い呼吸ができるよい状態

はいえ、外気温の影響はどうしても受け、日々体力が削られていきます。

夏場は温度・湿度が高いと汗による体温調整ができないため、体内に熱がこもって脈が速く、息苦しくなります。加えて気圧変化の影響もあり、肺の負担は甚大です。

肺が弱ると肩が前に出て背中が丸まった前屈姿勢になり、肋骨が下がって肺や心臓が圧迫されます。さらに、胸の周辺には免疫系のリンパが縦横《じゅうおう》無尽《むじん》に走っていますから、その流れは当然滞《とどこお》りやすくなります。肺が悪くなるだけで、不調が絶えない体になってしまうのです。

これを防ぐには、胸郭《きょうかく》を持ち上げて肺や心臓を圧迫から解放してあげることが大切です。

あなたの肺は

肺が弱い人の姿勢

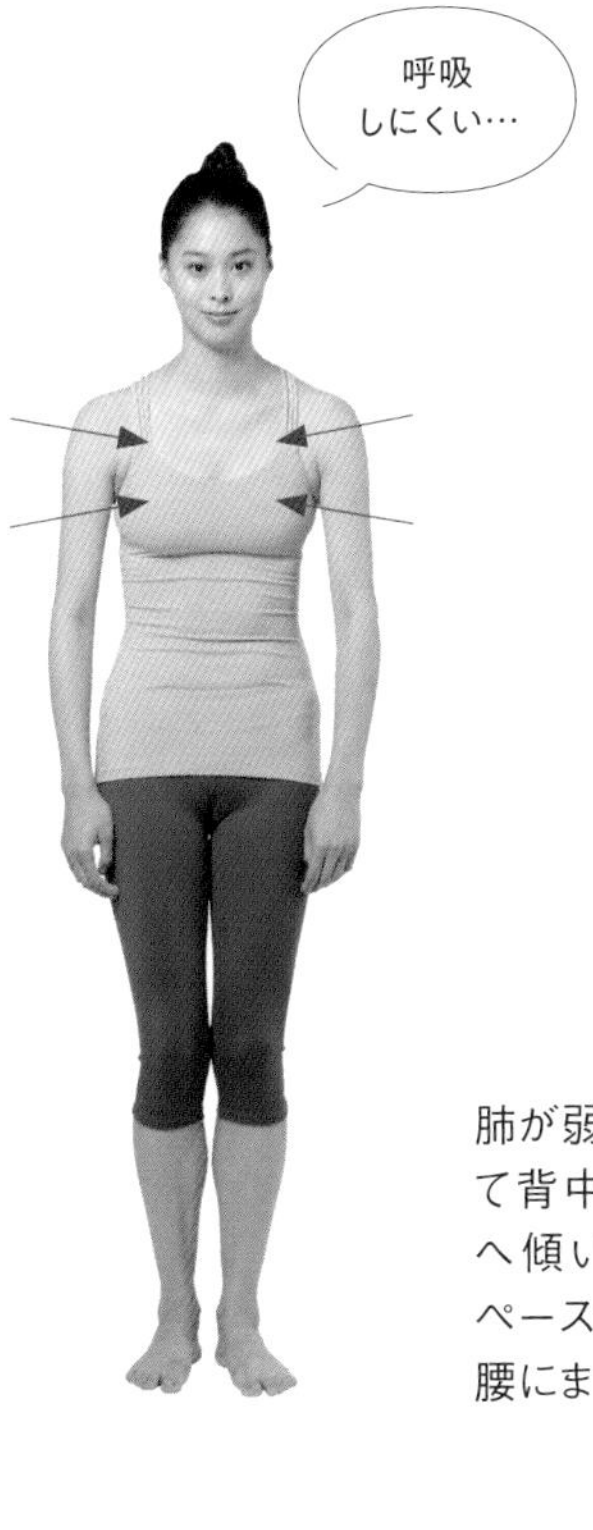

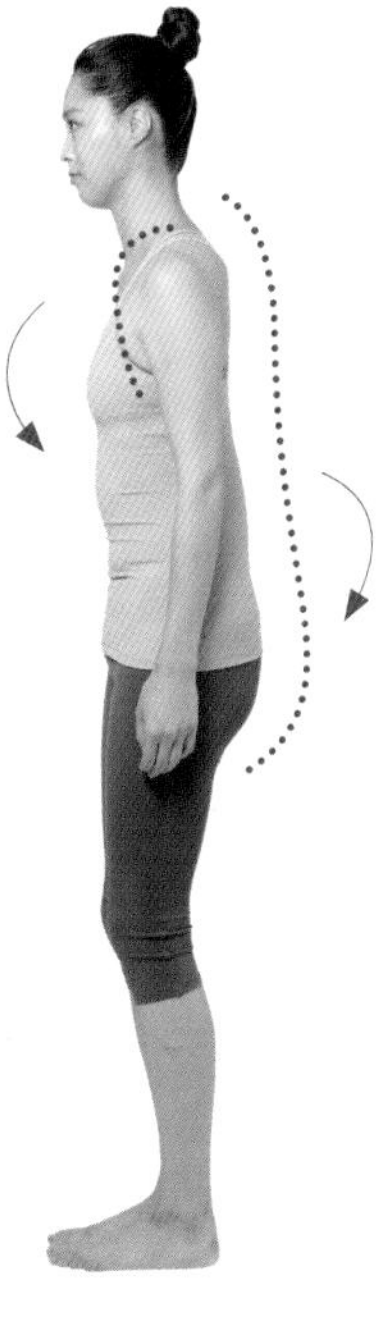

肺が弱っている人は肩が前に出て背中が丸まり、骨盤がうしろへ傾いている。肺が広がるスペースがなく、常に浅い呼吸で、腰にまで不調が波及する

腰は体を支える土台。肺の回復を図るために腰へ力を集め安定させてから、肺を持ち上げる運動へ移ります。

肺に活力を取り戻す！①

こんな症状にも

下痢　腰痛　胃腸の不快感
ストレスを感じやすい　足腰の弱り

かかとが浮いてしまう人は、ギリギリまでうしろにお尻を引いたところからスタート

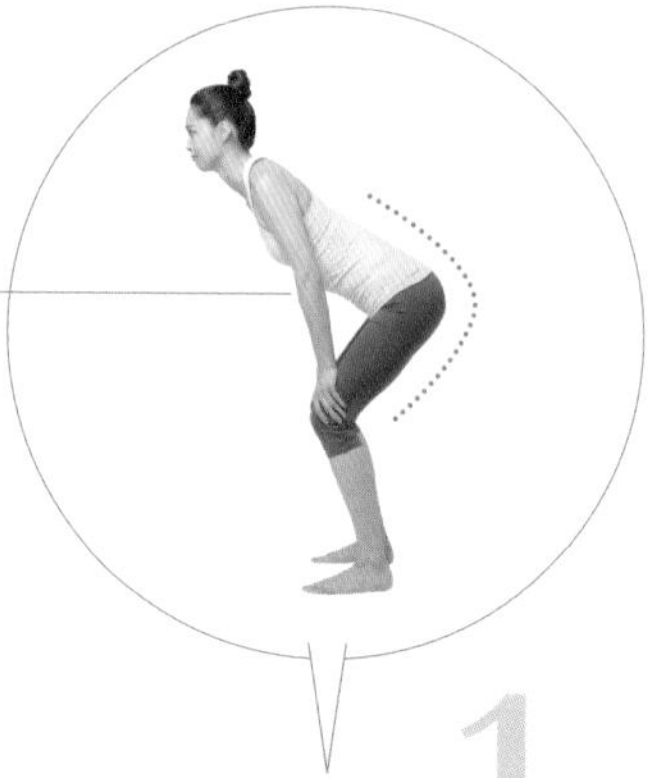

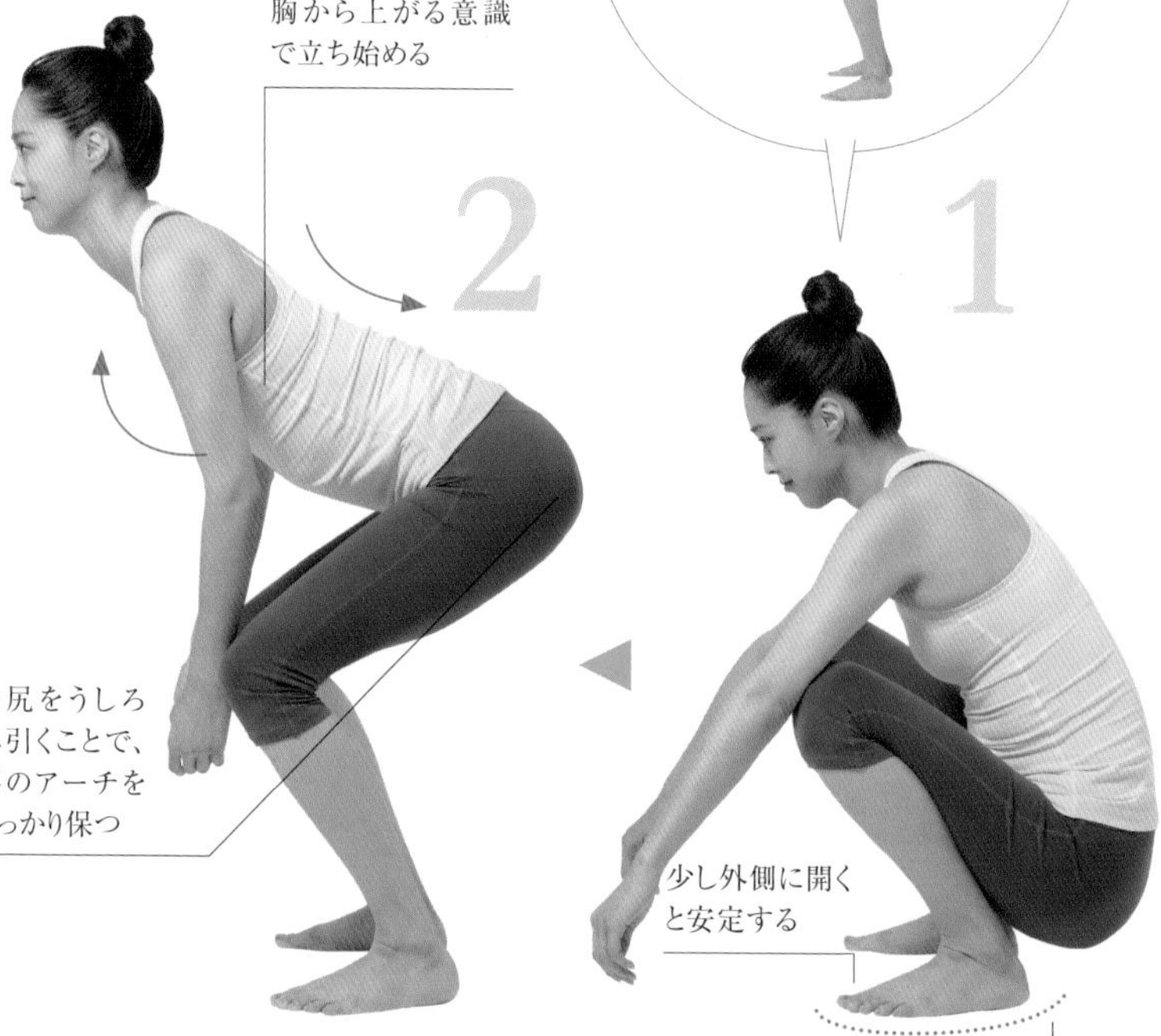
1
2
顔は正面を向き、胸から上がる意識で立ち始める
お尻をうしろへ引くことで、腰のアーチをしっかり保つ
少し外側に開くと安定する
かかとは浮かさない

1 脚を肩幅に開いてしゃがむ。

2 お尻をうしろへ引くようにして腰を伸ばし、ゆっくりと立ち上がる。

BACK

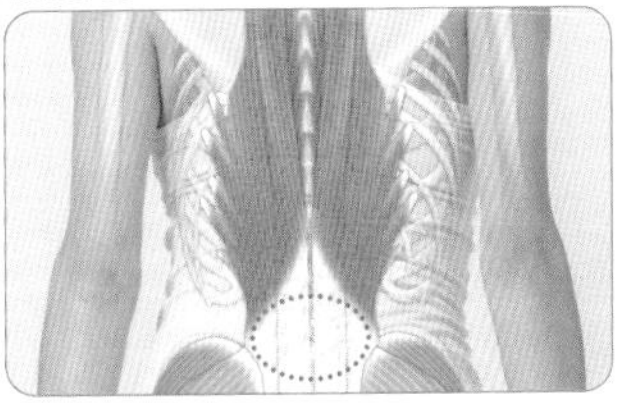

立ち上がるにつれて、背中が伸びて腰へと力が集まる感覚があれば◎

あごが上がりがちになる。やや引く気持ちで顔は正面をキープ

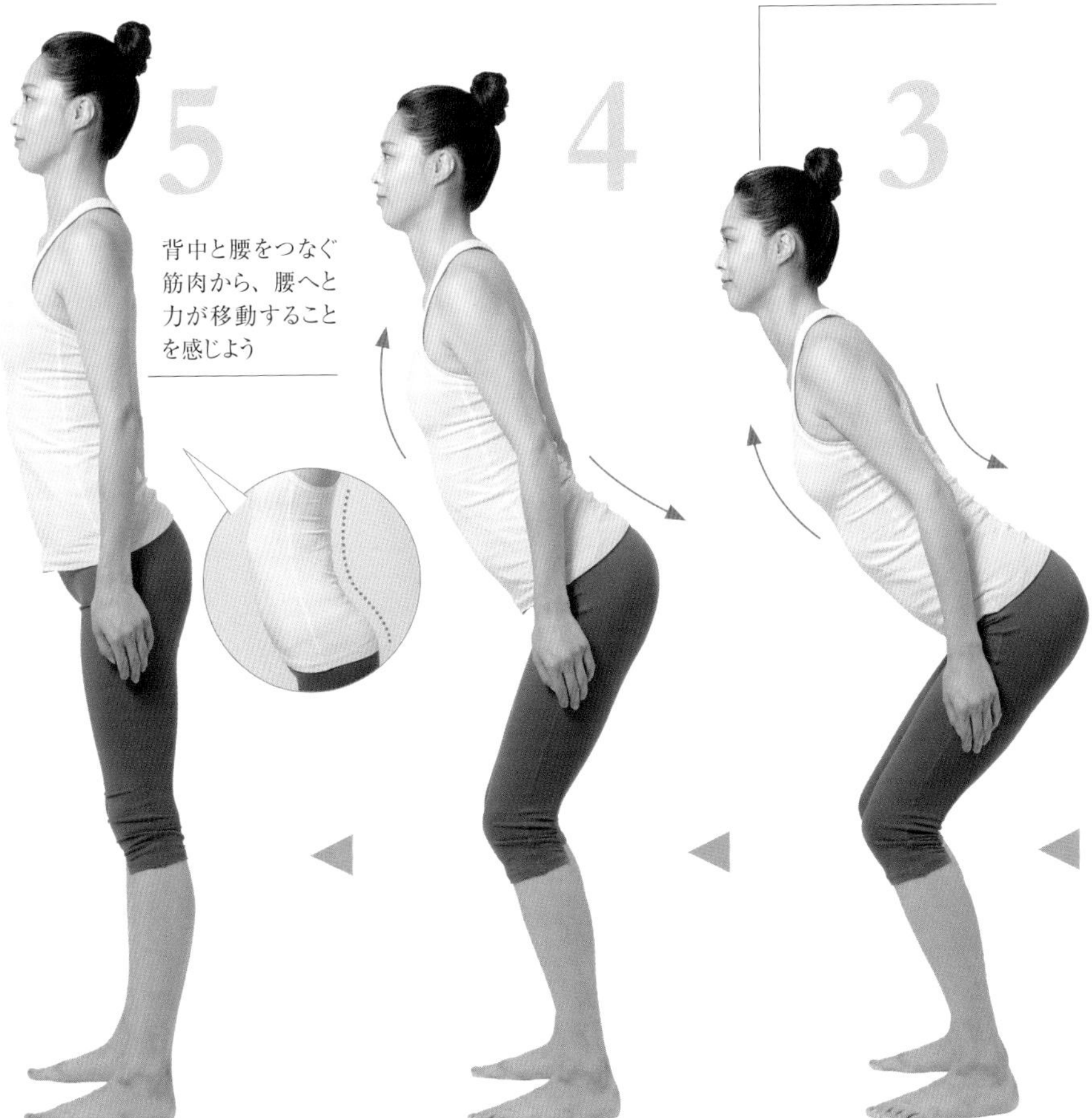
5
4
3
背中と腰をつなぐ筋肉から、腰へと力が移動することを感じよう

立ち上がりきる直前になったら、背中を腰に乗せるように意識して最後まで立ち上がる。

できる範囲でゆっくりと立ち上がっていく。

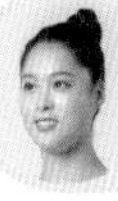

直後は、腰に力が残り安定している。その状態を習慣化しよう。

肺に活力を取り戻す! ②

大胸筋をゆるめる体操

呼吸器が弱って前屈すると、肩が前に出て大胸筋が硬直します。これをゆるめることで、呼吸器を回復させることができます。

こんな症状にも

喘息　睡眠障害　手腕のこわばり
頭の緊張　ストレス　イライラ　時差ぼけ

1
ひざ立ちになって背すじを軽く伸ばす。両手は自然に体の横へ。

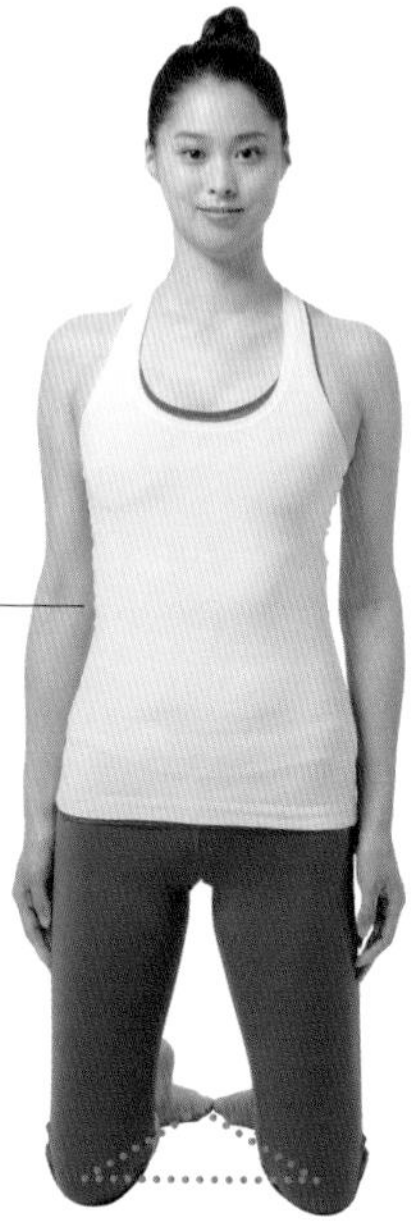

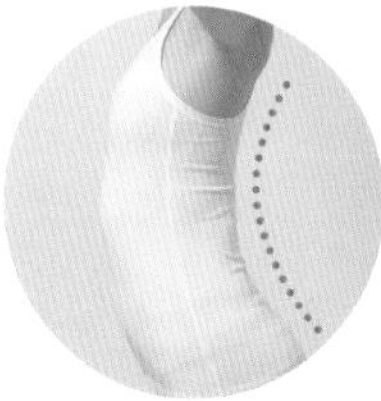

背すじを伸ばす際は腰に軽くアーチができる

両ひざと足とで三角形を作ると安定する

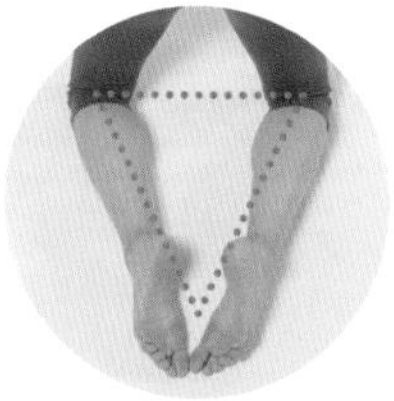

2

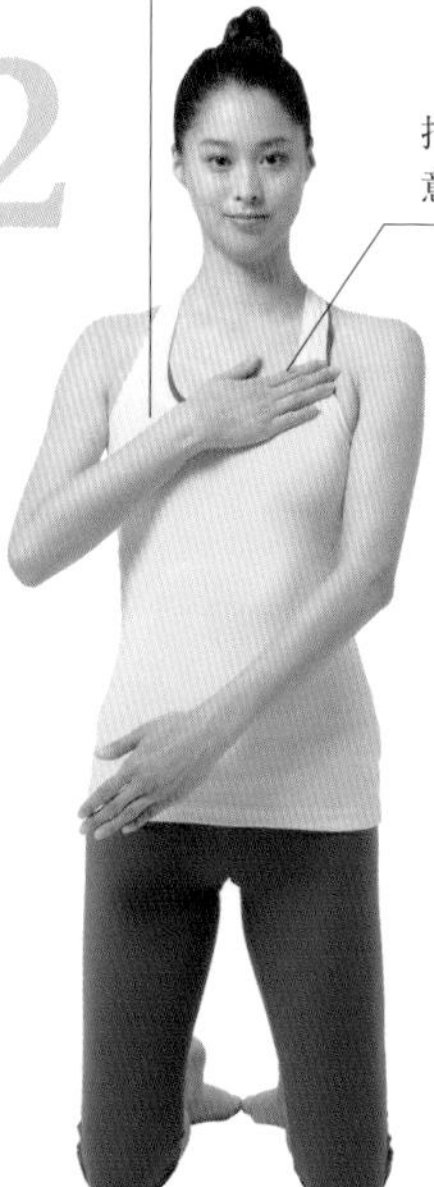

脇の手前にある大胸筋の動きを感じとろう

指先まで伸ばすように意識して

一方の手を大胸筋上部にあて、もう一方の手は体の前を、円を描くように上げていく。

大胸筋が一番伸びると感じるところで停止。腕を指先方向へさらに伸ばす。

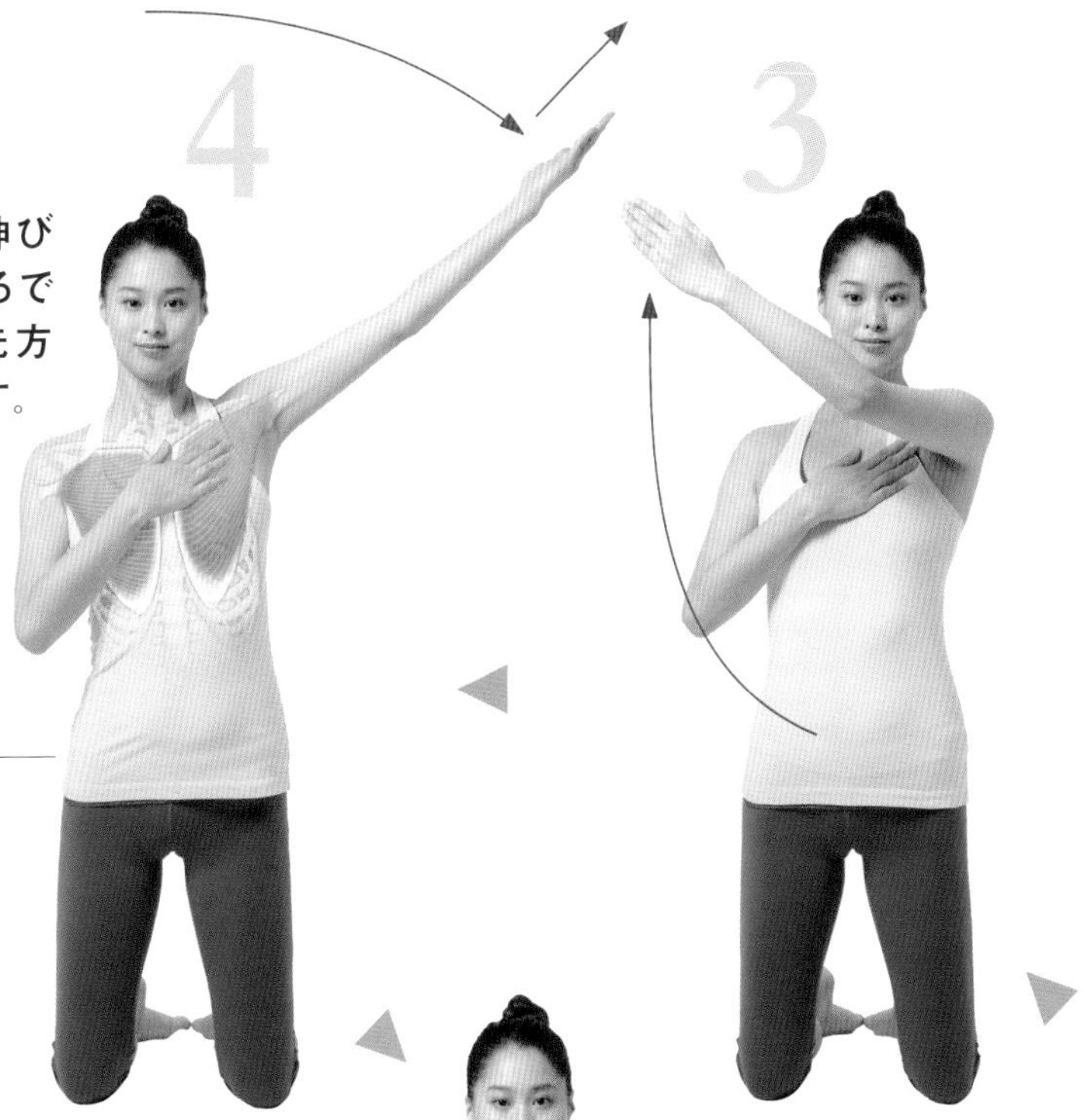

手の動きにつられて姿勢が崩れないように注意！

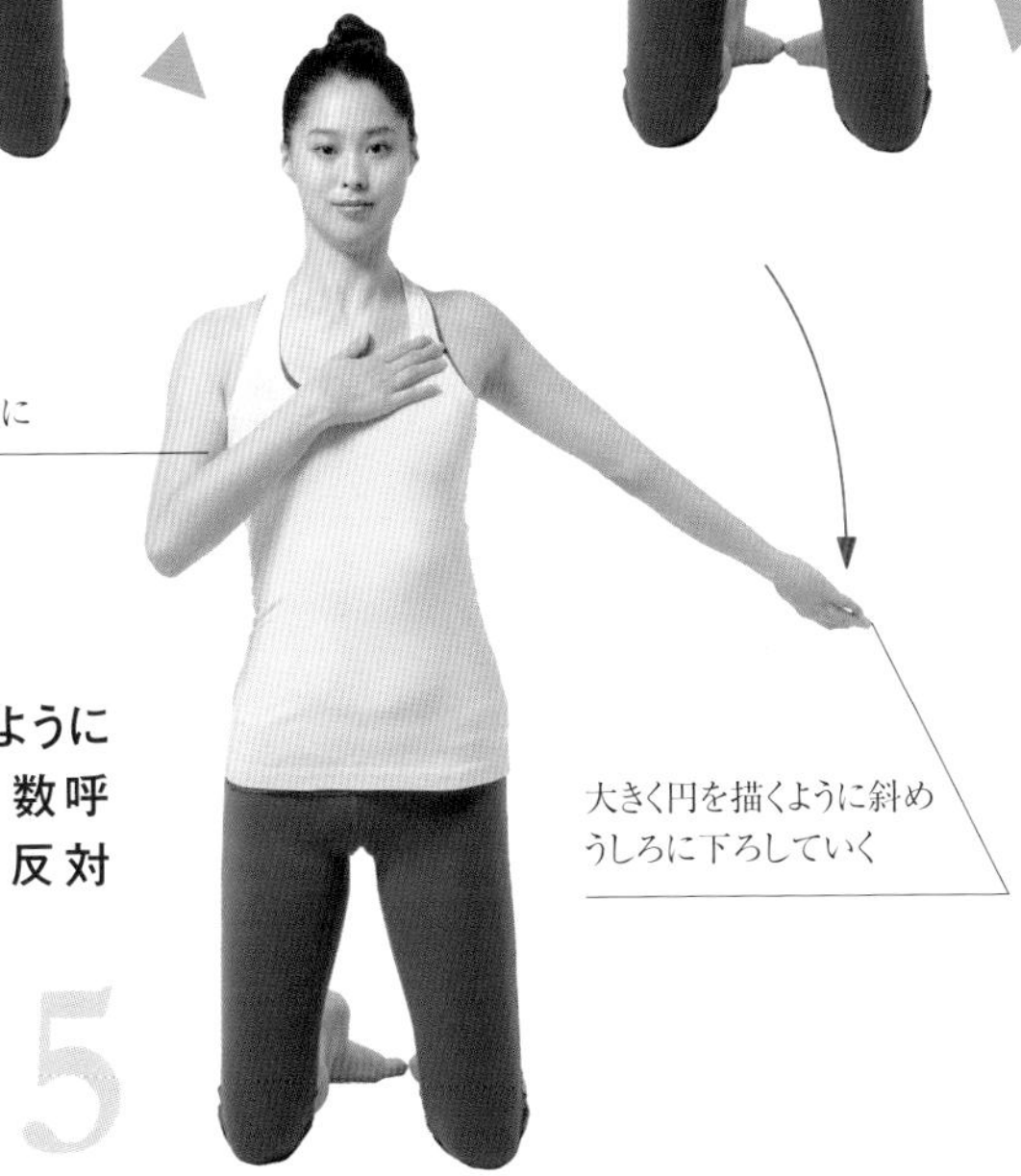

自然と胸が張った状態に

さらに大胸筋が伸びるように手をゆっくりと下ろし、数呼吸分キープして終了。反対側も同様に。

大きく円を描くように斜めうしろに下ろしていく

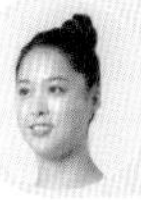

大胸筋がゆるむと肺が広がりやすく酸素を取り込みやすくなる。

免疫力が落ちる理由
2

食べすぎが体を弱らせる

好きな物をいつでも好きなだけ食べられる幸せ。しかし、その快楽が内臓への大きな負担に……！

食べすぎで内臓が機能低下に？

「食べすぎ」でイメージするのは「満腹な状態」ですが、ここでは〝日々、体が必要とする以上に食べている〟という意味です。朝昼晩の三食に加えて、おやつの時間や晩酌《ばんじゃく》の肴《さかな》など、「空腹だから」ではなく、「時間になったから」「物足りないから」という食生活。満腹は幸せなことですが、消化器が酷使され続けると負担は心臓や肺にまでおよび、全身が疲弊していきます。

さらに、遅い時間に食べるのも要注意です。本来休むべき夜間に消化器が酷使されると、体がこわばって不調が解消されにくくなります。もちろん、免疫力にも影響を与えます。

ですから、現代は病の際に「栄養を摂って元気になる」のではなく、「不要なものをいかに排泄して負担を減らす」が大事なのです。

背中の硬直・痛み

肩甲骨の下の角（下角）を結んだライン上にある背骨が胸椎８番。そこが飛び出て、その左の筋肉が硬い人は、食べすぎで胃が疲れています。右が硬い人は常習的な食べすぎで、肝臓に負担がかかっている可能性があります。

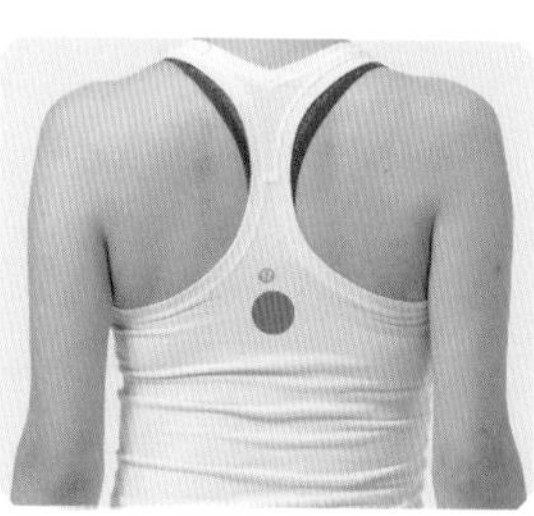

あなたの胃腸は大丈夫ですか？

複合体操（124 ページ）の冒頭部分で、食べすぎか否かをチェックできます。

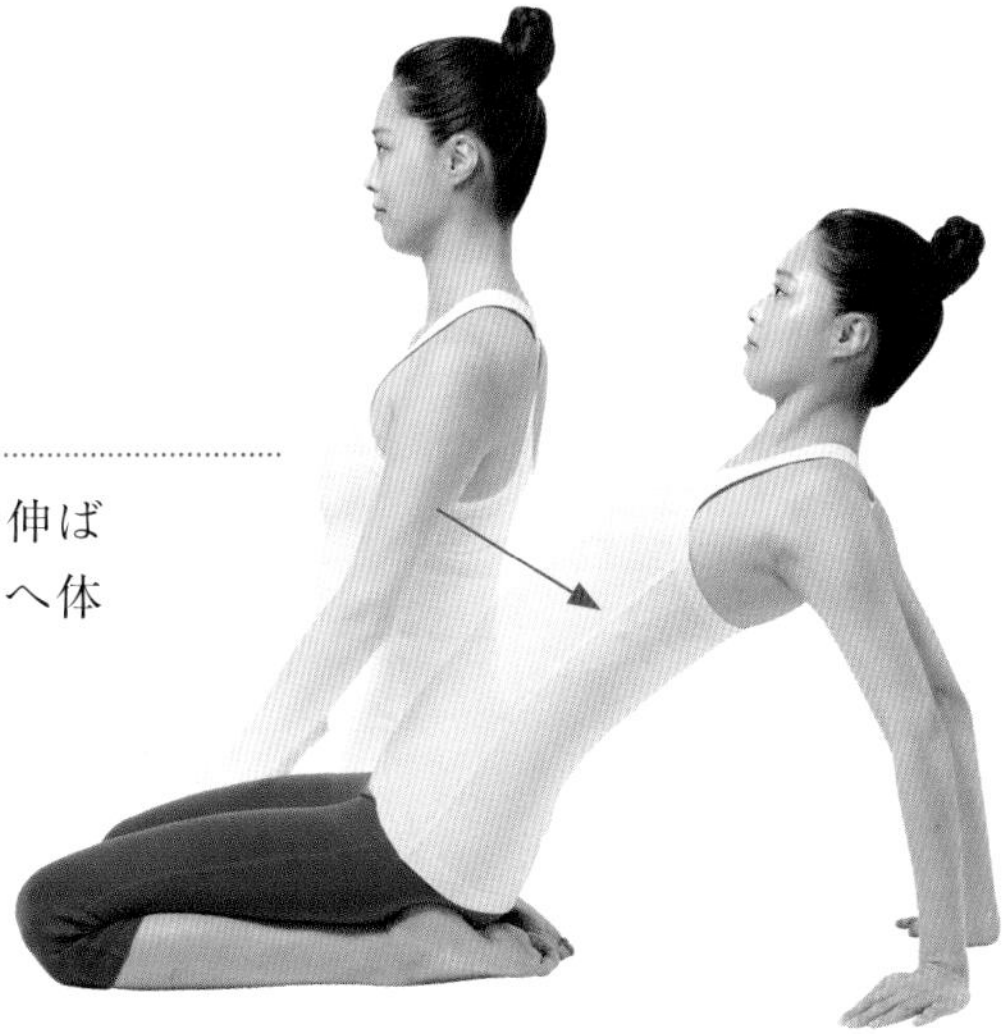

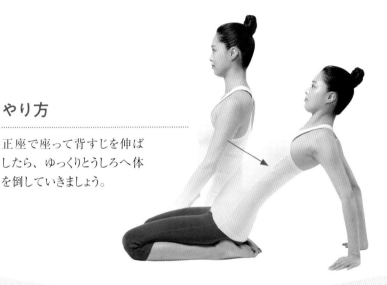

やり方

正座で座って背すじを伸ばしたら、ゆっくりとうしろへ体を倒していきましょう。

できた

OK

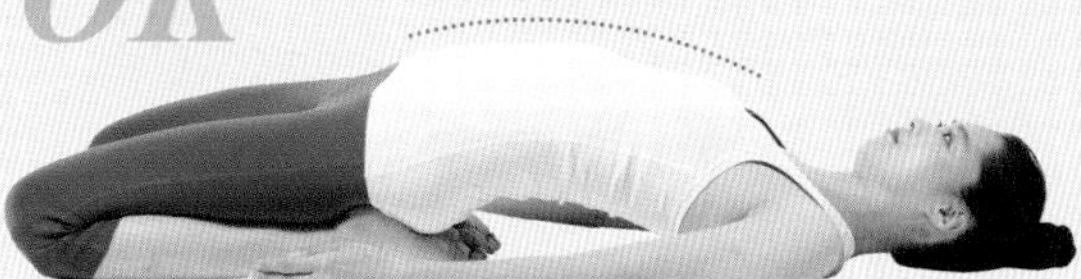

腰に軽いアーチができて太ももが伸び、背中の１か所に力が集まっているのを感じられる

できなかった or きつい

NG

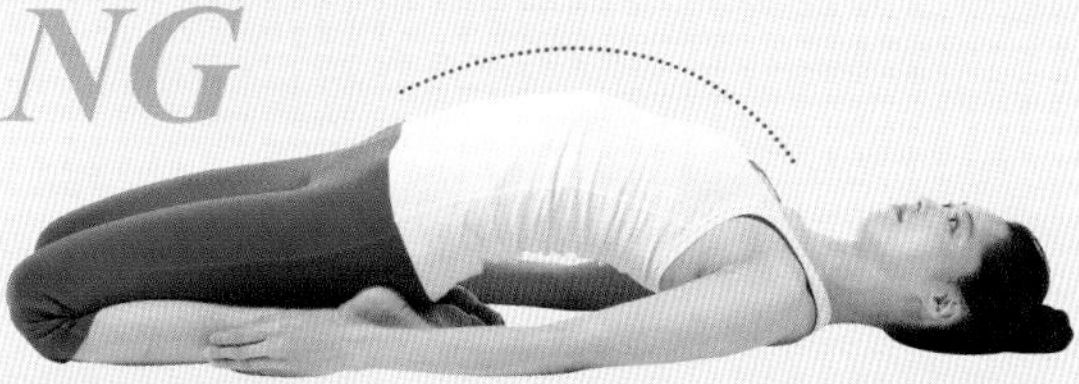

胸椎８番に弾力がなく、周辺の筋肉が硬直しているから極端に反る。逆に体に力がなくて腰のアーチができず、背中がぴったり床についてしまう場合もある

肋骨《ろっこつ》と背骨をゆるめる！

こんな症状にも

アトピー性皮膚炎　喘息　腕の疲れ、肩こり　イライラ
便秘　睡眠障害　肋間神経痛　腰の片側の痛み

1

仰向けに寝て両脚を伸ばし、お腹の上で手を組む。

伸ばす側の手首を、もう一方でつかむ

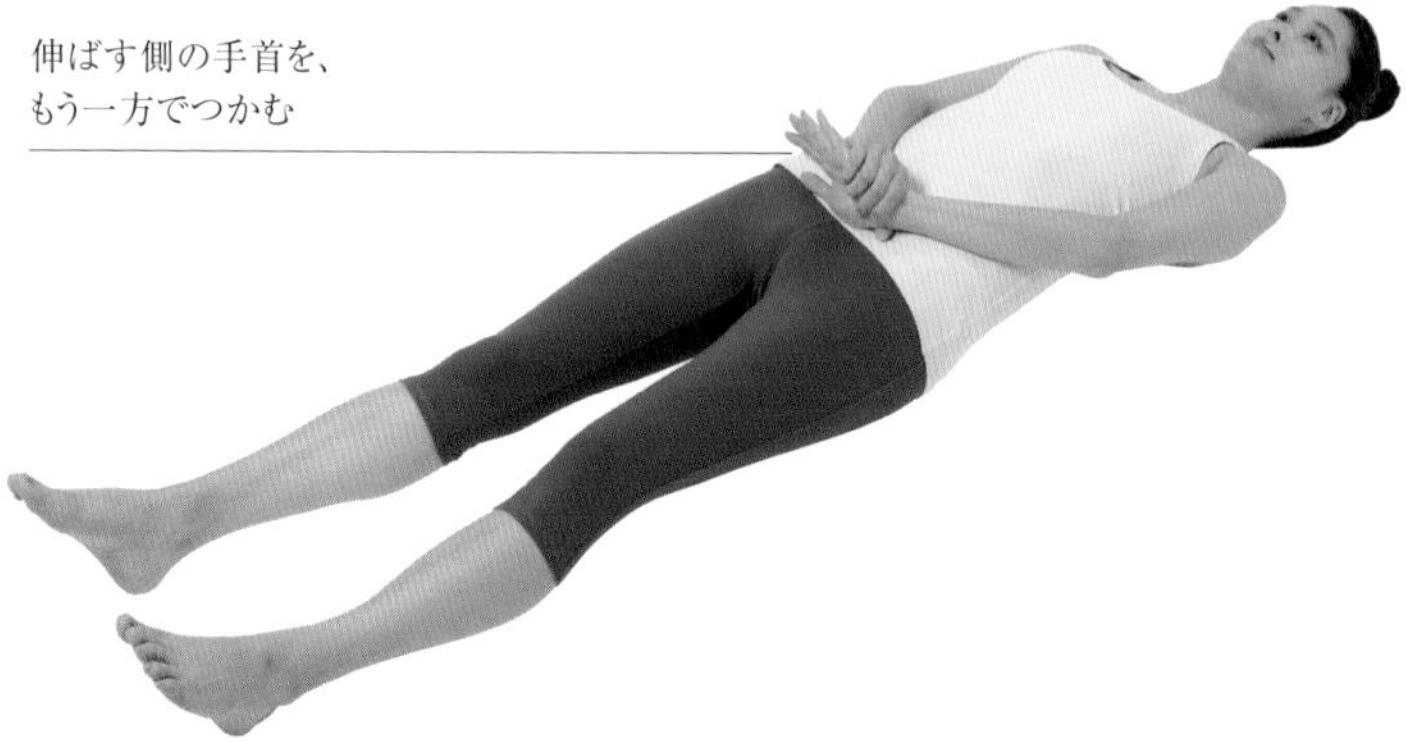

▼

▶

腕の重さで肋骨を持ち上げるように手を上げる

2

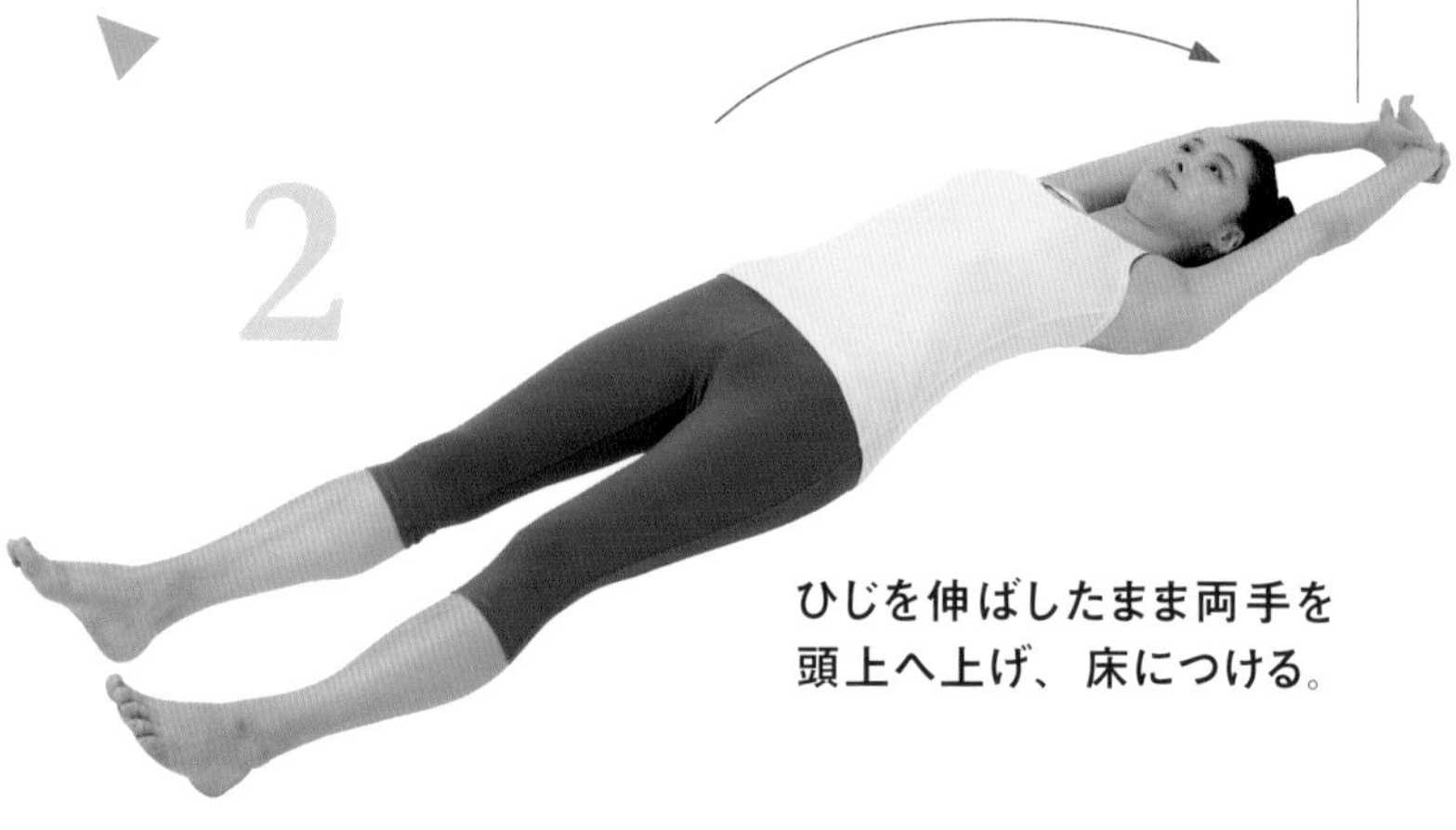

ひじを伸ばしたまま両手を頭上へ上げ、床につける。

45ページの動きができない人は、体のこわばりをゆるめるのが先。C体操を続けて全身をゆるめてから、複合体操（124ページ参照）へ。

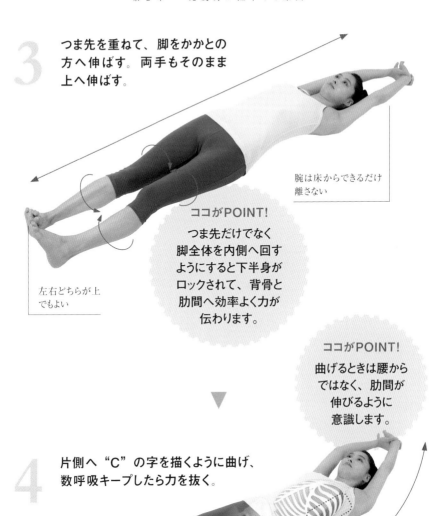

3　つま先を重ねて、脚をかかとの方へ伸ばす。両手もそのまま上へ伸ばす。

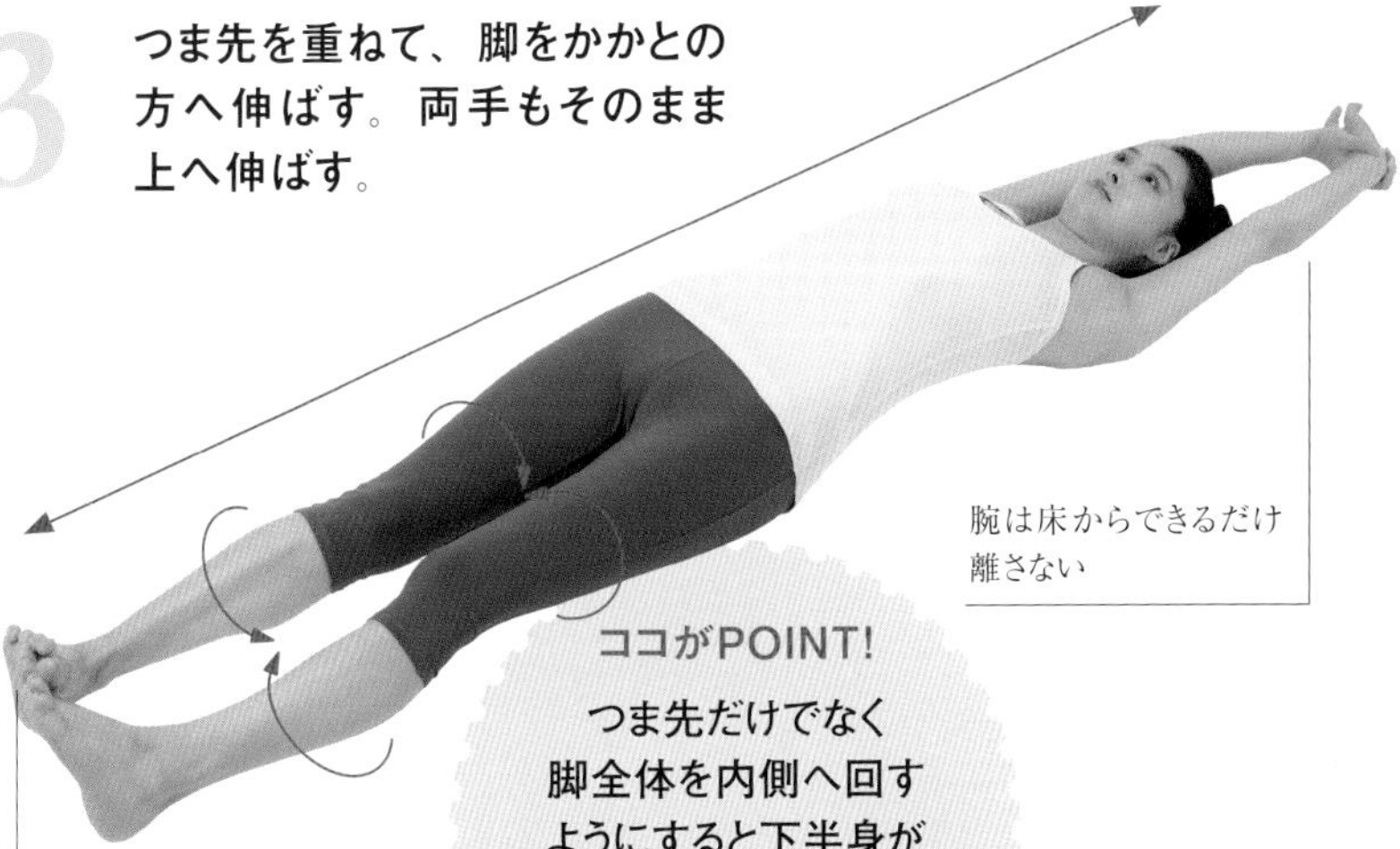

腕は床からできるだけ離さない

左右どちらが上でもよい

ココがPOINT!

つま先だけでなく脚全体を内側へ回すようにすると下半身がロックされて、背骨と肋間へ効率よく力が伝わります。

▼

ココがPOINT!

曲げるときは腰からではなく、肋間が伸びるように意識します。

4　片側へ“C”の字を描くように曲げ、数呼吸キープしたら力を抜く。

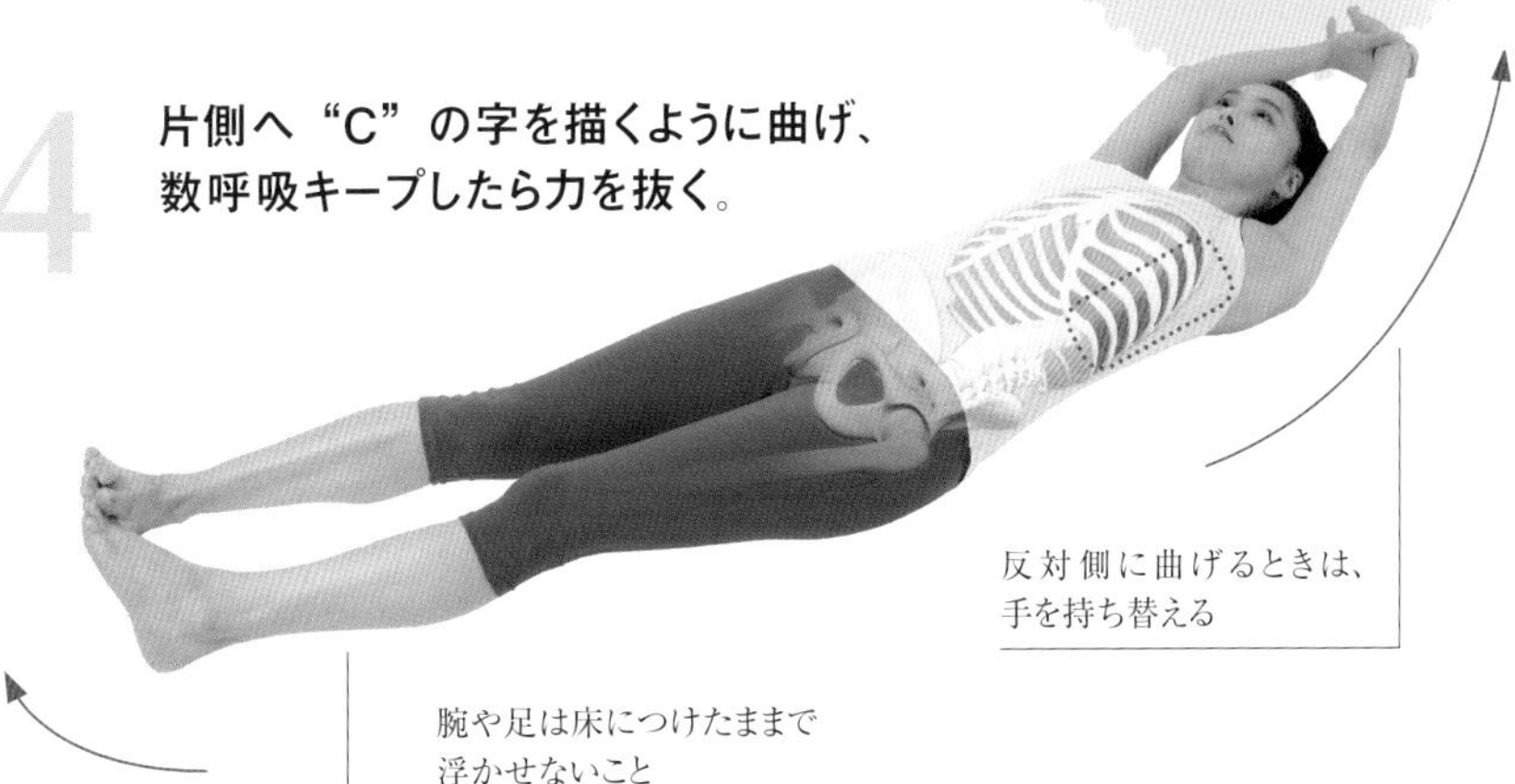

反対側に曲げるときは、手を持ち替える

腕や足は床につけたままで浮かせないこと

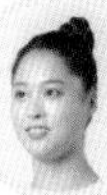

左右曲げづらい方を多めに繰り返すと、徐々に体の左右差がとれてきます。

免疫力が落ちる理由
3

ストレスが滞りを作る

ストレスで体の不調を起こす前、お腹の上部が硬くなります。 その硬直から不調の一端が見えます。

ストレスが癇癪玉《かんしゃくだま》を生む

強いショックやストレスを受けると、胃の付近がきゅっと縮まり、やや前屈姿勢になります。大きすぎるプレッシャーで、いつの間にか姿勢が崩れて頭が垂れ、肩を落とすこともあるでしょう。このように精神的なダメージを受けると、体にも変化が現れます。最初に左肋骨の下（感情抑圧点）に硬直が生まれます。〝癇癪玉〟と呼ばれるものです。

癇癪玉はストレスが解消されればすぅーっと消えますが、解消できないまま放置すると、右肋骨の下（痢症活点《りしょうかってん》）へ移動します。慢性的なストレスが、胃腸や肝臓の不調とリンクしているのです。

胃や肝臓が弱ると自然に前屈みの姿勢になります。それによりリンパの走る肋間や肺までが圧迫されてしまうのです（38ページ参照）。

ストレスは万病のモト

ストレスは胃だけでなく、さまざまな不調に関連します。たとえば喘息、高血圧、不整脈、頻尿、下痢、便秘、生理不順、生殖器のトラブル、頭痛、肩こり、腰痛……まさに万病のモト。上手な解消法を見つけましょう。

肝臓や腸にも関連

痢症活点は肝臓の上に位置します。肝臓はストレスや他の臓器の影響を受けやすい臓器です。もし代謝機能や解毒機能が低下すると、痩せて体力が落ちる、アルコールや薬などを上手に処理できなくなるなどの弊害が起こります。

腸も極度の緊張やストレスへ敏感に反応します。そのときに下痢をするのも、できるだけ負担を減らそうとする体の反応です。

お腹にまつわる言葉は「断腸の思い」「はらわたが煮えくり返る」などたくさんあります。腸が精神的な影響を受けやすい臓器だと、昔から知られていたわけです。

精神面・心理面の負担が現れる場所。ストレスを受けると玉のような硬いものができる

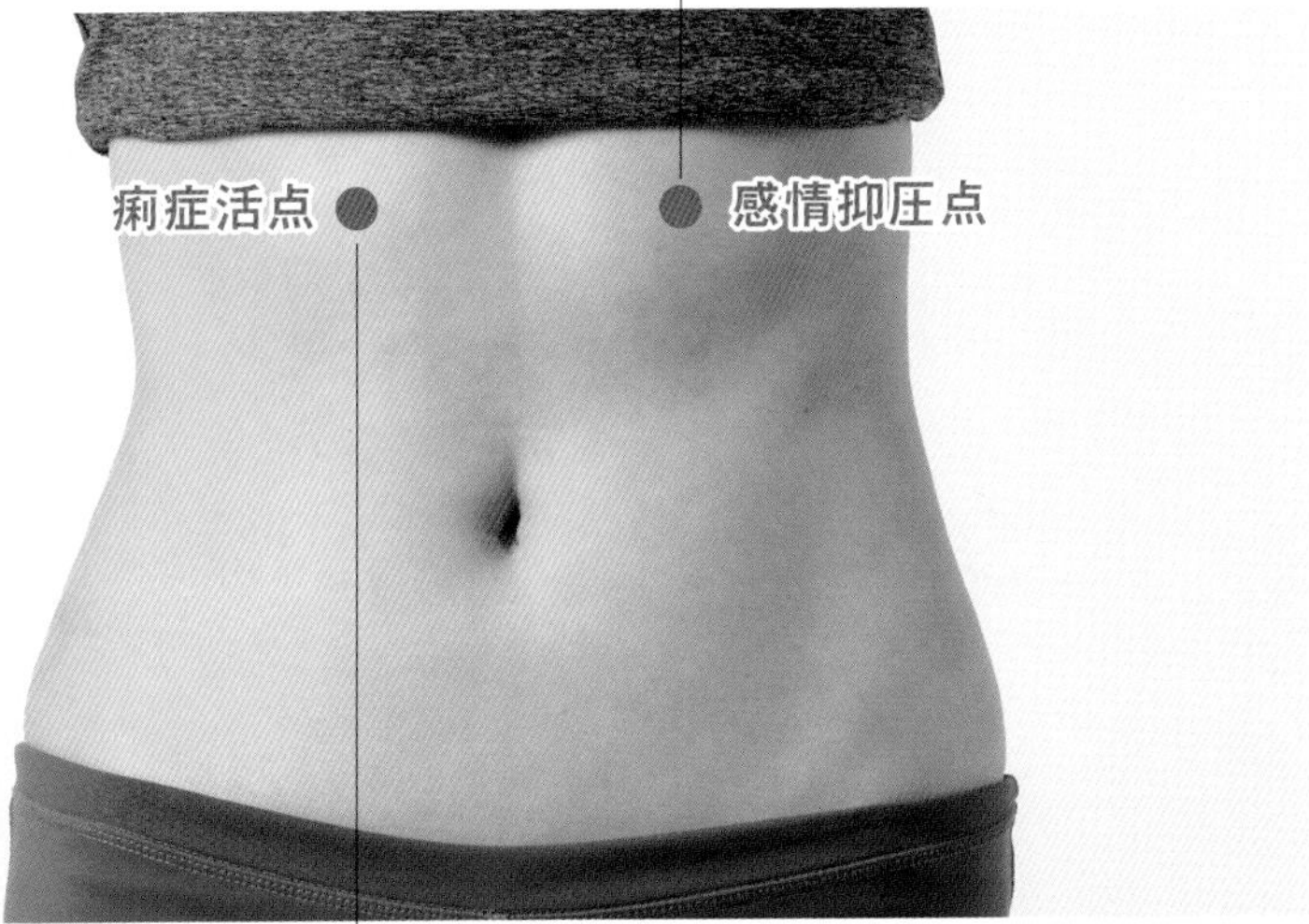

慢性のストレスや胃・肝臓の不調、感染症、中毒症状の際に硬くなる

触る際は、薄いシャツなどの上から触るとわかりやすい。脂肪の下にある筋肉を感じるように、あるいは隠れた米粒を探るように、人差し指・中指・薬指の腹でゆっくり触れてみましょう。

ハの字の肋骨挙上《きょじょう》体操

精神的な負担や気候の影響で下がった呼吸器を持ち上げ、ストレスも上手に受け流せるよう、体から心の安定も図ります。

ストレスからの回復を図る

こんな症状にも

慢性的ストレス　急性のストレス　胃の不快感
吐き気　動悸　息切れ　胸の苦しさ　口臭

1

ひざ立ちでやや前屈みになり、
季肋部《きろくぶ》に指を入れる。

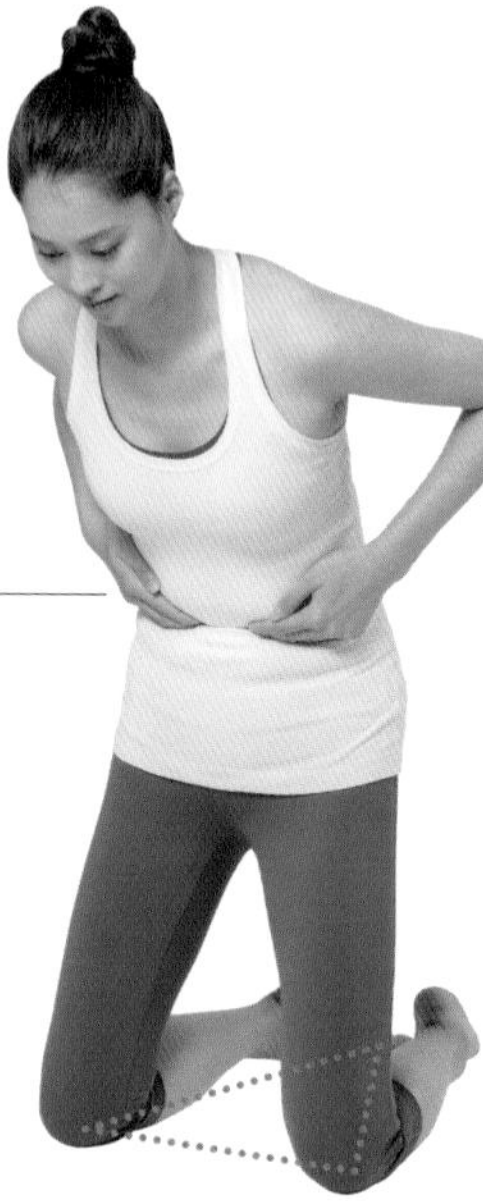

指先が軽く引っかかる
程度でよい

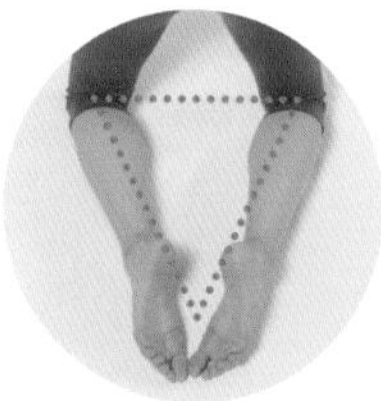

両ひざと足とで三角形
を作ると安定する

2

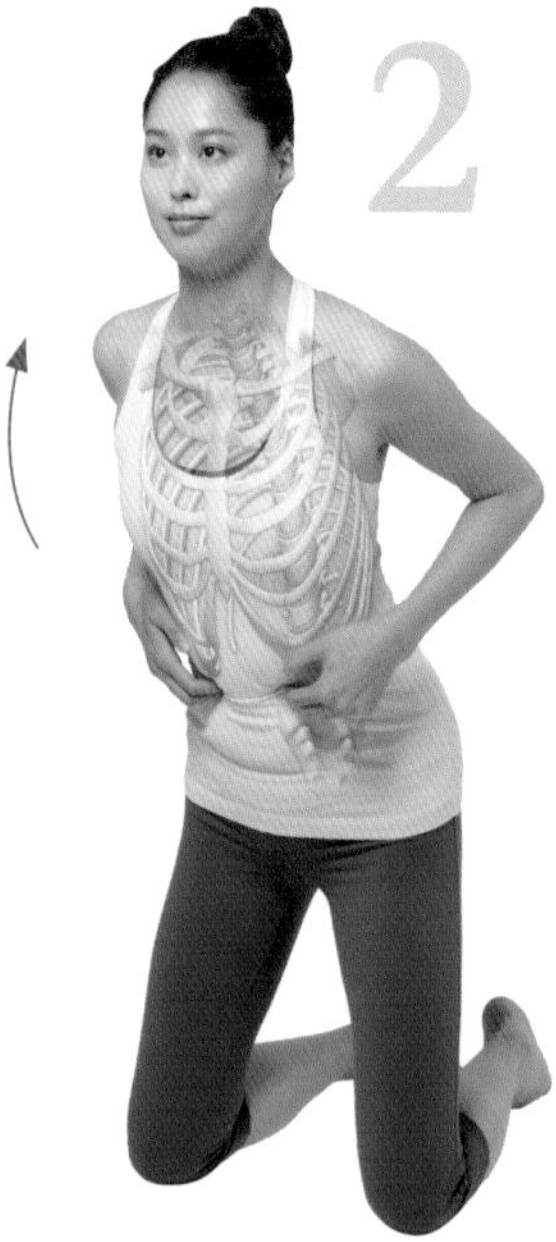

ゆっくりと上体を起こして、
数呼吸キープ。これを数
回繰り返したら終了。

温浴法（部分浴）

共通ポイント

- 45℃までを目安にガマンできる程度の熱さ（※やけどに注意）
- 4～6分 → 汗が出なければ 2 分延長
  → つけた部分が赤くならなければ 2 分延長

肘湯

広めの桶にお湯を入れ、両方のひじから指先までをお湯につけます。

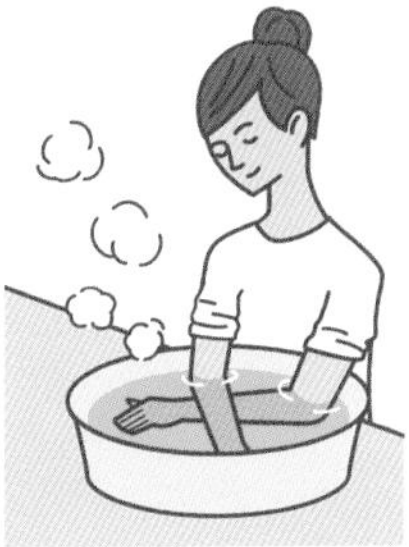

こんな症状に!

肺炎

咳

気管支の不調

肋間神経痛

寝違い

胸痛

冷え

腰湯

浴槽にへそのラインまでお湯をはり、下半身をつけます。

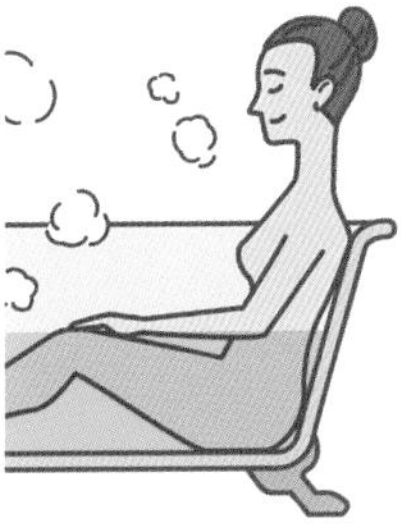

こんな症状に!

原因がわからない腰から下の疾患

術後の経過改善

脚湯

浴槽やバケツなどにひざの中央までお湯をはり、両脚をつけます。

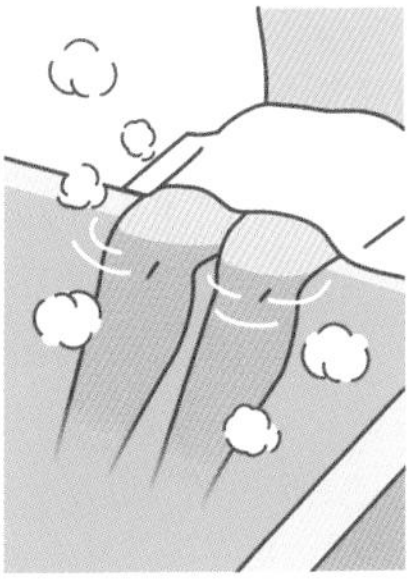

こんな症状に!

消化不良

胃が重い

下痢

消化器の弱りからくる風邪

足湯

広めの桶にお湯を入れ、両足のくるぶし中央までつけます。

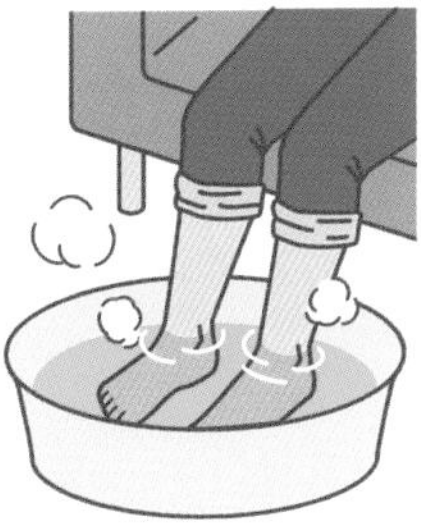

こんな症状に!

婦人科系の不調

腎臓系の不調

冷え性

疲労

のどの痛み

頭の緊張

免疫力が落ちる理由
4

清潔さが実は弱さにつながる

抗菌・殺菌・除菌・滅菌。感染症を防ぐ清潔社会が免疫力の低下に拍車をかけています。

体には多くの菌が共生している

雨漏りや隙間風、カビの生えそうな日本家屋に住み、地面に落ちた飴玉の土を払って食べていたのは昔のこと。今の住環境は非常に衛生的な上、細菌を寄せつけないアイテムが山のように用意されています。清潔さは大切ですが、行きすぎるのはどうでしょうか。

私たちの体にはさまざまな細菌が住み着いています。その多くは特定のケース以外悪さをしません。腸内に住む乳酸菌や大腸菌などは、消化を助け悪い菌を駆除してくれます。これらの菌は生まれた瞬間から体内にあるものではなく、成長するなかで獲得した有益な細菌です。つまり「人は細菌によって強くなる」一面があるのです。

免疫力も同じ。病原体に接することでより強い免疫を獲得することになるのです（獲得免疫）。

スーパー免疫

特定の感染症に対して、通常の 10 倍以上もの抗体を作り出す人がいます。理由は不明ですが、免疫は病原体に対する最大の武器であることに変わりはありません。私たちはもっと免疫を活性化させることができるのです。

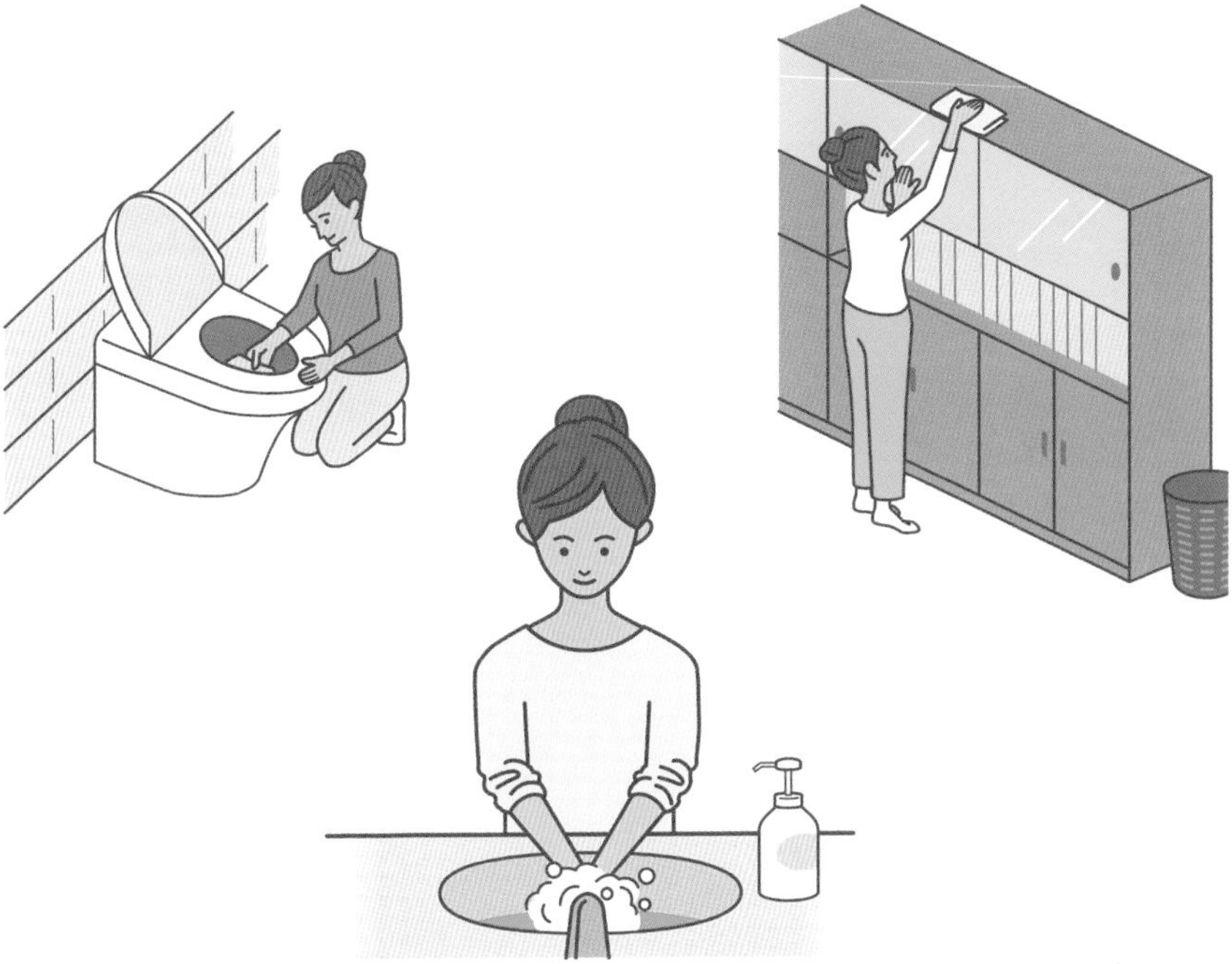

清潔を追求すると細菌やウイルスに弱くなる。小説『宇宙戦争』（H.G. ウエルズ）で火星人が地球の細菌に敗れたように、清潔さを追求する私たちもこのままでは同じ道をたどることになるかもしれません。

獲得免疫

獲得免疫は、感染症に罹患《りかん》、回復した際に獲得する特定の病原体専用の武器（抗体）です。以後同じ病原体に感染しても抗体があれば、無症状か軽い症状ですみます。

普段からさまざまな菌に触れることで、体内には多様な抗体が作られます。赤ちゃんがおもちゃなどを口に入れるのは、多様な菌に触れて免疫力を高めるため。本能的に強くなる方法を知っているからです。

しかし、現代は清潔すぎて病原体に触れる機会がありません。成長しても抗体の種類が足りず、免疫は弱いまま。いざというとき十分に機能を発揮できないのです。

体が変わるから病が治る

病は体の大きな変化。そこから回復するには、よい状態の体へと変わっていかなければなりません。

病や不調を克服した人ほど強くなる

私たちの体は、生涯で何回か大きな変化を乗り越えています。赤ちゃんの体内から母親の免疫が消失して自分の免疫に切り替わるとき、幼児から子ども、子どもから青年、そして成人、老年……そのたびに成長し、環境に適応する力を獲得してきました。

病や不調でも体が変わります。骨折した骨が回復後に以前より強くなるように、インフルエンザなどの感染症でも経験し回復することで体が病への対処法を学び、免疫を獲得し、強くなります。

熱は病原体を駆逐して体の不具合を修正するため。咳やくしゃみは呼吸器のこわばりをゆるめて正常にするため。すべて体の状態を変えようとして起こります。季節の変わり目にひく風邪も、次の季節を楽に過ごせる体へと変えるために起こっているのです。

整体とは

体の感受性を利用して、その人があるべき状態に体を方向づけるのが整体です。けがや病気になっても治る働きを助けることで、回復へと向かいます。根底にあるのはその体に備わった復元する力、回復する力です。

変われる体を作れ！

ところが「病気をしたことがない」という人がいます。それは疲労が蓄積するなどが原因で、体の感受性が鈍くなっているのかもしれません。もしその人が病になったら、熱を出そうとしても出せず、体はどう反応すればよいのかわからないまま経過します。その結果、熱や咳などの症状が長引き、やがて大病へ至ってしまうケースもあるのです。

そうならないためにも季節に合わせ、状況に合わせ、病を利用して柔軟に変われる体、順応できる体を作ることが、病を克服する好手《こうしゅ》ではないでしょうか。

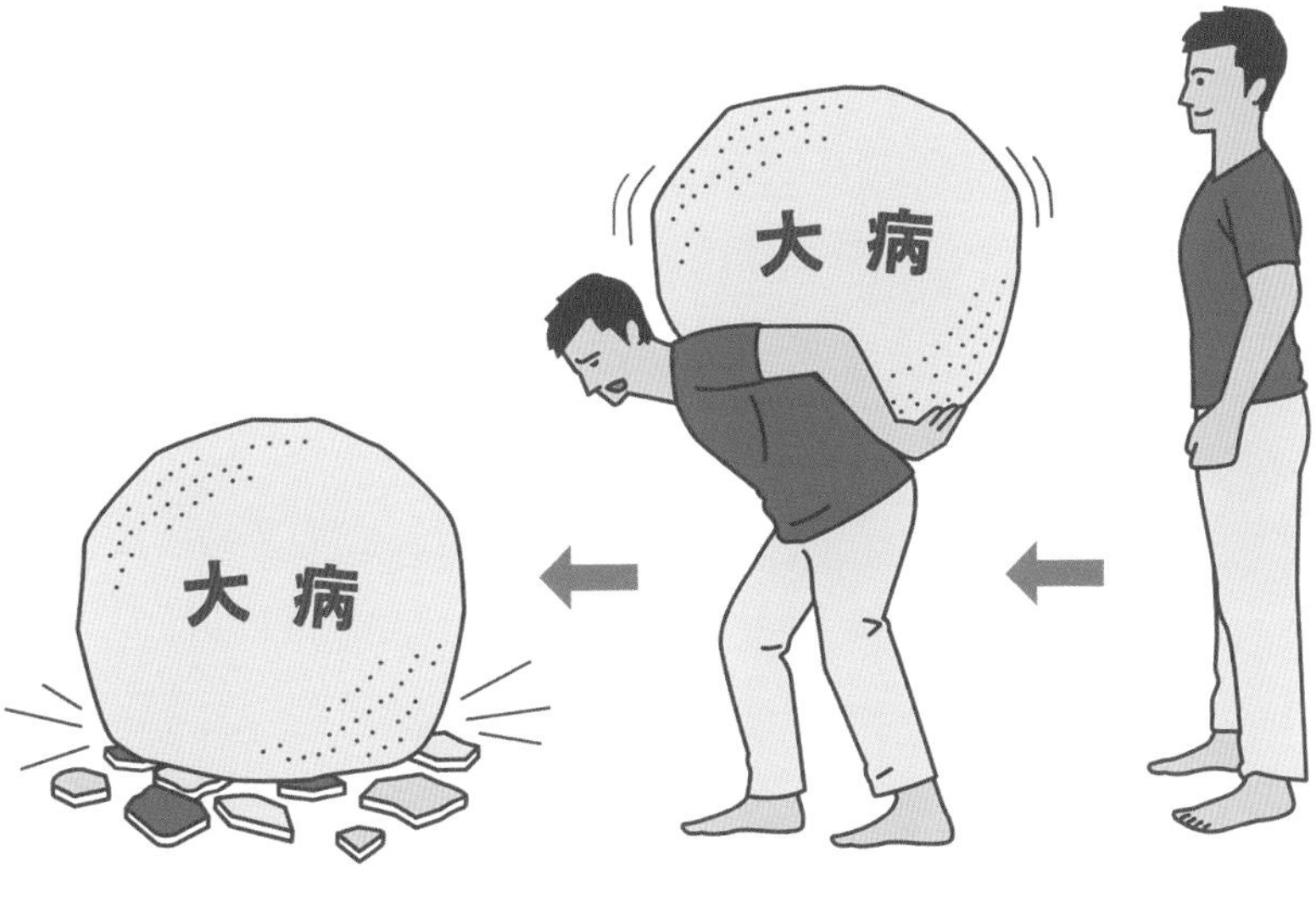

病に負けない体には、不調に対処できる柔軟さと体を変えられる体力の両方が必要。

COLUMN

2

白血病から生還した必死のチカラ

私の娘がまだ大学生の頃、娘の友人Ａさんが白血病と診断を受けました。かなり進行しており、どの病院に行っても余命1年の宣告を出され、藁《わら》をもすがる思いで私のところを訪ねてきたのです。本来なら定期的に通ってもらって操法し、次回までは体操で体を整えるよう指導するのですが、経済的な問題や実家が遠方であることなどから、1回きりの操法となりました。そこで彼に、椎骨体操（122ページ）を必死でやるようにと教えました。背骨の一つひとつを刺激することで、体の中に眠っている回復力を、もう一度、自力で呼び起こすようにと指導したのです。

数か月以上経った頃、ある日ふいにＡさんから連絡が来ました。「癌《がん》が消えてしまった。検査してもどこにも見つからない」と。

死を現実として突きつけられたＡさんの必死の思いが、白血病という強固な壁を崩したのは間違いありません。

第3章

免疫力を軸に体の不調をチェックしよう

自分の体をチェック！
1

季肋部＆側腹をチェックしてみよう

季肋部で心身の緊張を、側腹では体の余力や内臓の健康度合を知ることができます。

隙間の有無や左右差をみる

肺が下がると、季肋部に隙間がなくなり、指が入らなくなります。やがて側腹も狭くなり、内臓も疲弊します。左右の違いから免疫力を妨げるおおまかな原因箇所を推測できます。

POINT!

大きくやさしく触る

お腹の力を抜いてリラックスし、指の腹全体を大きく使って滑らせるように触ります。肋骨のフチに溝があるかのようにスムーズに指が通れば正常。左右の温度や硬さの違い、適度に弾力があるかどうかを感じましょう。

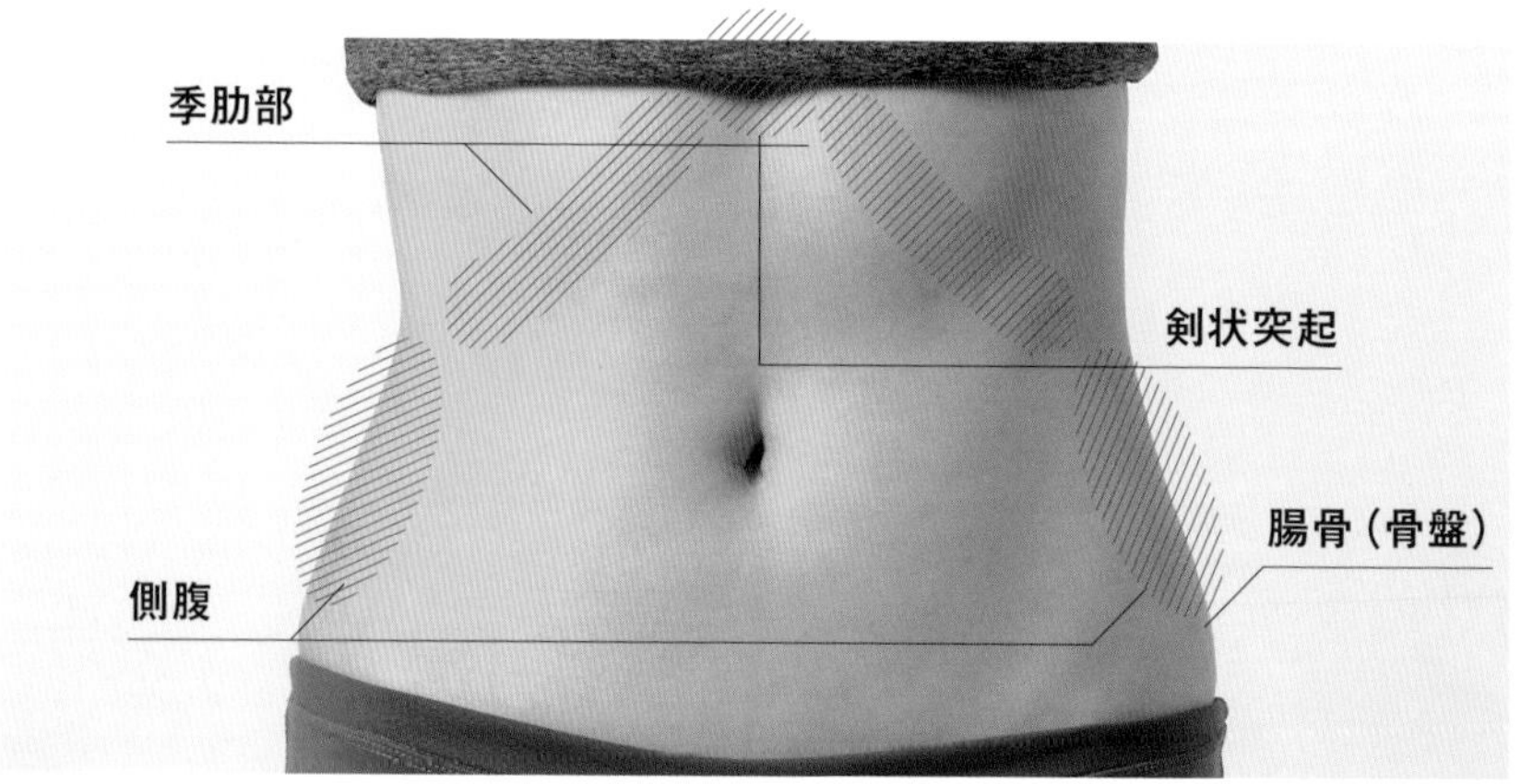

季肋部

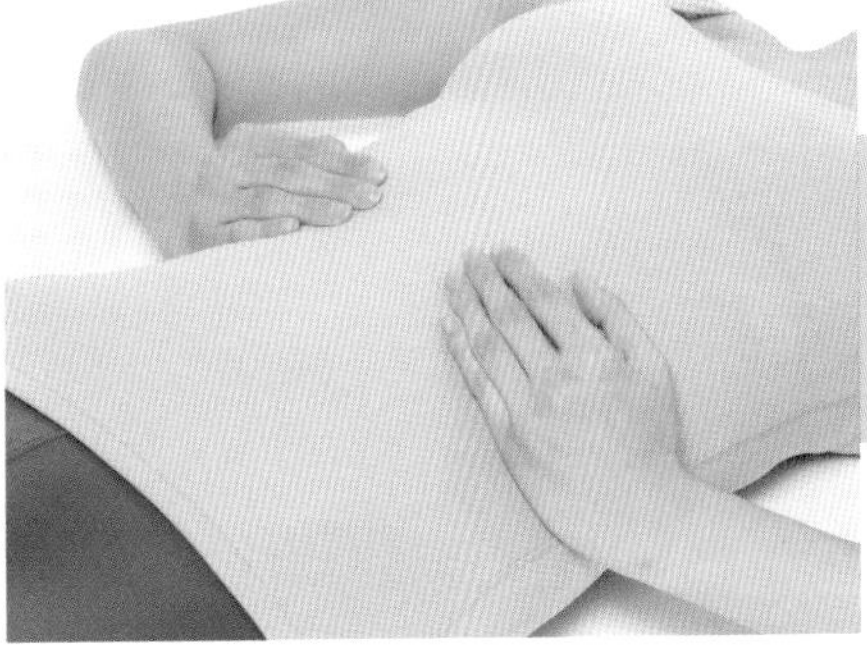

触り方

- 仰向けになり、人差し指、中指、薬指の3本で触れる。
- みぞおち近くの剣状突起には触れない。
- リラックスした状態で、どの程度指が入るか。
- 硬さ、冷たさ、指の入りにくさなどを左右で比較。

左右どの部分でもスムーズにたどれる ▶ 正常。

左が入りにくい ▶ 一過性のストレス、食べすぎなど。

右が入りにくい ▶ 慢性的なストレス、消化器系の疲労、サプリメントを含む薬の過剰摂取など。

痛い、気持ち悪い ▶ 過敏な状態。

側腹

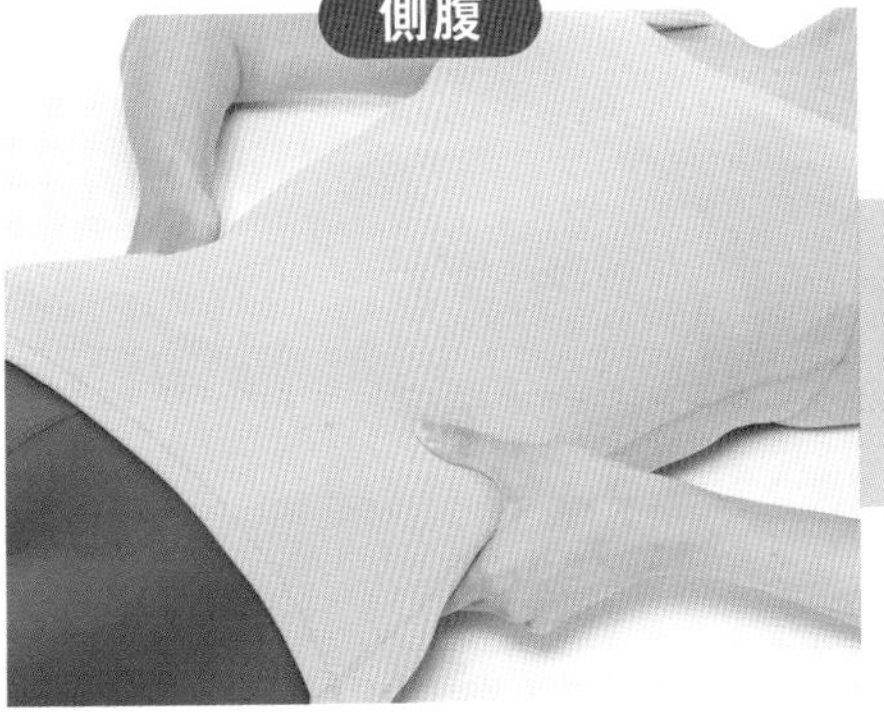

触り方

- 痛気持ちよい程度の強さで、脇腹を摘まむ。
- 硬さや厚み、指何本分の隙間があるかを確認。

やわらかく、薄い ▶ 正常。

指3本分以上の隙間がある ▶ 正常。

隙間が狭い ▶ 狭い側の肺が下がっている。

左が硬い(痛い) ▶ 腎臓系に負担がかかっている。

右が硬い(痛い) ▶ 神経系に負担がかかっている。

自分の体をチェック！
2

2つの丹田《たんでん》とお腹の4隅の調律点

お腹には体の異常のすべてが現れます。なかでも丹田と4隅の調律点は確認必須の場所です。

〝虚〟の上 〝実〟の下

3つある丹田のうち、上丹田と下丹田を確認してください。上丹田は適度にリラックスして、やわらかい状態。下丹田は弾力があって深い呼吸が入る状態が理想。その状態なら病の最中でも回復力があり、スムーズに経過します。逆にいえば、下丹田を理想の状態へ近づけられれば、回復も早まるということです。

一方、上が硬くて下がズブズブで力がない場合は体力の低下を表し、体調を崩すと長引く可能性があります。

お腹には大腸の流れに沿って12個の調律点があり、痢症活点から時計回りに触れていきます。特に4隅にある調律点は決して見落とせない大事な箇所。硬さや力・張りの有無、温度の違いなど、周囲との違いを確認します。

POINT!

ポイントが定位置にあるか

12個の調律点は、不調があるとポイントが定位置からずれることがあります。普段から脂肪の下の筋肉を確かめるように大きくやさしく触って知っておくことで、不調の際に違いを感じやすくなります。

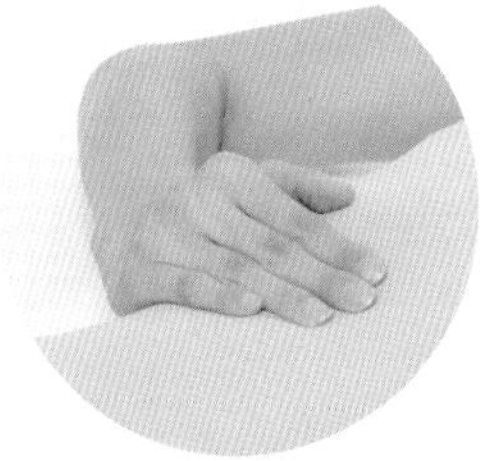

丹田と4隅の調律点をチェック

各ポイントの触り方

人差し指・中指・薬指をそろえて指の腹でやさしく触ります。温度差、硬さ・やわらかさ、痛みの有無、敏感さなど、周囲との違いを感じとりましょう。

上丹田
少し湿り気があり、やわらかい状態が理想

痢症活点
慢性的なストレスや中毒状態のときに硬直を起こす

感情抑圧点
ストレスや激しい感情など、心理的負担があると硬直を起こす

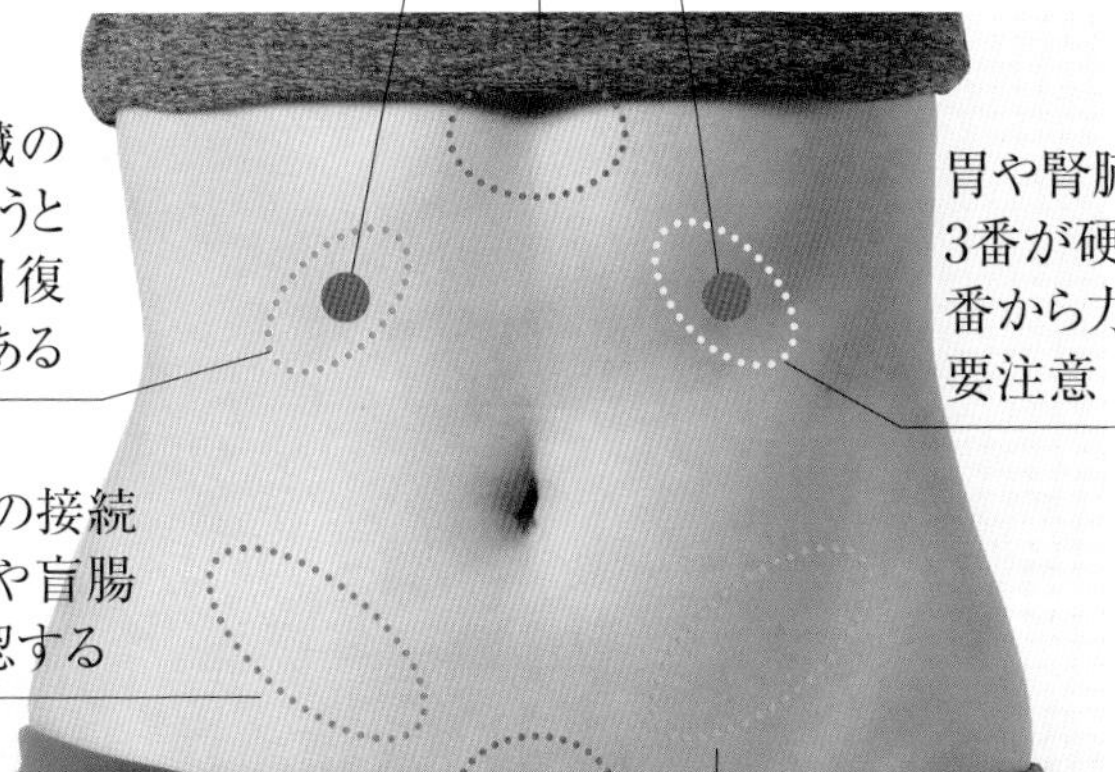

十二指腸や肝臓のポイント。いざというときの潜在的な回復力と深い関係がある

胃や腎臓のポイント。3番が硬くなったり、4番から力が抜けたら要注意

小腸から大腸への接続ポイント。生理痛や盲腸のときもここを確認する

下丹田
あたたかく、弾力があるのが理想

大腸の出口近くで、尿・便・生理などのポイント

自分の体をチェック！
3

臍《へそ》十《じゅう》字《じ》

丹田と腹部十二調律点に触れた後、核心に近い部分・臍のまわりを確認すると重要な臓器の不調がわかります。

お腹全体を順番に触る

前ページでは〝腹部十二調律点〟と呼ばれるポイントの一部を紹介しました。いずれも内臓を含めた体の異常がつぶさに現れる場所で、49ページで紹介した感情抑圧点、痢症活点もそこに含まれます。

臍十字は、十二調律点を探った後で触ります。心臓・肺・腎臓・肝臓と重要な臓器の状態が現れる場所で、お臍のフチから指1〜1.5本分外側にポイントがあります。左の写真を参考に3本指の腹で、脂肪の下の筋肉に触れる気持ちでやさしく触りましょう。

ただし、くれぐれも臍の穴には指を入れないこと。臍の穴は脾臓《ひぞう》の状態を表す重要な急処です。臍のゴマを取っていてお腹が痛くなるのも、その急処をいじるから。自分の体ですから大事に、慎重に探りましょう。

POINT!

シャツの上から

調律点や臍十字を触る際は、肌着やTシャツなど、薄手のスベスベした布の上からの方がわかりやすくなります。仰向けに寝てシャツのシワを伸ばして触ります。ただし、皮膚の状態を確認する場合は素肌で感じてみましょう。

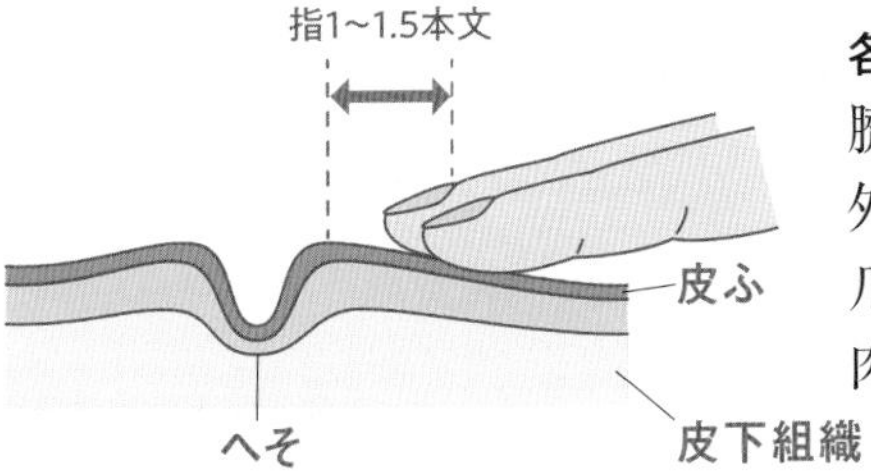
指1~1.5本文
皮ふ
へそ
皮下組織

各ポイントの触り方

臍のフチの盛り上がった部分の外側をていねいに触る。
爪を立てず、強く押さず、下の筋肉に触れる気持ちで

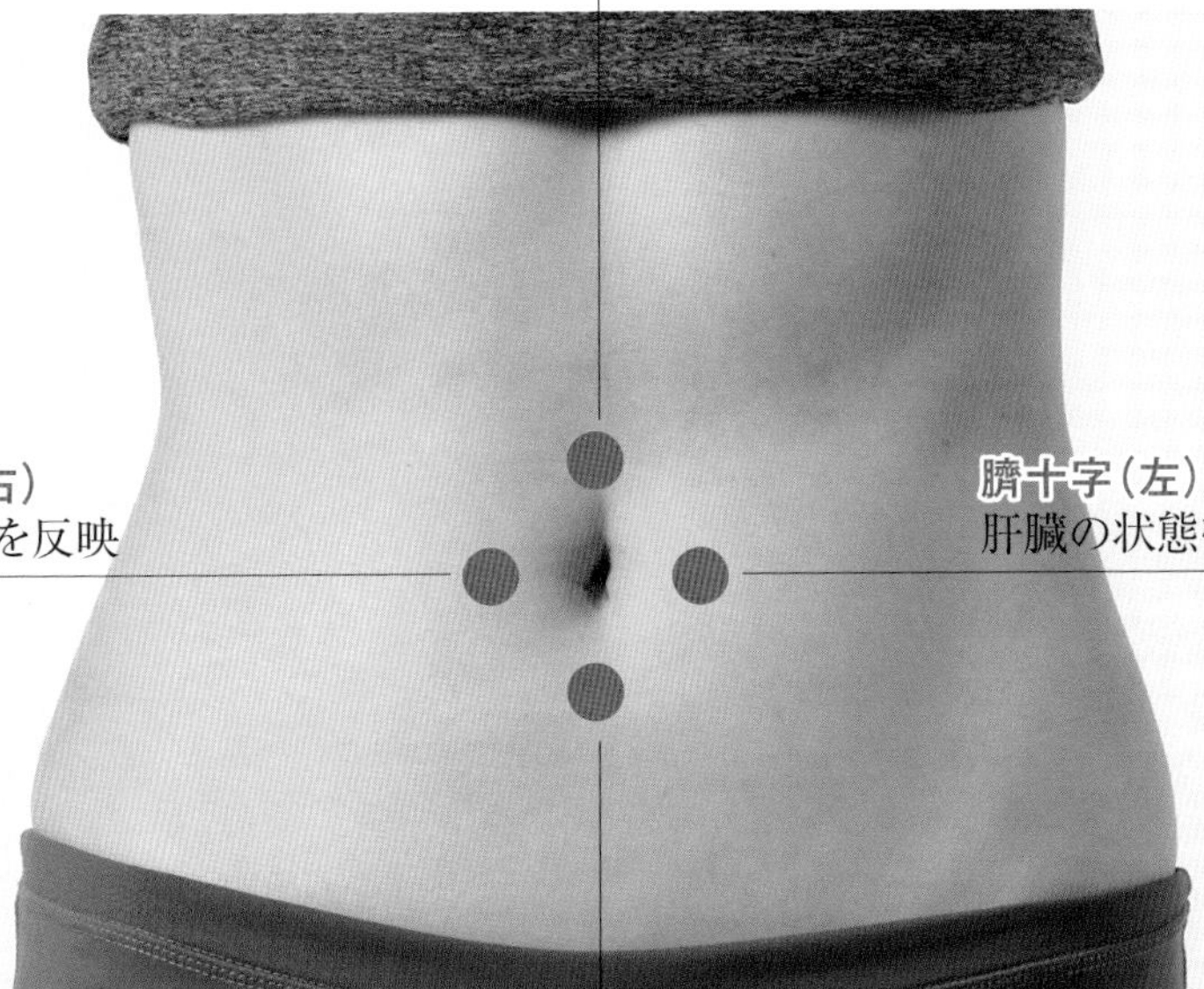
臍十字（上）
心臓の状態を反映
臍十字（右）
肺の状態を反映
臍十字（左）
肝臓の状態を反映
臍十字（下）
腎臓の状態を反映

必ず指の腹で、脂肪の下の筋肉を探るように触ってください。中央、お臍の穴は指を入れてはいけません。確認するときは指の腹を軽くあてましょう。特別に硬いところや脈を強く打っているところがないか確認します。

自分の体をチェック!
4

胸《きょう》椎《つい》を触ってもらおう!

胸椎の7番目から10番目までは免疫力と特に関係が深く、不調を読み解く重要なポイントとなります。

親しい人に確認してもらう

胸椎も非常に重要なチェックポイントですが、一人でできないことから、これまではご紹介しませんでした。しかし、今回のテーマを考えるとどうしても外すわけにはいきません。

ご家族やご友人などに協力してもらい、自分の胸椎を確認してみましょう。

POINT!

両手でやさしく触れる

胸椎をチェックする際は、左写真のように両手の指の腹を大きく使うことが大切です。指の先端だと触れる面積が小さく、爪があるためよくわかりません。指の腹全体でゆっくりとスライドしながら観察していきましょう。

触り方

①うつぶせに寝て、両手は自然に下へ。顔は左右楽な方を向く。
確認する人は相手の肩と腰あたりにひざが接するように座る。

②両手の人差し指、中指、薬指の腹で、ゆっくり背骨を下に向かって確認する。

③次に、背骨を上に向かって確認する。
骨の出っ張り、硬さ、温度などを感じとる。

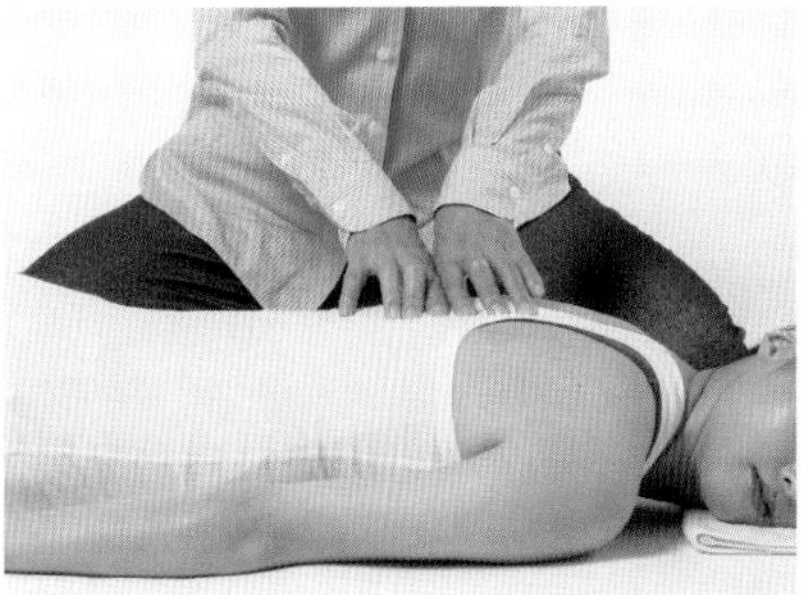

◀触れられる人は力を抜いてリラックス。触る人は両ひざを大きく開き、ひざが相手につくように接近して座る。首の付け根あたりの背骨を見つけ、そこからスタートする。

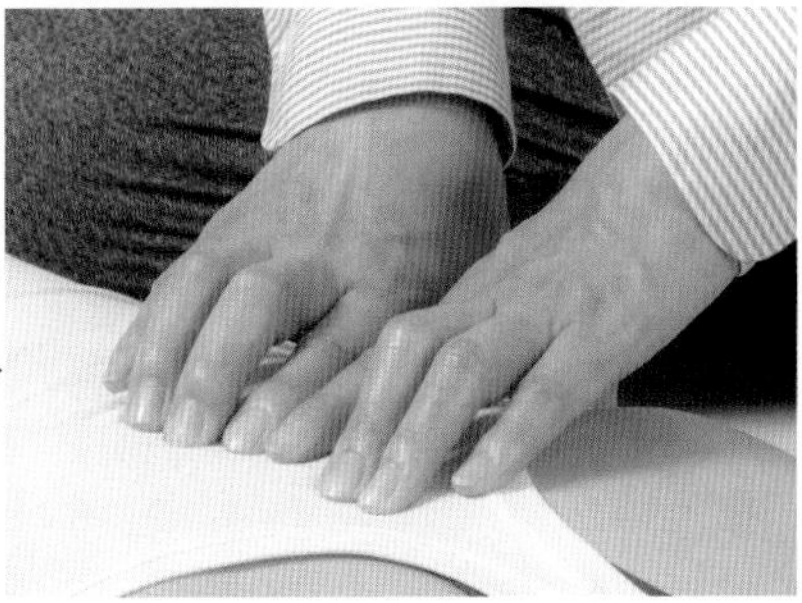

慣れないうちは両手を揃えて触るのがおすすめ。薄手のシャツなどの上から触り、ゆっくりと下に向かって背骨をたどる。骨盤のところまで来たら、折り返して上へ。▶

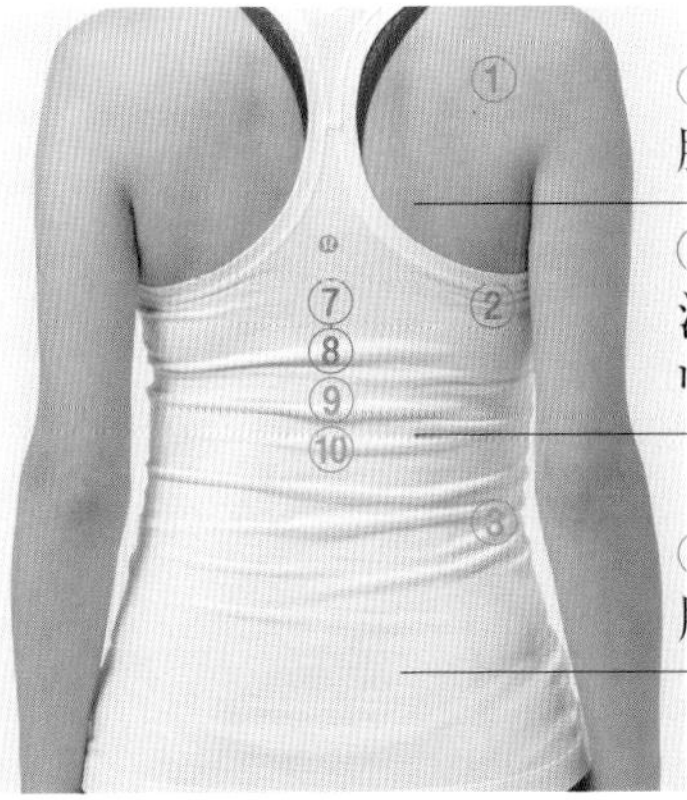

①のエリア（胸椎１～４番）
肺や気管支などの呼吸器、心臓も

②のエリア（胸椎５～８番）
汗・体温調節、胃や膵臓、脾臓などの消化器系、リンパ系も

③のエリア（胸椎９～12番）
肝臓、腎臓、小腸・大腸、生殖器系も

※中でも⑦⑧⑨⑩は免疫と関係

免疫力が低下するとどうなる？

免疫力が低下すると、普段なら問題ないことが刺激やきっかけになって、病を招くことになります。

外敵に弱くなる

まずは、細菌やウイルスなどの病原体に感染しやすくなります。外からくる病原体だけでなく、私たちの皮膚や体内に共生する無害な常在菌も活性化し、ときに異常繁殖して、不調の原因となることも。

また、過去に罹患した感染症の病原体が体内に潜伏しており、免疫力の低下を機に活動を再開して症状が出始めることもあります。

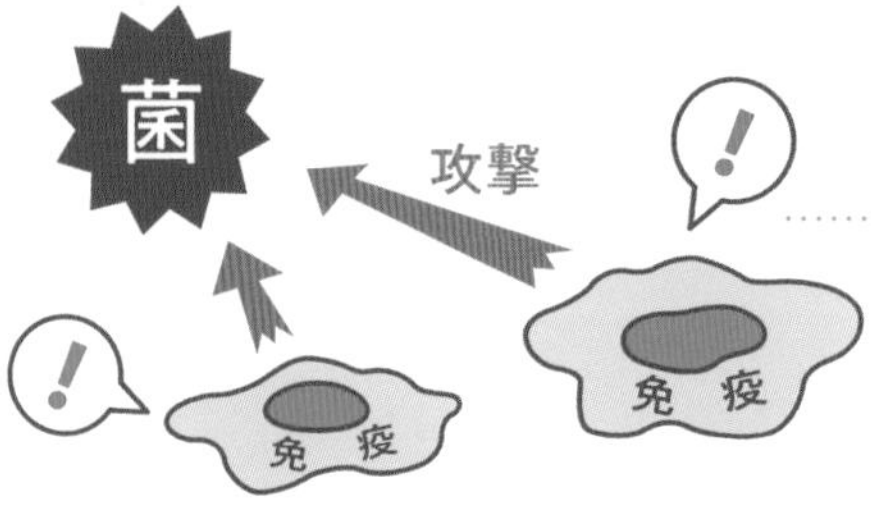

通常は……

免疫細胞が常に外敵の侵入をチェックし、発見次第処理している

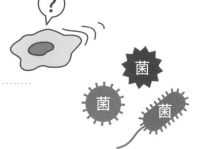

低下すると……

外敵の侵入が容易になり、免疫細胞が処理しきれなくなる

破壊と建設のバランスが崩れる

免疫力の低下は、体の正常な新陳代謝も妨げます。その代表例ががんです。

がんは、体のいろいろな場所にできますが、基本的には「何かのきっかけで細胞が異常に増殖する」病気です。普通なら、細胞が分裂・増殖する回数は決まっています。また、傷ついた細胞や弱い細胞、異常な細胞は免疫系によって排除されます。

しかし、免疫力が低下するとそうした細胞を処理できなくなるだけでなく、異常な細胞が際限なく増え始め、一定以上の数まで増えると、がんと診断されるのです。

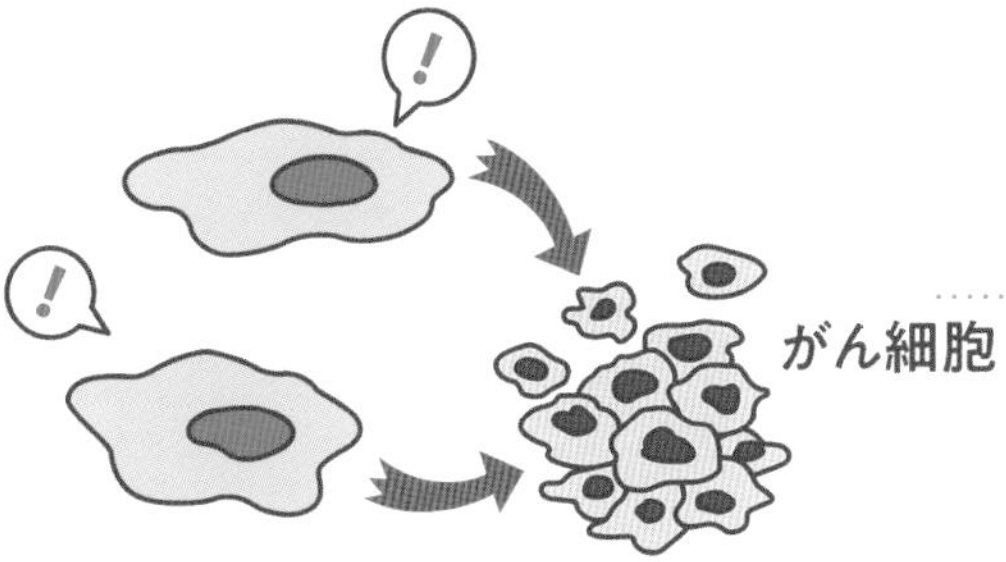

通常は……

自分の細胞でも不要なものは
免疫系が排除し、常に新陳
代謝された状態を保とうとする

低下すると……

がん細胞が生まれても制御する
免疫細胞がうまく働かないため、
増殖を抑えられない

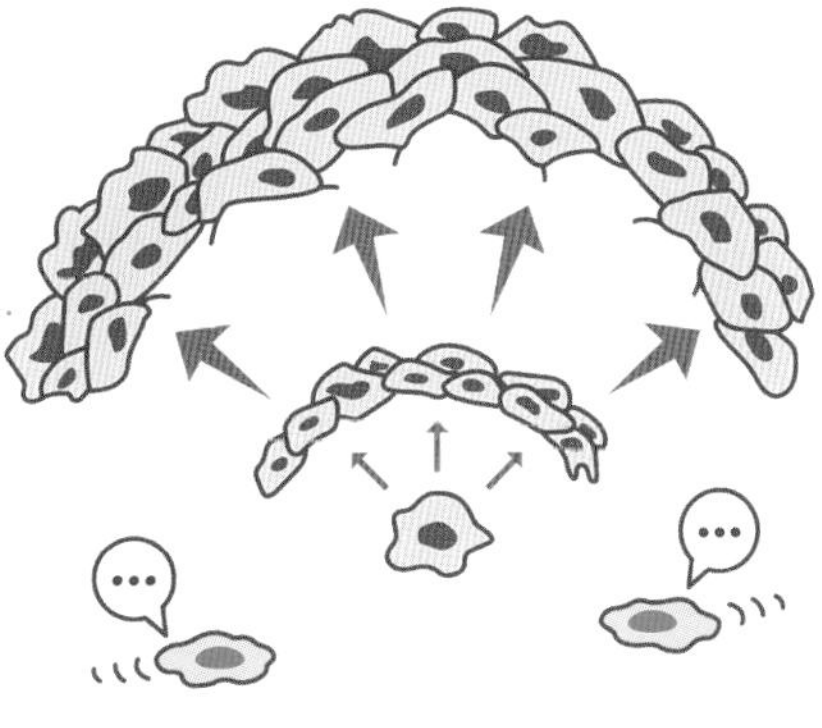

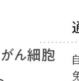

免疫力が過剰になるとどうなる？

免疫力が過剰になると、アレルギー反応が起きたり免疫が自らを攻撃したりして、生活に支障をきたします。

過剰な反応が起きる

免疫が正常に機能している分には問題ないのですが、外からの刺激に対して過剰な反応を起こすことがあります。その代表的なものが、アレルギー反応です。

通常ならごく軽い咳やくしゃみだったものが、喘息になってチアノーゼを起こしたり、花粉症に悩まされたり。蜂に刺されて起きるアナフィラキシーショックもアレルギー反応のひとつです。

通常は……

通常なら咳やくしゃみで体外へ異物を排出する程度ですむ。

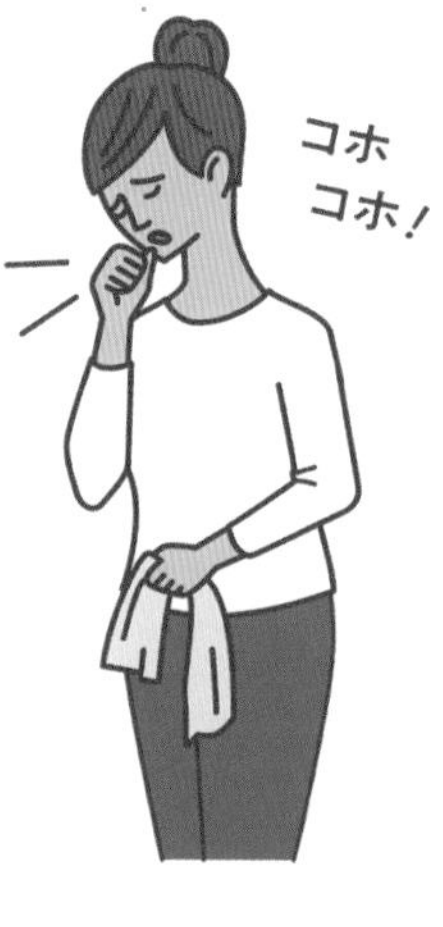

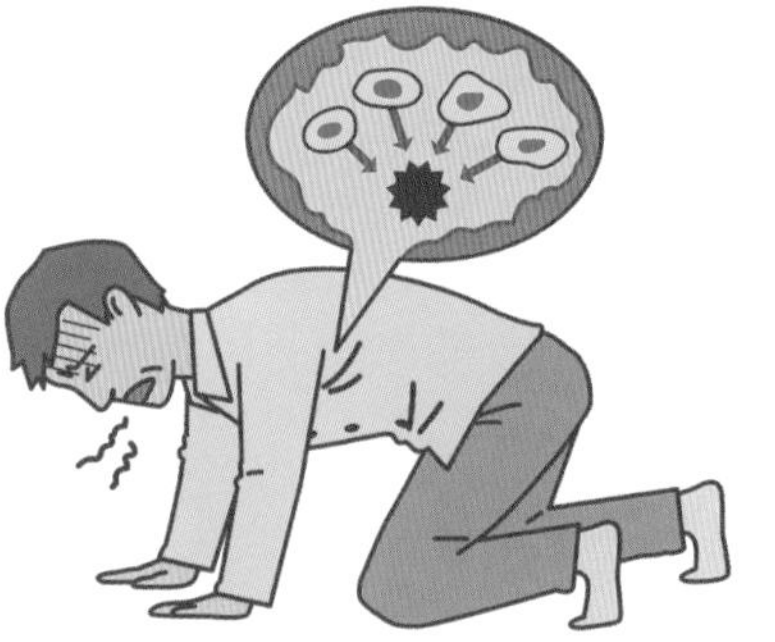

過剰に反応すると……

免疫系が強く反応。大量の免疫細胞が活性化して、外部からの刺激に過剰に反応する。

自分の体を壊していく

免疫系に組み込まれている「不要な細胞を排除する」というメンテナンス機能が暴走してしまうこともあります。まったく健康な細胞まで破壊し、排除し始めるのです。これらは〝自己免疫疾患〟と呼ばれます。

自己免疫疾患とされる病気には、膠原病《こうげんびょう》や関節リウマチ、甲状腺炎、バセドウ病、紫斑病《しはんびょう》などがあります。いずれの病気も免疫細胞により自分の内臓や組織が攻撃されて起きるものと考えられており、完治が難しいもの、完治まで長い時間がかかるものが多いとされています。

通常は……

不要な細胞は免疫細胞によって取り除かれ、健康な細胞だけで体を構成するように働く。

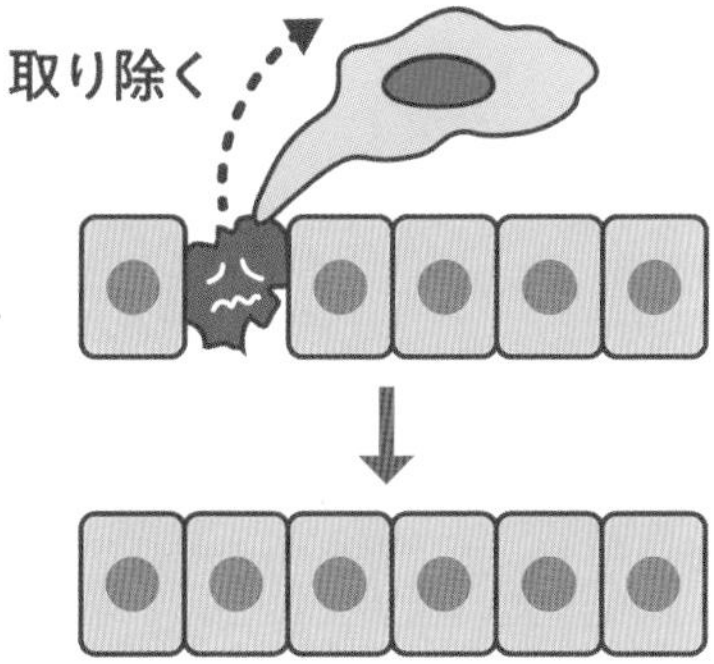

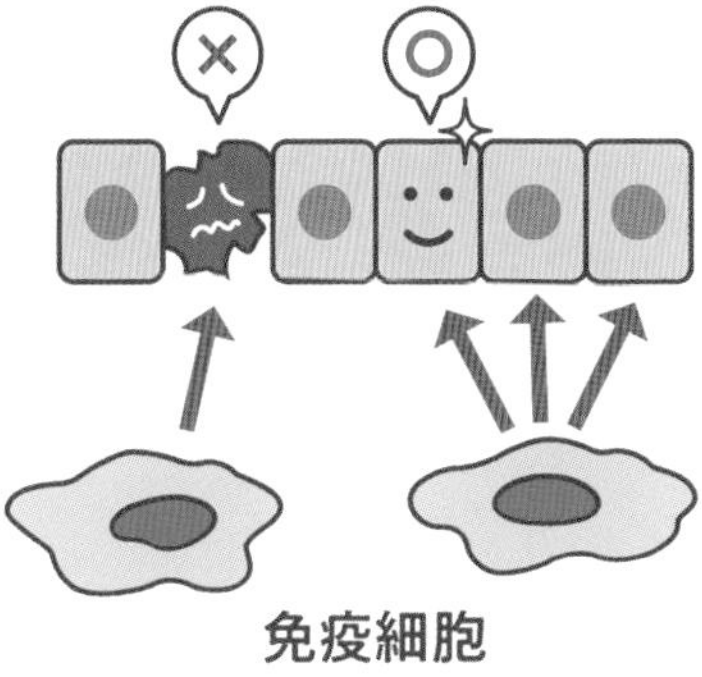

過剰に反応すると……

不要な細胞だけでなく、健康な細胞も攻撃される。どの組織・器官が攻撃されるかは病気によって異なる。

COLUMN 3

キラキラ光る膿

ある年配の女性が私を訪ねてきました。話を聞くと、戦争中、彼女の近くで爆弾がさく裂し、体中に何百もの破片が刺さったのだそうです。すぐに病院へ運ばれ、破片を取り除く手術を受けましたが、すべてを取り除くことは難しかったそうです。以来、体調不良になることがよくあったので、操法を受けに来られたということでした。

彼女は操法を受けるたびにみるみる不調が減り、見事な整体の体になっていきました。

ところが、しばらくすると「ケガもしていないのに、うなじから膿が出てきた」と言うのです。その膿がキラキラ光っており、不思議に思ってよく見ると、きわめて小さなガラス片が中に混じっていたということでした。爆弾の件で体中に残っていた数多《あまた》のガラス片が、整体になるとともに一ケ所に集約され、何回かに分けてうなじから膿に包まれて出てきていたのです。

体が整体になったことで、外から侵入した異物を排泄する免疫系の働きが十分活動できるようになった一例であり、人体の回復力、生命力の奥深さを痛感する出来事でした。

第4章

免疫力はよみがえる!

そもそも〝免疫〟ってなに？

免疫システムは多彩な免疫細胞が役割分担することで、 私たちを外からも内からも守ってくれています。

体の正常な状態を維持する

私たちの体には免疫というシステムが備わっています。ここではまず西洋医学的に見てみましょう。

免疫は、体内へ侵入する外敵への防御システムであり、体をメンテナンスする整備士です。

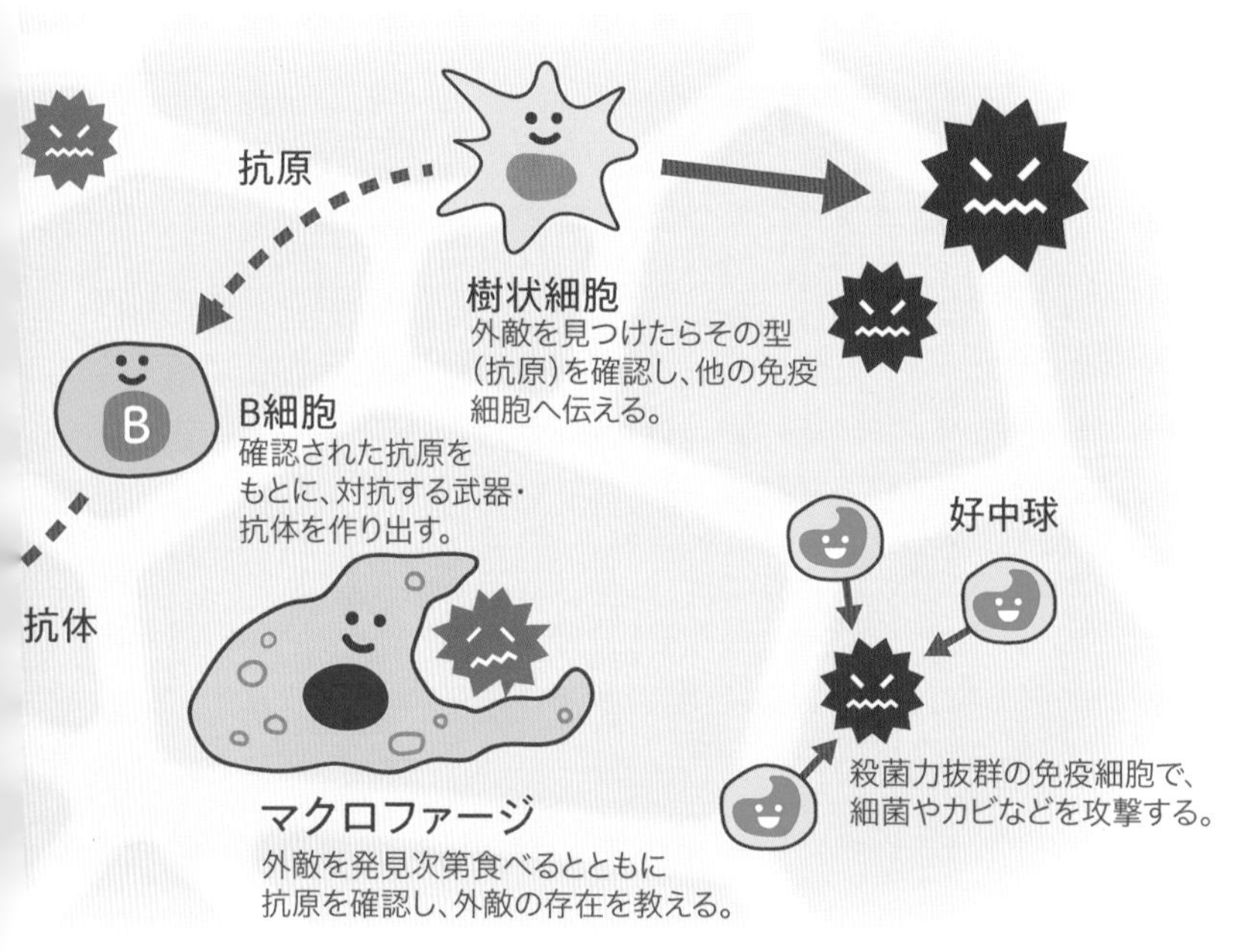
抗原
樹状細胞
外敵を見つけたらその型（抗原）を確認し、他の免疫細胞へ伝える。
B
B細胞
確認された抗原をもとに、対抗する武器・抗体を作り出す。
抗体
好中球
殺菌力抜群の免疫細胞で、細菌やカビなどを攻撃する。
マクロファージ
外敵を発見次第食べるとともに抗原を確認し、外敵の存在を教える。

免疫システムは、白血球が主体で、単球のマクロファージやその仲間の樹状細胞、リンパ球のT細胞、B細胞、NK（ナチュラルキラー）細胞など、多種多様な細胞で構成されています。外敵を見つけて直接撃退する、体内に取り込んで外敵の特徴（抗原）を仲間に知らせる、抗原をもとに武器（抗体）を作る、その抗体で攻撃するなど、それぞれが独自の役割を担っています。

一方で、体内の傷ついた細胞や死んだ細胞などを見つけて排除することで、体をリフレッシュした正常な状態に保つ役割も担っています。

免疫細胞は、体が普段通り支障なく活動できる状態（恒常性＝ホメオスタシス）を維持する、とても大切なシステムなのです。

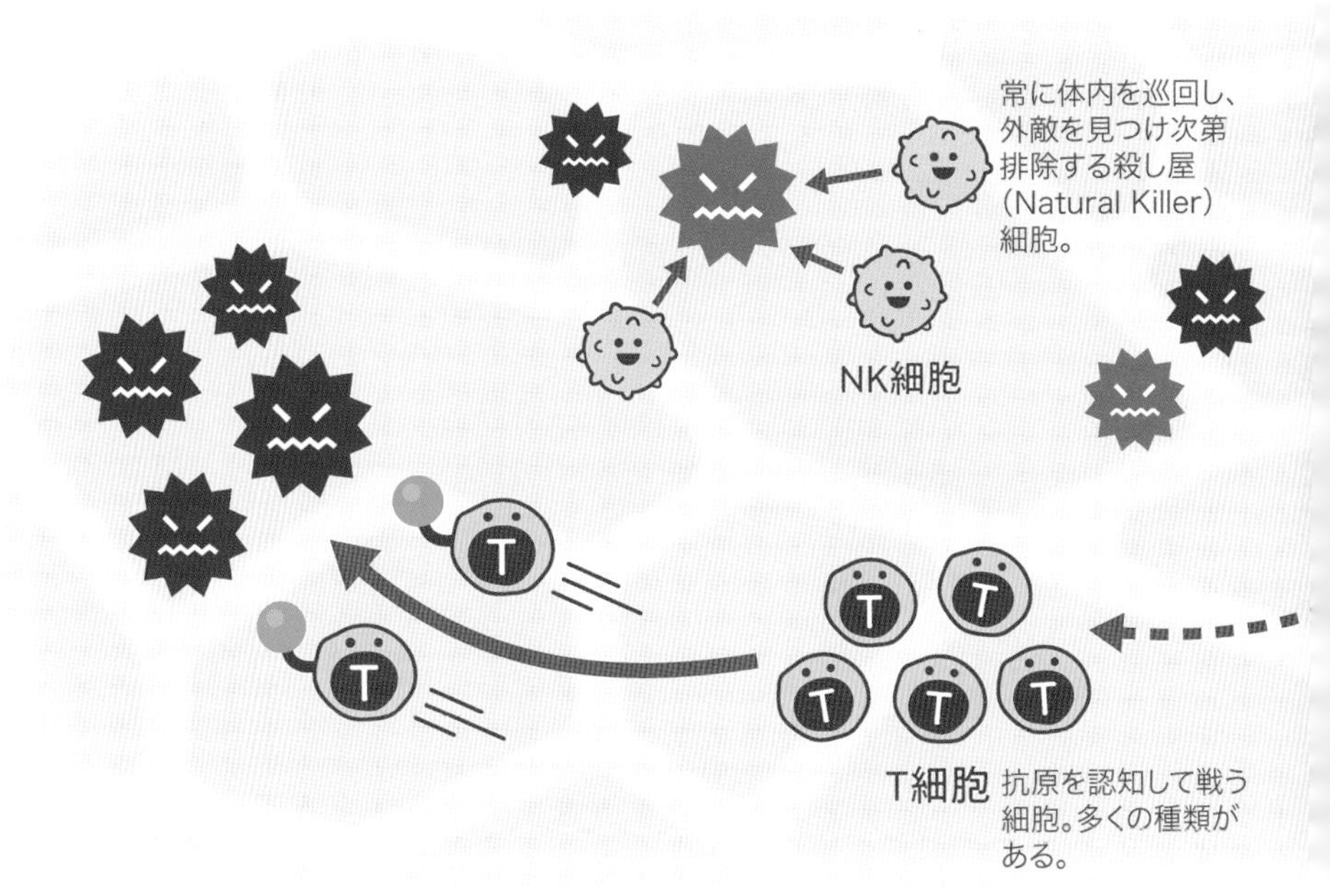
常に体内を巡回し、外敵を見つけ次第排除する殺し屋(Natural Killer)細胞。
NK細胞
T細胞
抗原を認知して戦う細胞。多くの種類がある。

免疫システムではさまざまな細胞がチームを組んで、あるいは個人プレーで外敵に対する。そうすることで、体を正常に保とうとしています。

免疫に関連する器官・組織

免疫システムは全身に存在しています。大まかに説明をすると、免疫細胞は、骨髄の中にある幹細胞が分化することで生まれます。生まれた免疫細胞は脾臓やリンパ節などを経由しながら、リンパ管を流れて、血管よりもさらに細かいところまで、全身をめぐっていきます。

そして、体内を巡回する中で細菌やウイルスを発見したら反応を起こし、病原体を攻撃します。また、各細胞をチェックしながら損傷した細胞や異常な細胞（がん細胞など）がないかを確認し、見つけ次第処理することで体を正常な状態に保ちます。

これらは単独で機能しているわけではありません。まず、循環器系である心臓とは深い関係にあると考えられます（76ページ）。同様に脾臓は、血小板を貯蔵し、古い赤血球を壊すなどの働きの他、リンパ球が多く存在するなど、免疫系には欠かせない臓器です。そうした医学的な見地に加え、私たちはさらにいくつかの臓器が免疫系をサポートする上で重要なシステムだと考えています。80ページ以降でお話しする腎臓や肺です。

免疫系に関連する器官・組織

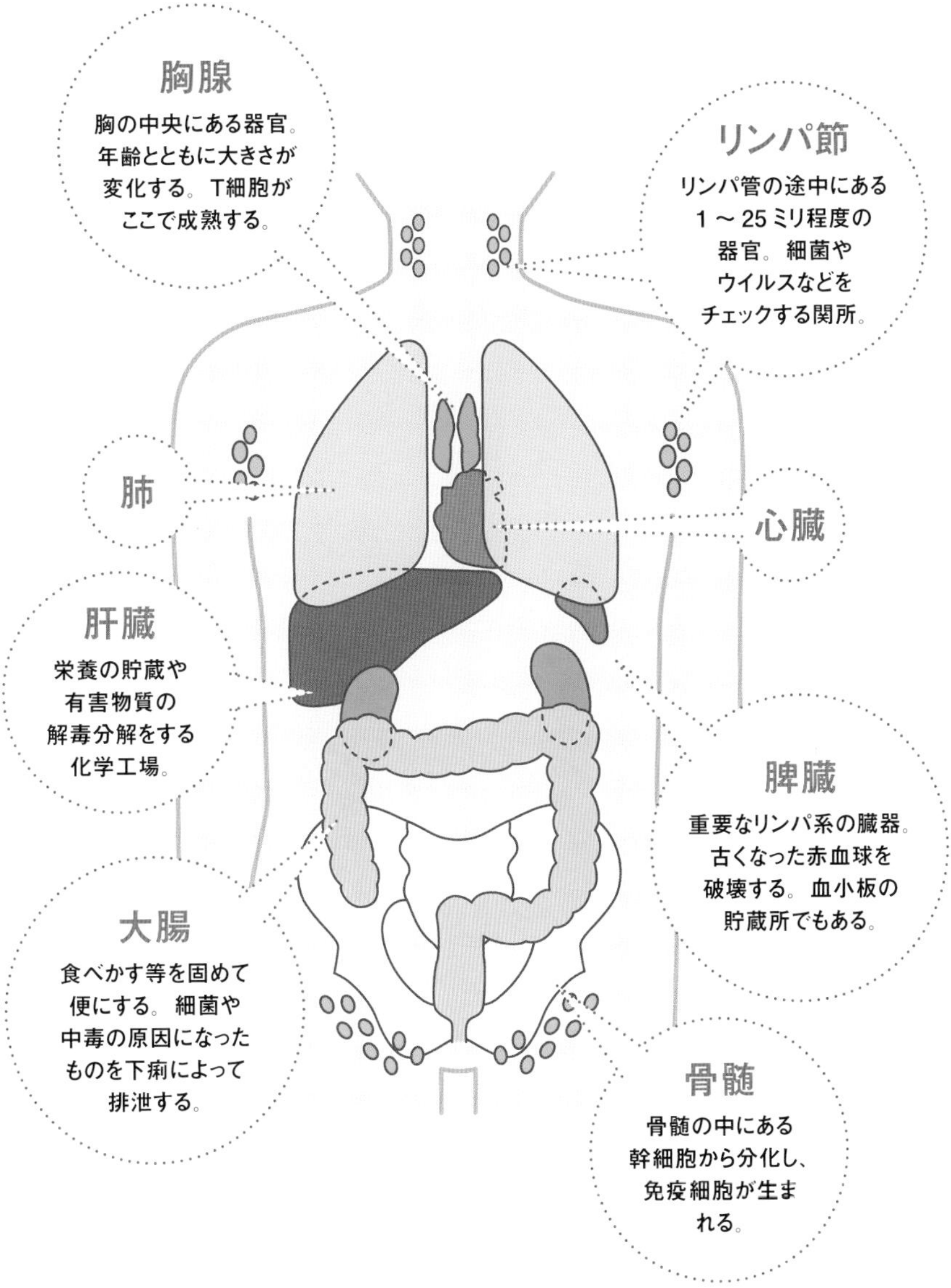
胸腺
胸の中央にある器官。年齢とともに大きさが変化する。T細胞がここで成熟する。
リンパ節
リンパ管の途中にある1～25ミリ程度の器官。細菌やウイルスなどをチェックする関所。
肺
心臓
肝臓
栄養の貯蔵や有害物質の解毒分解をする化学工場。
脾臓
重要なリンパ系の臓器。古くなった赤血球を破壊する。血小板の貯蔵所でもある。
大腸
食べかす等を固めて便にする。細菌や中毒の原因になったものを下痢によって排泄する。
骨髄
骨髄の中にある幹細胞から分化し、免疫細胞が生まれる。

体を正常に保とうとする働きは、免疫細胞だけでは賄えない。多くの臓器・器官が連携して自身の体の健康を保とうとしています。

免疫力をよみがえらせるには

1 リンパ系

西洋医学でも免疫の要であるリンパ系。ここが不調になると、 病原体への抵抗力は格段に落ちる。

全身くまなく細胞の間までめぐる

リンパ系は大まかにリンパ管、リンパ節、その中を流れるリンパ液からなります。リンパ管は全身をくまなくめぐっており、要所要所に1~25㎜程度のリンパ節があります。

リンパ液の主成分は、血液中に含まれる血漿《けっしょう》です。心臓から全身へ行きわたり、毛細血管へ入ると沁み出して、細胞の間をくまなくめぐります。その間に細胞の老廃物や細菌などの外敵を取り込み、リンパ管に取りこまれてリンパ液となりリンパ節へ到達します。

リンパ節にはリンパ球（T細胞など）やマクロファージなどが集まっており、綿密な病原体のチェック等が行われます。そのチェックを経て、リンパ液は最終的にきれいな状態で静脈に流れこみ、再び血液と一緒になるのです。

＼ 西洋医学的には ／

リンパ系の検査値

がんをはじめとする免疫系疾患の治療で欠かせないのがリンパ系の検査数値。白血球を構成する好中球、好酸球、リンパ球など、さまざまなものに基準値があり、その数値によってどう治療するかを段階的に決めています。

全身を巡るリンパ管

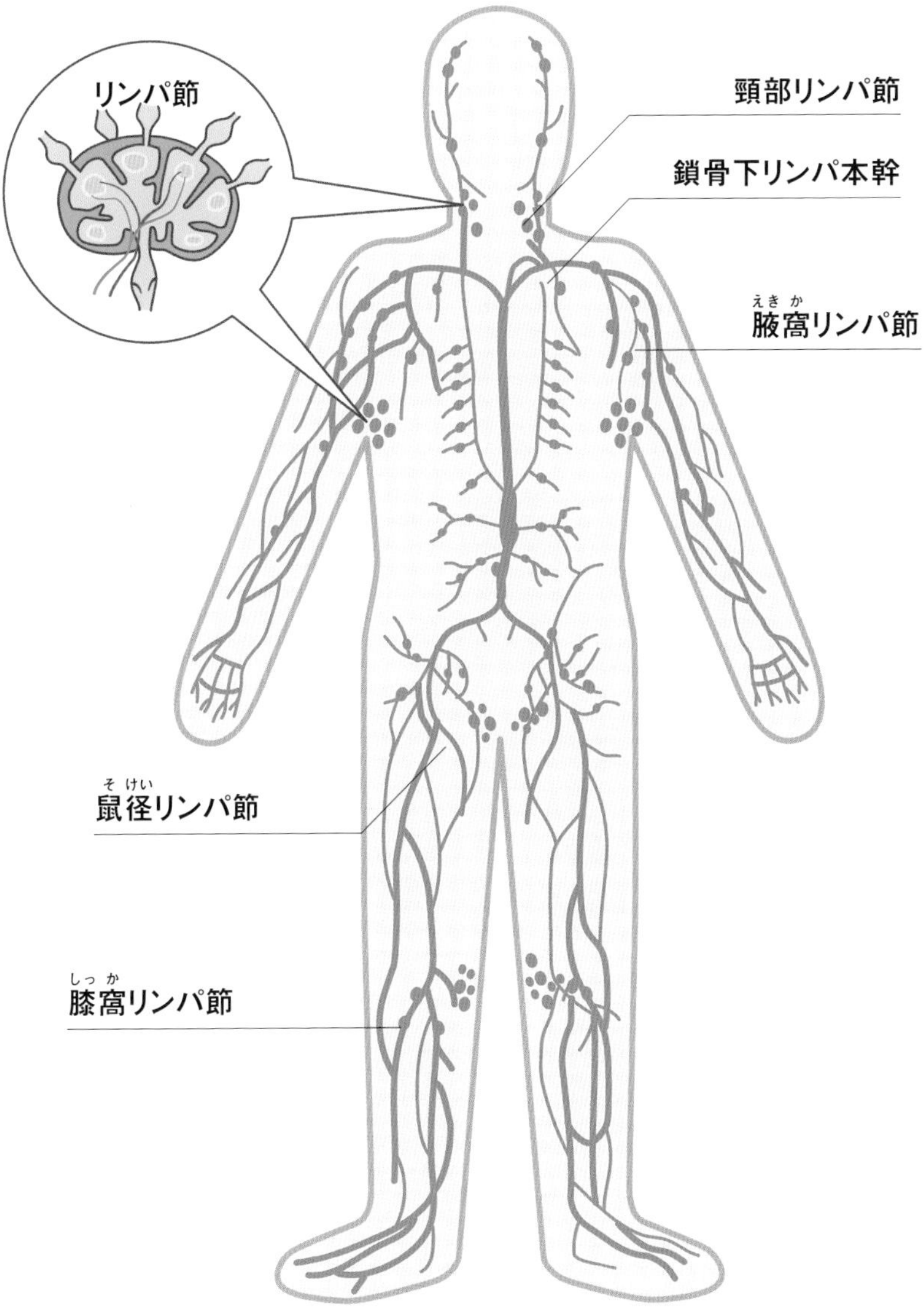
リンパ節
頸部リンパ節
鎖骨下リンパ本幹
腋窩《えきか》リンパ節
鼠径《そけい》リンパ節
膝窩《しっか》リンパ節

リンパ液は細胞と細胞の間のきわめて狭い隙間にまで、くまなく入り込みます。日常的な姿勢の悪化によって流れが停滞することもあります。また、もとが血液から沁み出しているものだけに、循環器系の影響は大きいと私たちは考えます。

姿勢によっても　リンパの流れは滞る

免疫という体内の仕組みを検査数値などで診るのが西洋医学の手法です。私たちの整体では、体の状態を外から観察する、あるいは触れた感触でトータルに診て判断をします。

たとえば前屈姿勢の人。前屈＝肺が落ちた姿勢は、大切なリンパ系のひとつである胸腺を圧迫します。さらに肩が巻いた姿勢は腋窩《えきか》リンパの流れも悪くするため、少しずつ免疫力を低下させることへとつながります。さらにその姿勢が長期間続いて腰が下がると、鼠径リンパにも影響がおよびます。

試しに１２０ページにあるリンパ体操を試してみてください。腕が上がりにくい方、硬さやツッパリ感がある方は流れが滞っている状態です。また、鼠径部《そけいぶ》の場合はひざを抱えて体に引き付けにくい方に滞りが生じています。

流れを取り戻すにはリンパ体操を朝晩ていねいに行う、Ｃ体操で左右の肋間を広げるなどをすると、リンパの滞りが徐々に解消し、体調がよくなってくるはずです。

頸部・腋窩のリンパをチェック

体の前で両手の指を組み、そのまま頭の上へ上げ軽く倒して脇を伸ばす。スムーズに伸びればOK。

・片方が伸びにくい ▶ 伸びにくい方に詰まりや滞りがある。

・両方伸びにくい ▶ 肋骨全体が下がっている。

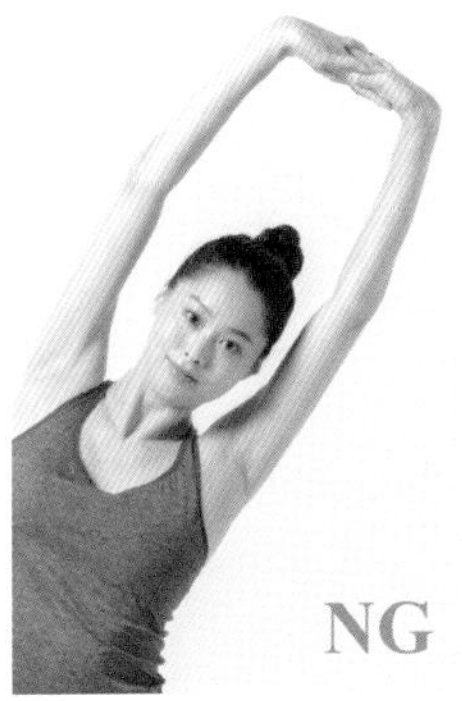

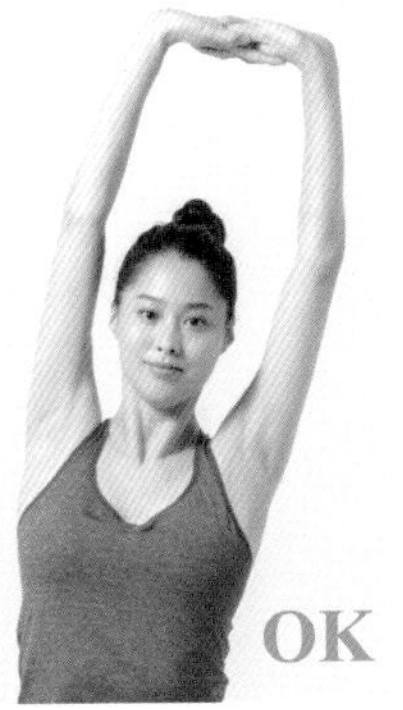

鼠径部をチェック

仰向けに寝て両手両足を自然に伸ばしたところから、片足ずつひざを持って体に引き寄せる。

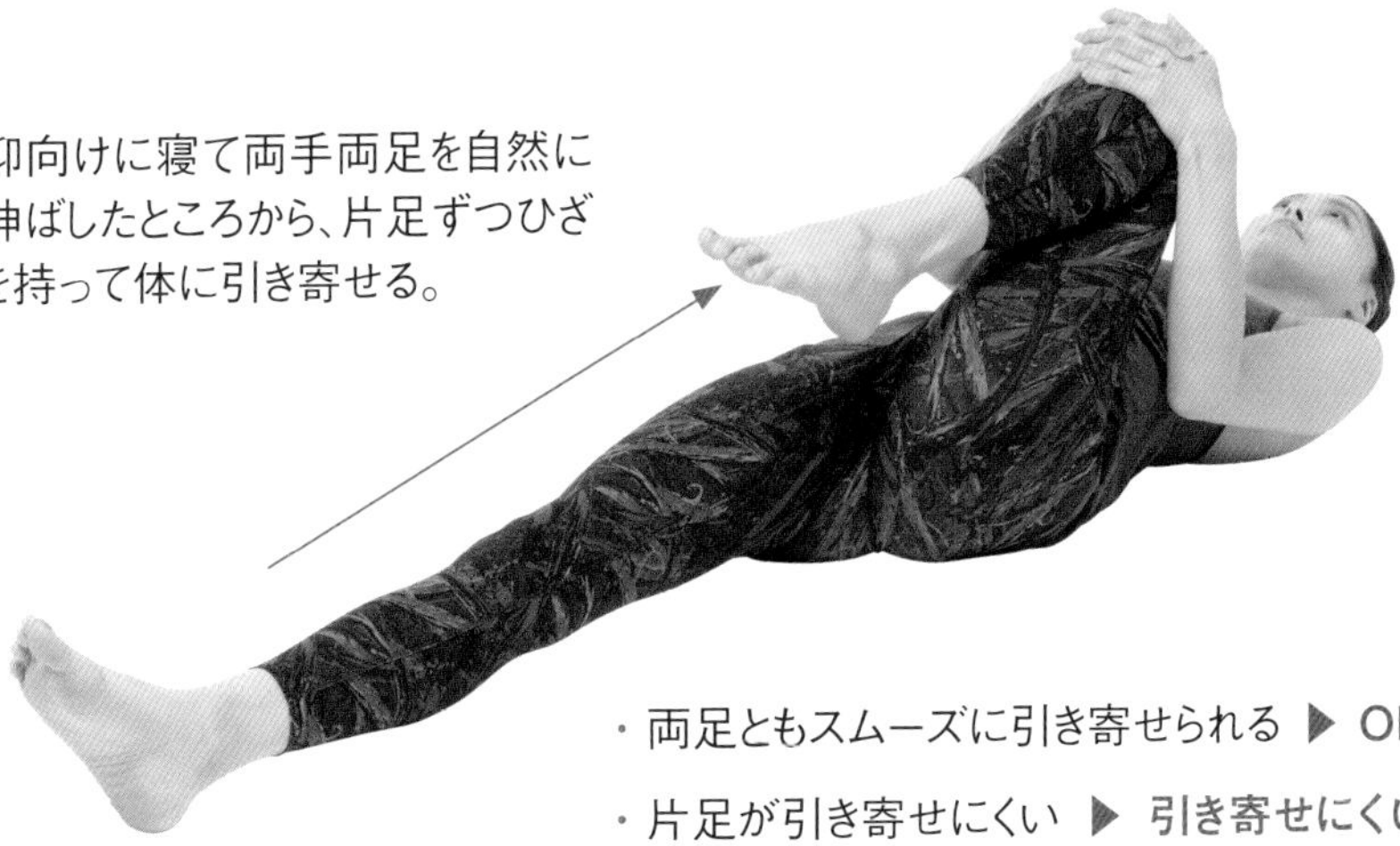

・両足ともスムーズに引き寄せられる ▶ OK

・片足が引き寄せにくい ▶ 引き寄せにくい方に詰まりや滞りがある。

・両足とも引き寄せにくい ▶ 腰全体が下がっている。

2 排泄や解毒を担う臓器

体内から不要なものを出す排泄や解毒の働きは、腎臓や肝臓、胃腸なども含めて考える。

排泄が重要なワケ

「免疫を担うのは脾臓では？　なぜ排泄関連の臓器が大事なの？」と思う方もいるでしょう。ところが実際に体を診ていると、たとえば栄養過多で体調を崩している人が、ことのほか多いことに気づきます。不要なものを捨てられないのです。そこに健康への鍵があります。

リンパ系は体内に入った病原体を排除しますが、食中毒の細菌だったらどうでしょう。胃は嘔吐を起こして病原体を排除しようとします。大腸に共生する腸内フローラは、病原菌や悪玉菌が増えるのを防ぎ、大腸は下痢で排泄をうながします。

また、体内の不要物を肝臓が分解して、それを腎臓がろ過し、尿と一緒に排泄します。こうした異物や不要物を捨てるという働きも、体の恒常性を維持し、全身バランスを保つためには必要なのです。

＼西洋医学的には／

腸内フローラ

「腸内フローラ」は、腸内に共生している細菌叢を指す言葉です。私たちの腸にはビフィズス菌や乳酸菌など、実に1,000種類もの細菌が住んでおり、栄養の吸収を助けるほか、病原体から体を守る働きをしています。

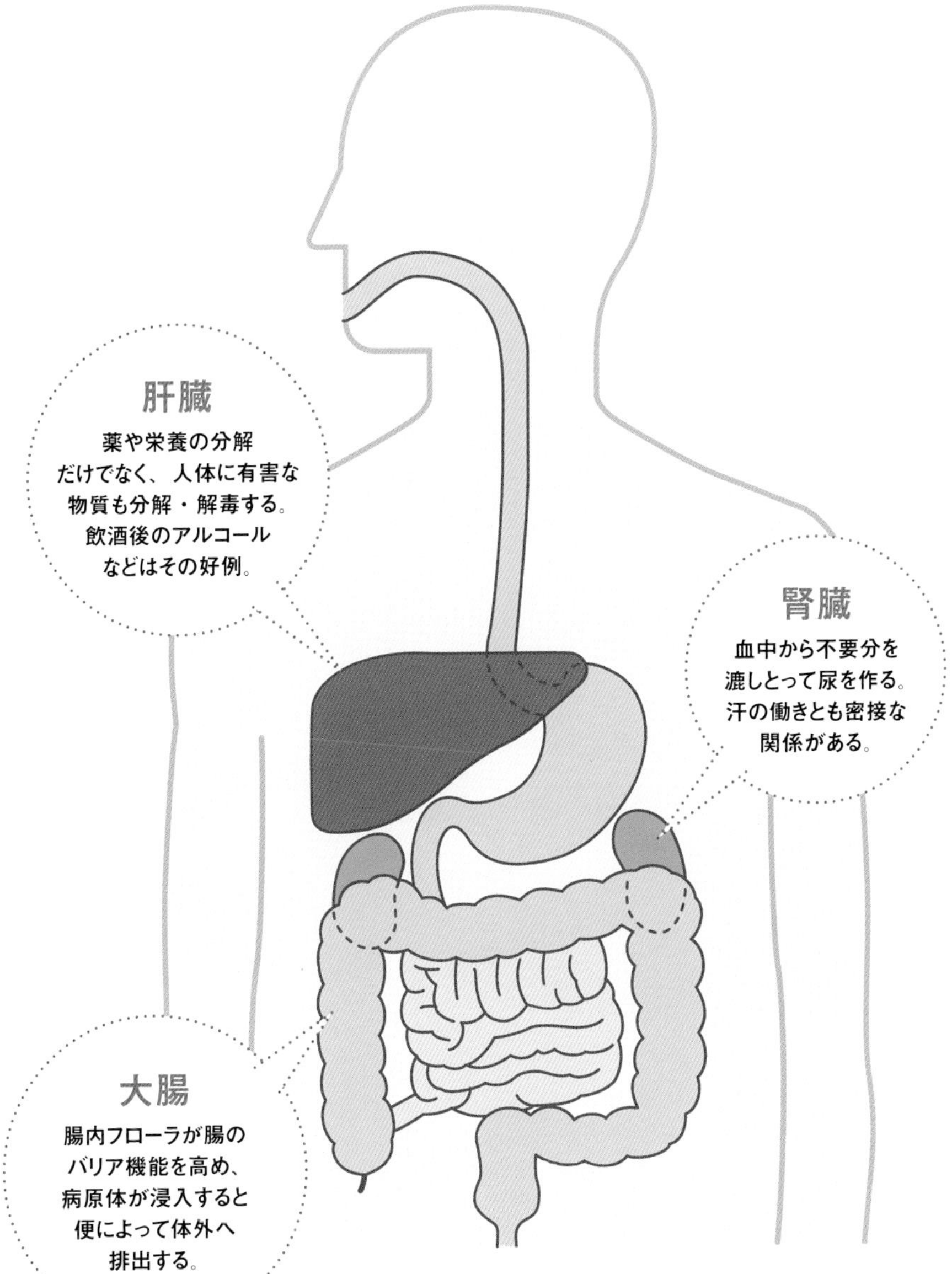
肝臓
薬や栄養の分解
だけでなく、人体に有害な
物質も分解・解毒する。
飲酒後のアルコール
などはその好例。
腎臓
血中から不要分を
漉しとって尿を作る。
汗の働きとも密接な
関係がある。
大腸
腸内フローラが腸の
バリア機能を高め、
病原体が浸入すると
便によって体外へ
排出する。

体を守る機能は免疫系だけではありません。不要なもの、体に害をおよぼすものを上手に体外へ出すことも大切な要素です。「いかに栄養をとるか」よりも、「いかに上手に排泄するか」が、免疫力向上に欠かせないのです。

他にも確認ポイントがある

排泄に関する臓器の中でも注目したいのが、腎臓です。

腎臓は血液から水分や不要物、老廃物などをろ過して尿として排泄させる臓器です。そのため肝臓の働きが低下すると、腎臓の負担が大きくなります。

また、水分調節機能を持つことから血圧の調整をするほか、毛穴や汗腺の老廃物を汗によって排泄する役割や、体温調節とも関連があります。そのため、腎臓が機能低下を起こすと全身に影響がおよびます。しかし、左右に1つずつあることから互いにフォローし合い、機能を維持しようとするため、一方が悪くなっても自覚症状をあまり感じないケースも多いのです。

腎臓の状況を確認するには3章でご紹介したチェックを行うほか、仰向けに寝て片足ずつ上げてみるのもよい確認方法です。ひざを伸ばして足を上げた際、ひざの裏が伸びにくい方の腎臓が弱っています。さらに、甲状腺が腫れて声が出にくい、首の表面が黒ずんでいる、ひざが痛む・腫れる・熱を持つ、左の内ももから力が抜ける……などの兆候を早期に把握することが大切です。

慢性疲労は腎臓が関係

いくら休んでも抜けない慢性疲労は、腎機能が低下している証です。体内の水分調節や老廃物の排泄がうまくいかず、内臓全体が疲弊して起こります。不要なものを捨てる断捨離が、健康を保つためにも必要なのです。

腎臓の活性化をうながす2つの“はじき”

側腹はじき

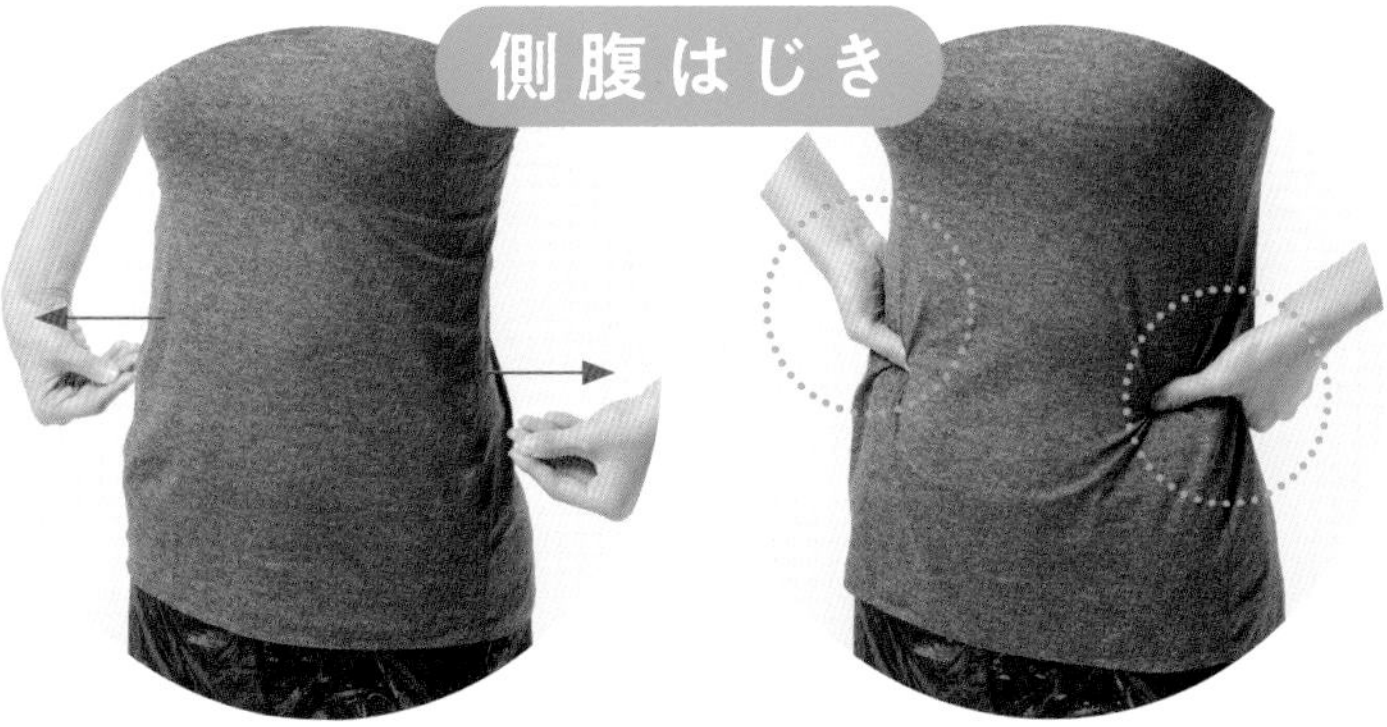

①写真の個所を、親指を前にして深くつまむ
②一気に両手を左右に引く。これを数回繰り返す

内転筋はじき

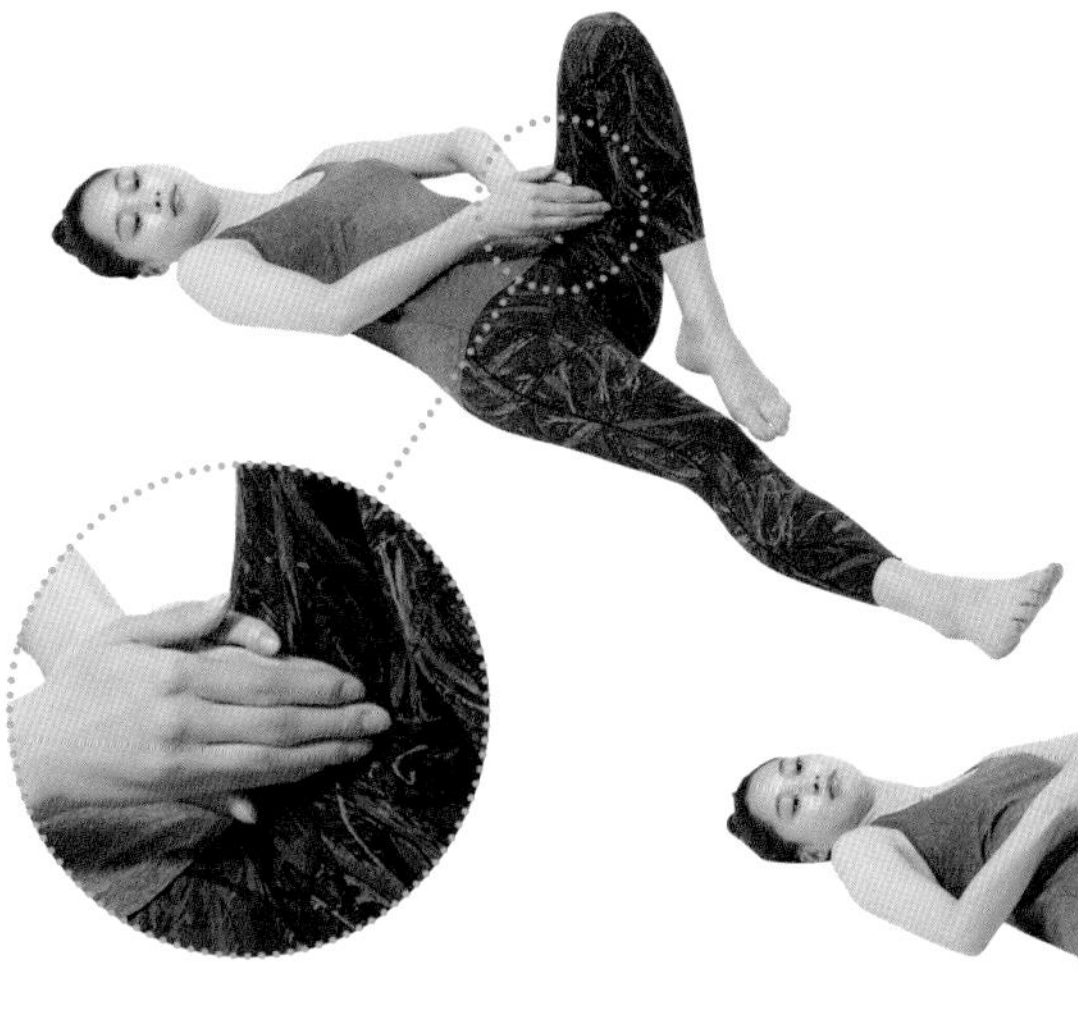

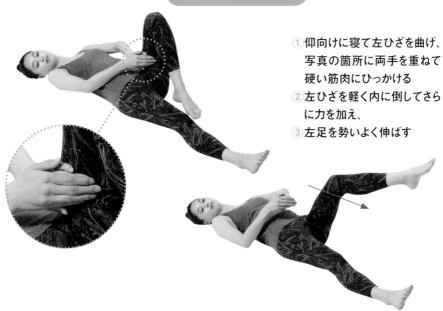

①仰向けに寝て左ひざを曲げ、写真の箇所に両手を重ねて硬い筋肉にひっかける
②左ひざを軽く内に倒してさらに力を加え、
③左足を勢いよく伸ばす

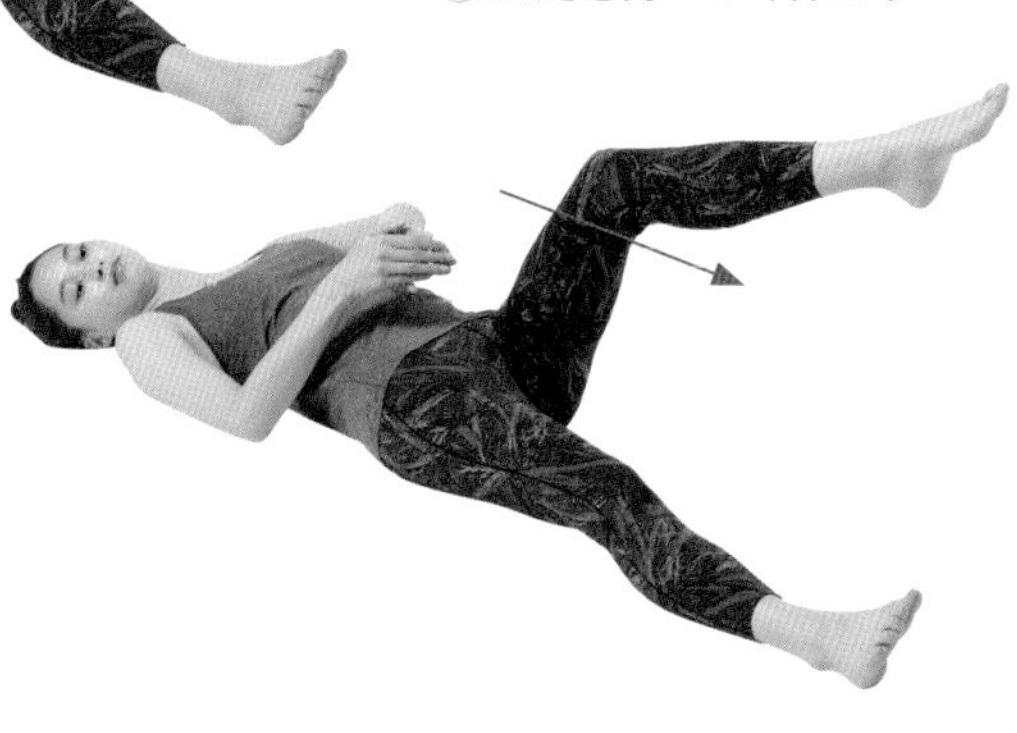

免疫力をよみがえらせるには

3 肺

肺は免疫系を活性化させるカギであり、全身の状態を左右する最も重要な臓器です。

肺の弱りが全身に　全身の不調が肺に

全身に酸素を送り、二酸化炭素を排出する呼吸は、生命活動の要《かなめ》。心臓が送り出す血液にのって、体のすみずみの細胞にまで十分な酸素が行き渡らないと、体は最低限の生命活動を維持するだけで精一杯。少しの刺激でも体調を崩しやすくなり、回復力も弱まるため、常に調子がすぐれない状態が続きます。また、普段から呼吸が浅くなるため、精神的にもイライラしたり、ネガティブ思考になったりしてしまうのです。

特に近年、ストレスフルな社会や異常気象の影響で、心身の緊張が常態化している人が多くなりました。その結果、呼吸を手助けする呼吸筋も弱って姿勢の悪化を招き、さらに免疫力や回復力を低下させるという悪循環に陥っています。

毎年およそ20万人

毎年、呼吸器系の疾患で20万人近い人が亡くなっています。高齢者に多い誤嚥性《ごえんせい》肺炎だけでなく、感染症による肺炎や喘息、気管支炎など、肺の病気が非常に多いのです。高齢者はもちろん、若い人でも注意が必要です。

肺を不調にさせるさまざまな要因

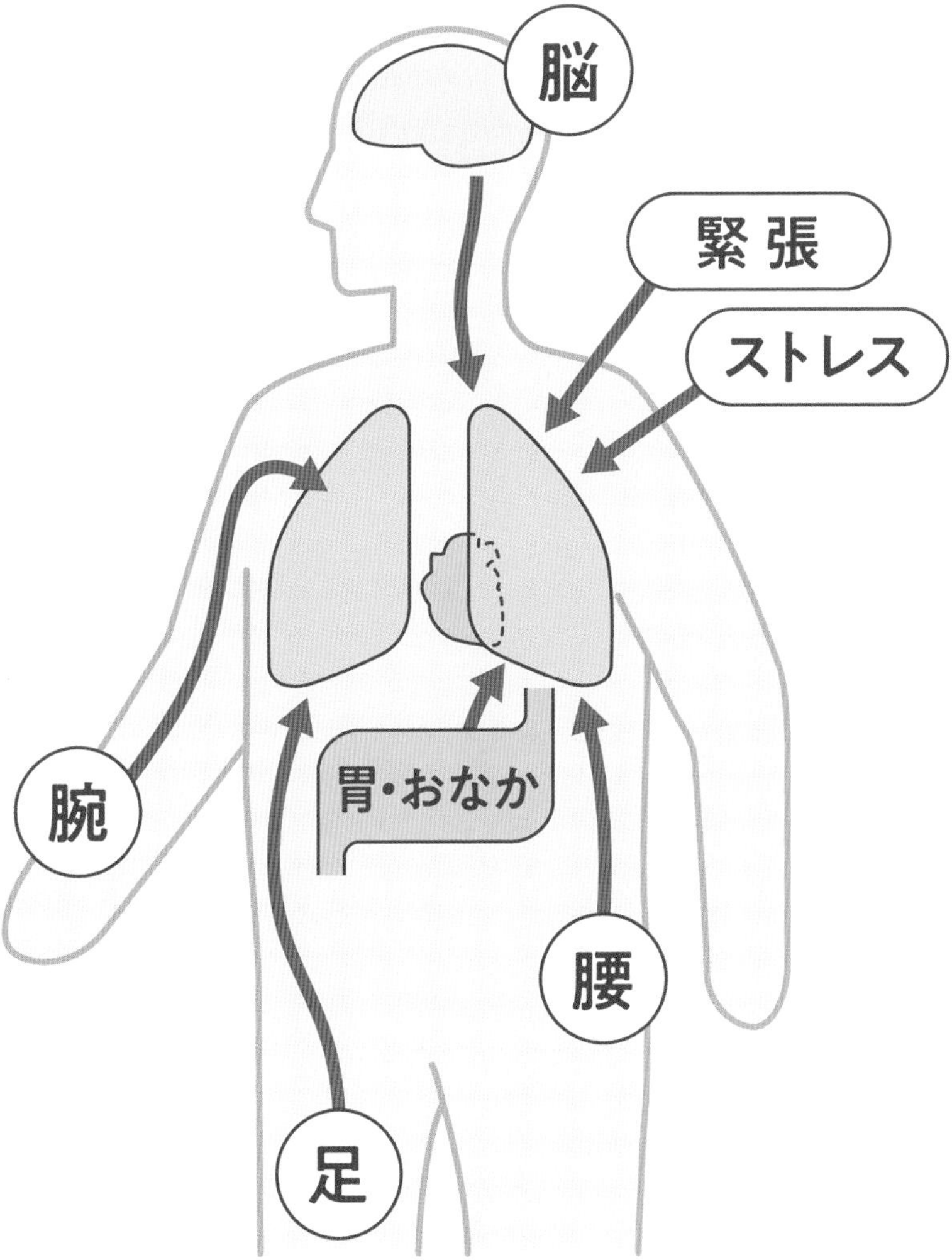

その他にも……

高温多湿の気候（猛暑）　過剰な運動　感染症　アレルギー

……などが肺に影響を与える。

肺の弱りがわかりやすいのは姿勢

肺の弱りは姿勢に反映されます。いくつかポイントを挙げますので、自己診断をしてみましょう。

〈姿勢のチェックポイント〉

- **前屈姿勢（猫背）**
- **骨盤が後傾している**
- **左右で肩の高さが違う**
- **肩が前に出ている**
- **体をねじるクセがある**
- **座ったときに片肘をつきやすい**
- **腕を真上に上げにくい**

該当するものが多いほど肺が弱っています。こまめに正常な状態へ戻すよう心がけてください。

肺が原因で腰痛になる

腰痛の多くは肺の不調が関係しています。肺の弱りから前屈し、骨盤に不安定さや後傾が生じるためです。その腰をかばい続けると、痛みは股関節、ひざへと下りていきます。逆に上へ向かって肩こりや首の不調になることもあります。

肺をよみがえらせる体操

下がっている肋骨、詰まっている肋間を持ち上げ、肺をゆるめましょう。

肋骨を持ち上げる

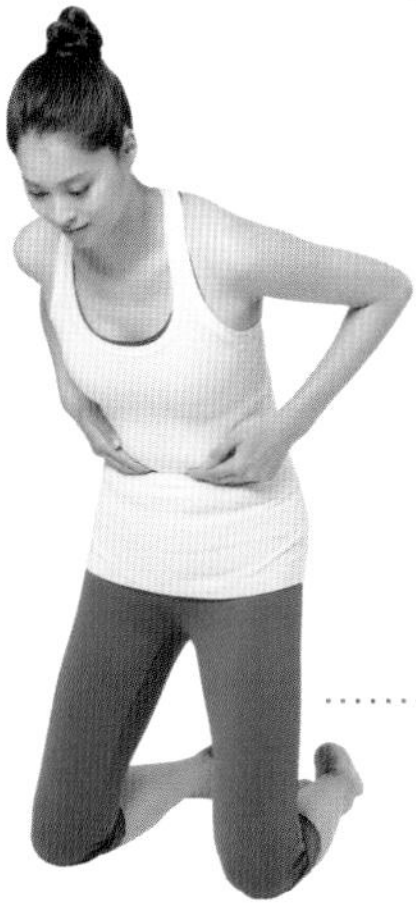

胸骨体操 (128 ページ)

胸の中央にある胸骨を上げることで、肋骨全体を引き上げます。背中も意識しましょう。

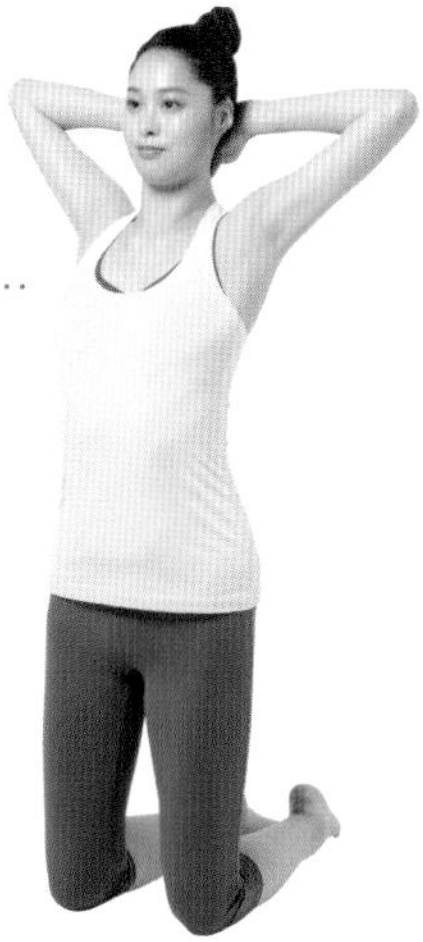

ハの字の肋骨挙上体操 (50 ページ)

体の動きとてこの原理を利用して挙上します。あわせて胸椎 8 番の呼吸法（126 ページ）を行うと効果的。

肋間をゆるめる

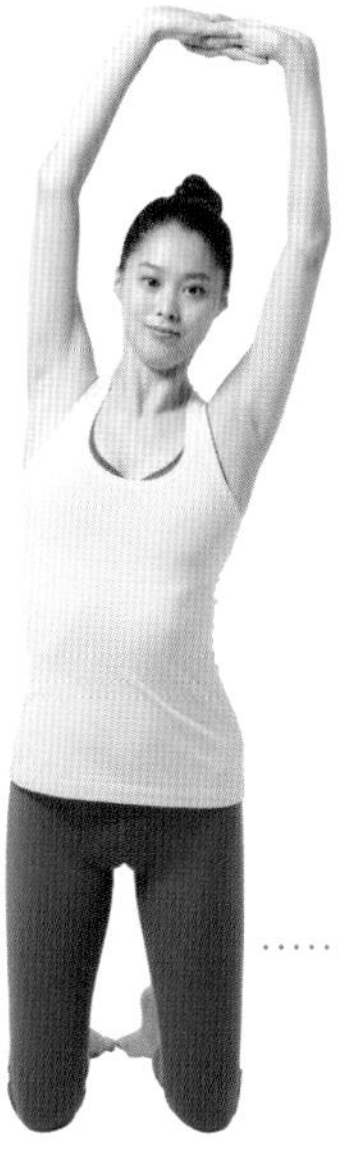

C 体操 (46 ページ)

悪い方に曲げにくいので、そちらをていねいに行います。ゆるんできたら、リンパ体操を試しましょう。

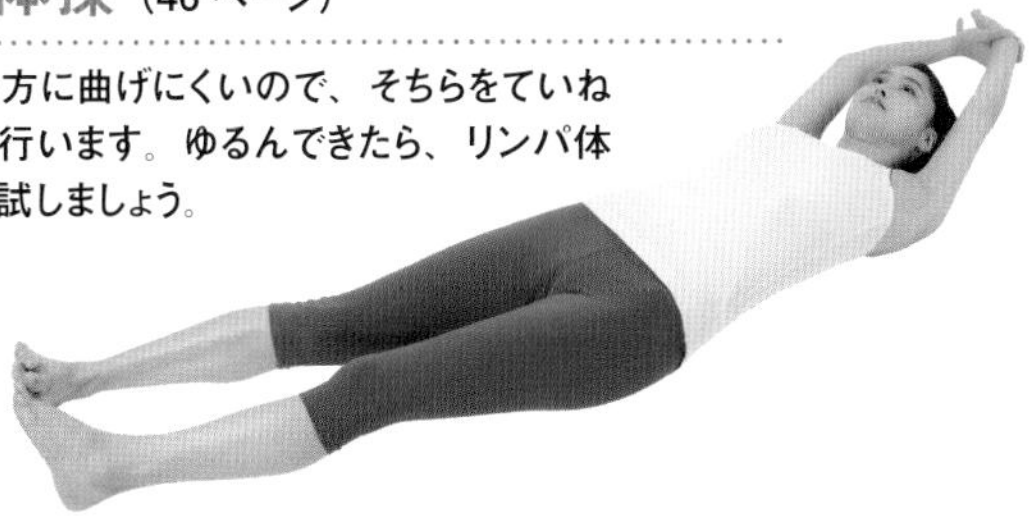

リンパ体操 (120 ページ)

両手を上げる動作で肋骨を上げ、倒す動作で肋間や腋窩リンパをゆるめます。できない場合は C 体操を。

人体はすべてつながっている

ヒトの体の部位や臓器はバラバラに機能し、それを脳が統率する、というのは間違いでした。

脳も、骨も、臓器も、筋肉も、神経も……

拙著『人体力学』では骨格と筋肉などの運動機能の構造を中心に、中枢神経の流れを加えながら症状や病の現れ方、その原因を明らかにしました。しかし語りきれなかった〝つながり〟はまだあります。

たとえば、「内臓同士が直接、情報交換をして連携し合い、フォローし合っている」という話は、専門家の報告からテレビで特集が組まれ、西洋医学でも認知度が高まりました。また、筋膜や腱、靭帯、腹膜や腸間膜、リンパ管なども体をつなぐものの仲間です。

免疫力は、全身のつながりの中で絶妙なバランスの上に成り立ちます。そのためどこかに負担がかかり、それが解消されないと2次的3次的に影響がおよびます。心が体に、体が心におよぼす影響さえも見逃してはならないのです。

「肝腎要」は本当だった

「肝腎要」という言葉がありますが、実際肝臓（解毒）と腎臓（排泄）の働きは深い関連があります。解剖学や生理学が発達するずっと前から、昔の人は本能や経験によって体のつながりを知っていたのかもしれません。

背骨を通る神経は、各臓器ともつながっている！

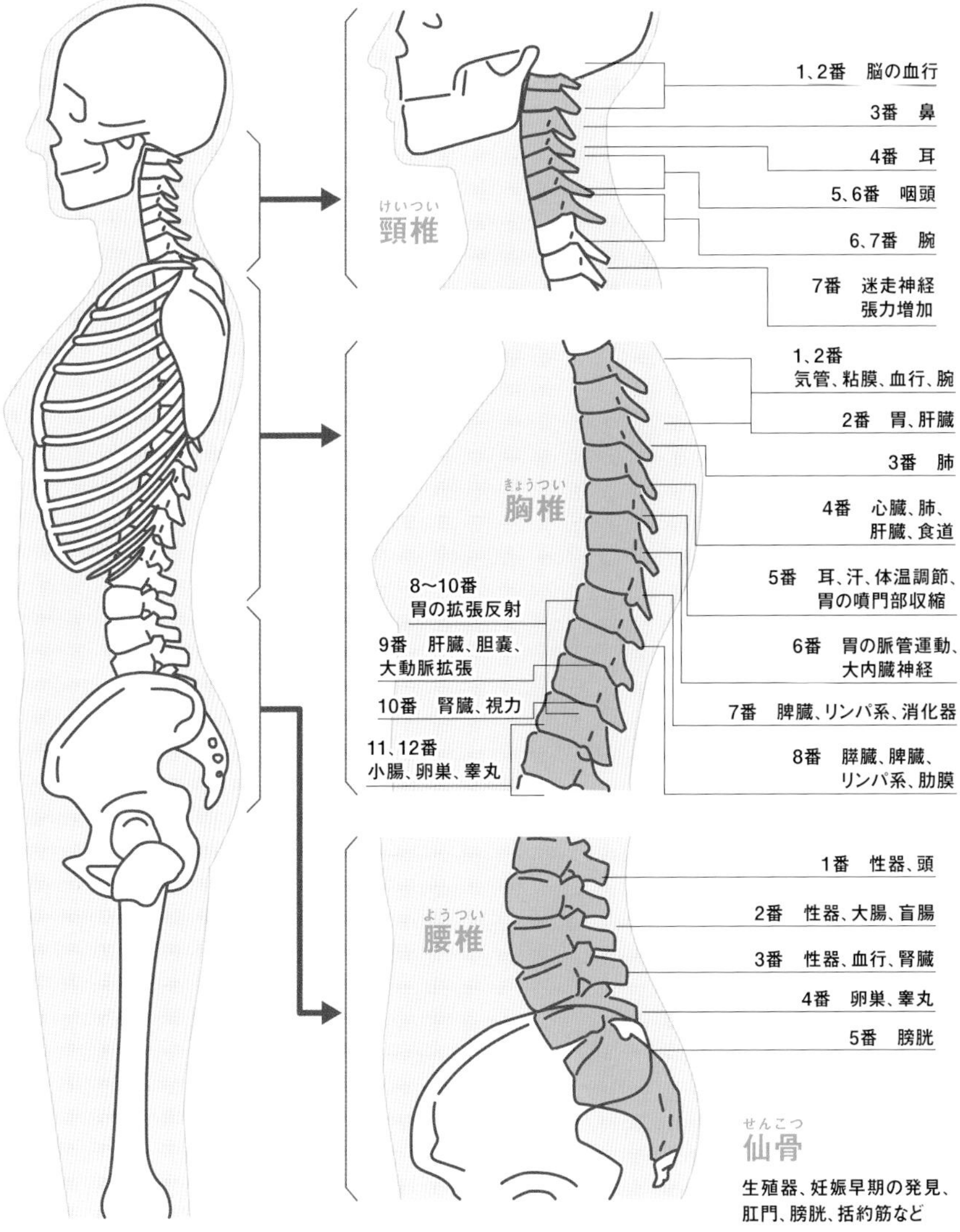
頸椎《けいつい》
1、2番　脳の血行
3番　鼻
4番　耳
5、6番　咽頭
6、7番　腕
7番　迷走神経張力増加
胸椎《きょうつい》
1、2番 気管、粘膜、血行、腕
2番　胃、肝臓
3番　肺
4番　心臓、肺、肝臓、食道
5番　耳、汗、体温調節、胃の噴門部収縮
6番　胃の脈管運動、大内臓神経
7番　脾臓、リンパ系、消化器
8番　膵臓、脾臓、リンパ系、肋膜
8～10番 胃の拡張反射
9番　肝臓、胆嚢、大動脈拡張
10番　腎臓、視力
11、12番 小腸、卵巣、睾丸
腰椎《ようつい》
1番　性器、頭
2番　性器、大腸、盲腸
3番　性器、血行、腎臓
4番　卵巣、睾丸
5番　膀胱
仙骨《せんこつ》
生殖器、妊娠早期の発見、肛門、膀胱、括約筋など

COLUMN

4

大やけどが2週間で すっかりきれいになった

生徒の１歳半のお孫さんが、左の胸からお腹と太ももにかけてやけどを負いました。皮膚は剥け、ももは肉がえぐれたよう。病院へ着く頃にはショックで呆然としていたそうです。

翌朝私が体を診るとショックから仙骨（火傷の急処）が右に傾いていたため、中心に集めて操法しました。これで大丈夫と判断し、「よく乾かして、お孫さんには普通に接してください」と伝え、経過を見ることに。

１時間後には、リンパ液の固まりのようなしっかりした透明な膜が患部を覆っていたそうです。以降３日間に摂ったのはほぼ水分のみ。夜は39度近い熱が出て汗をびっしょりかいたそうです。その後、患部の皮膚がボロボロ剥がれだし、１週間目の朝、お孫さんは元気に遊び始め、さらに１週間後にはきれいな皮膚へと回復しました。人間に備わる再生の働き、その素晴らしさを感じるケースでした。

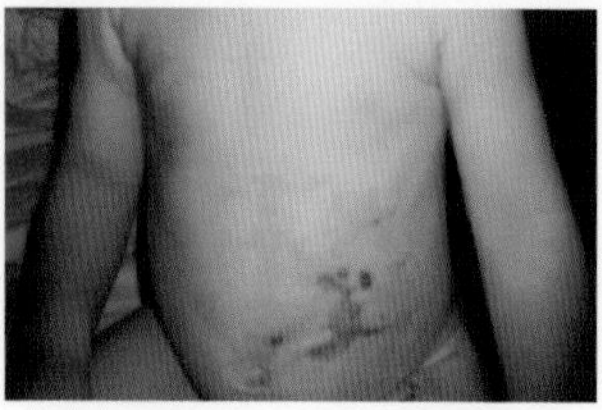

14日目。皮膚がきれいに再生し、まもなく完治する状態

第5章

免疫力に関連する病気を改善しよう

1

免疫力の不調で出やすい病気

花粉症

●リンパ系（鼻水・鼻づまり）●アレルギー
●呼吸器系（肺・鼻）

春先の変化に対応できない

花粉症は、体が季節に対応しきれずに起きる症状と考えます。

人の体は季節に合わせて変化しています。春先は寒さに耐えるために蓄積していた皮下脂肪を捨て、汗をかきやすいゆるんだ体へと変わる時期。変化は腰から始まり、背骨に沿って下から順番に体がゆるんでいきます。リンパと関係する胸椎7番8番や、心臓・呼吸器と関係する胸椎3番4番など、途中で負担がかかっている箇所にさしかかると、そこをゆるめるために咳やくしゃみが起こります。胸郭や肋間をゆさぶることでゆるめようとするのです。それが花粉症として認識されるのです。

鼻水や涙目、かゆみなども同様です。首から上のこわばりをゆるめるための体の反応です。

＼ 西洋医学的な ／

花粉症

花粉症は、花粉などを一定量以上摂取したことより生じる過剰なアレルギー反応と考えられています。杉や檜の花粉をアレルゲンとする人が多く、秋には別の花粉をアレルゲンとすることも。基本的な治療は、抗ヒスタミン剤やメディエーター遊離抑制薬などで症状を止めるものがほとんどで、根本的な治療法は今のところありません。

椎骨体操……122ページ
リンパ体操……120ページ
大の字体操……134ページ

1

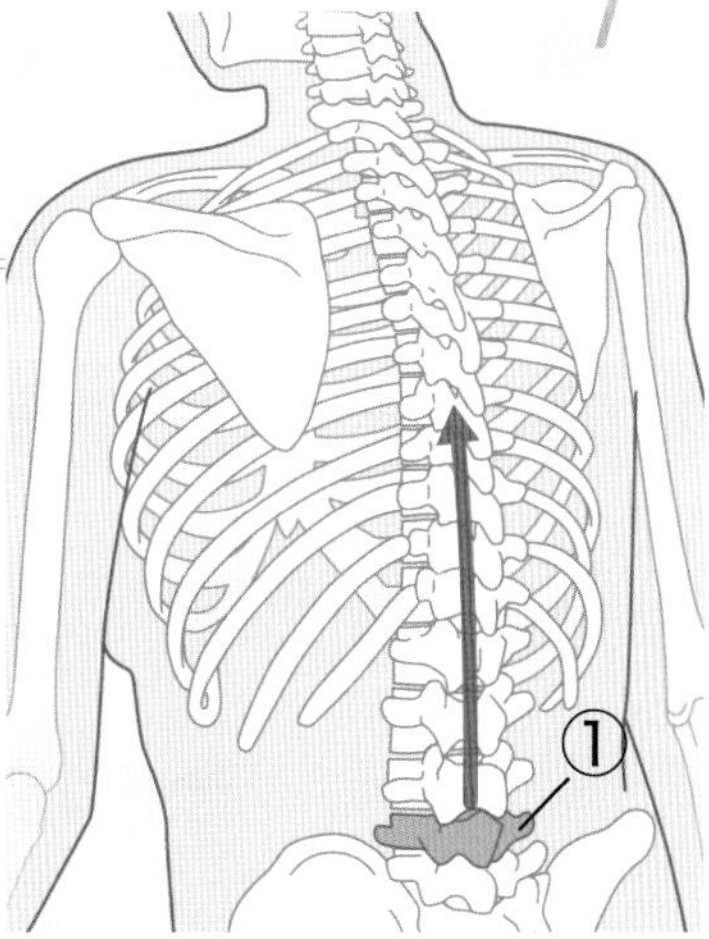

体の変化は、土台となる腰から始まる。春に向けて①腰椎4番からゆるみ始め、下から順番に背骨がゆるんでいく

2

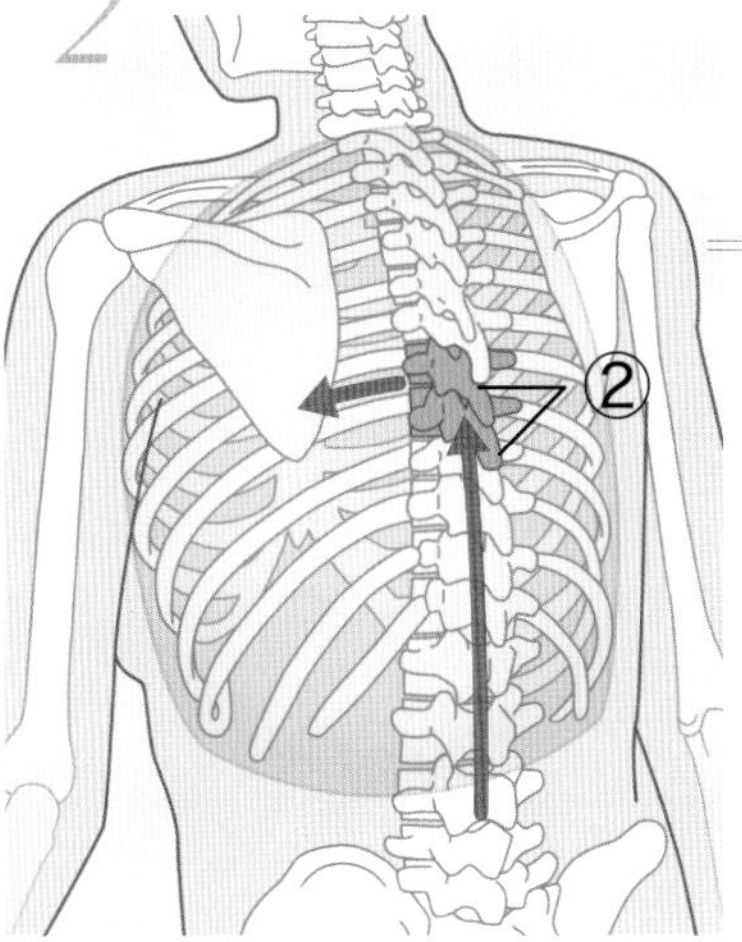

硬直している箇所でゆるみが止まる。②胸椎7番8番で止まることも多い。その硬直をゆるめるために、咳やくしゃみが出て花粉症と認識される

3

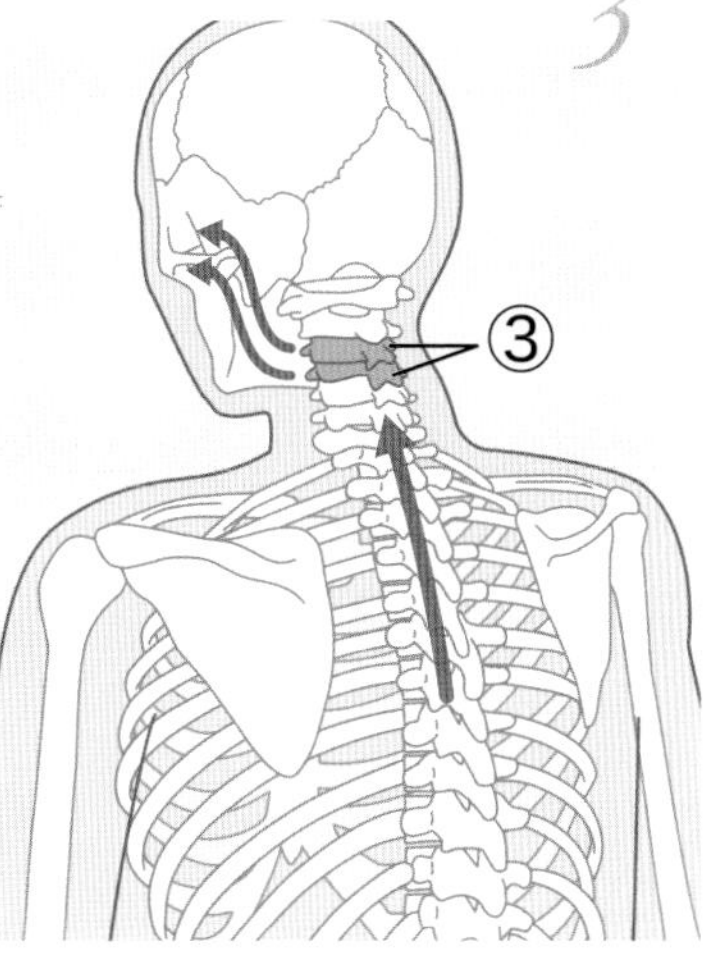

③頸椎3番4番で止まることもある。目や鼻の神経が出ている部位なので、涙目やかゆみ、鼻水、鼻づまりの症状が強く出る。ゆるみきればまた上へと進み、頭部まで進んだら体の変化は終わる

喘息

●アレルギー
●呼吸器系（肺・気管支）

胸椎3番4番に力がない

喘息の人は呼吸器と関係する胸椎3番4番がこわばって、胸椎が他の骨より飛び出しているのが特徴です。負担がかかる原因はさまざまですが、一番大きいのは心理的なもの。親子関係をはじめとする人間関係や周辺環境のストレスが蓄積した結果、肺に負担がかかり続けており、こわばりが抜けなくなっているのです。

食べすぎの影響も見逃せません。常に胃袋が呼吸器を圧迫している状態をゆるめようとして、体が無意識に咳を出すのです。最近では気温や湿度、気圧の変動で呼吸器に負担をかけ、喘息のような咳が止まらないという人も増えてきました。すでに呼吸器に余裕がなくなっているため、ハウスダストや花粉、ダニなど、少しの刺激が加わっても、呼吸が苦しくなりやすいのです。

＼ 西洋医学的な ／

喘息

アレルゲンによる過剰なアレルギー反応により、気管支等が収縮して呼吸が難しくなる病気。ストレスや食べすぎ、過労、冷気、気圧差などで発作が生じることが知られます。治療は発作時の気管支拡張剤とともに吸入ステロイド薬などを使用。現在では完治ではなく、発作をコントロールすることを主眼に治療が行われています。

胸骨体操（普段から）……128ページ
椎骨体操（普段から）……122ページ
蒸しタオル法（動けない場合）……32ページ
C体操……46ページ
胸椎8番の呼吸法……126ページ

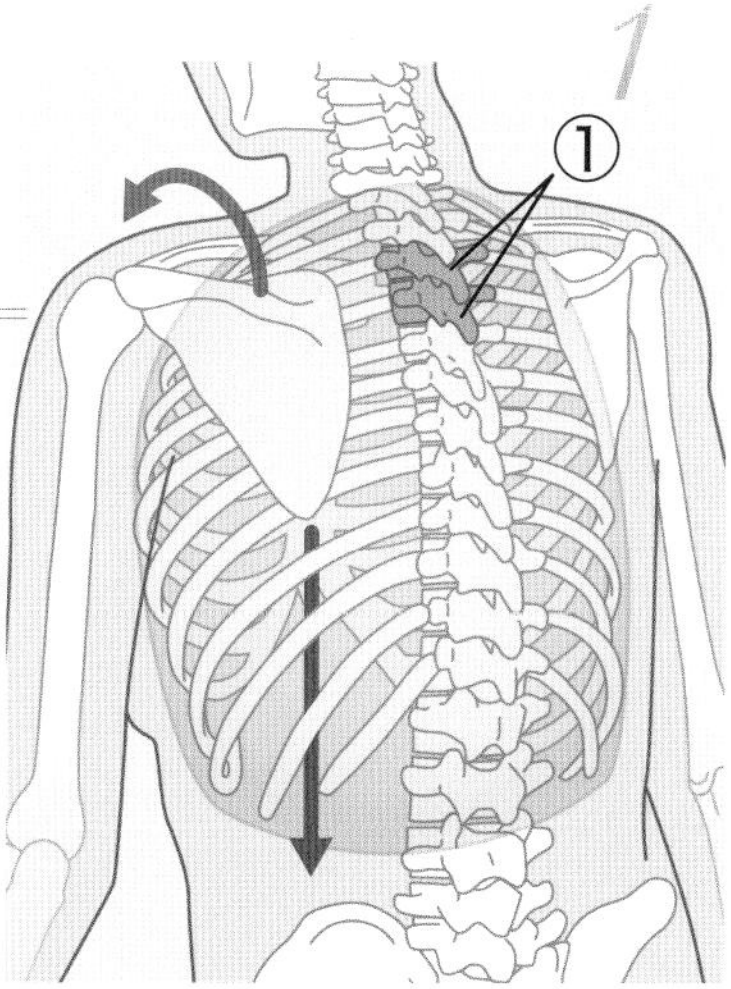

①胸椎３番４番が硬直。体が前屈して胸郭や肺が圧迫されている。根本原因は、ストレスや食べすぎ、気圧の変動など

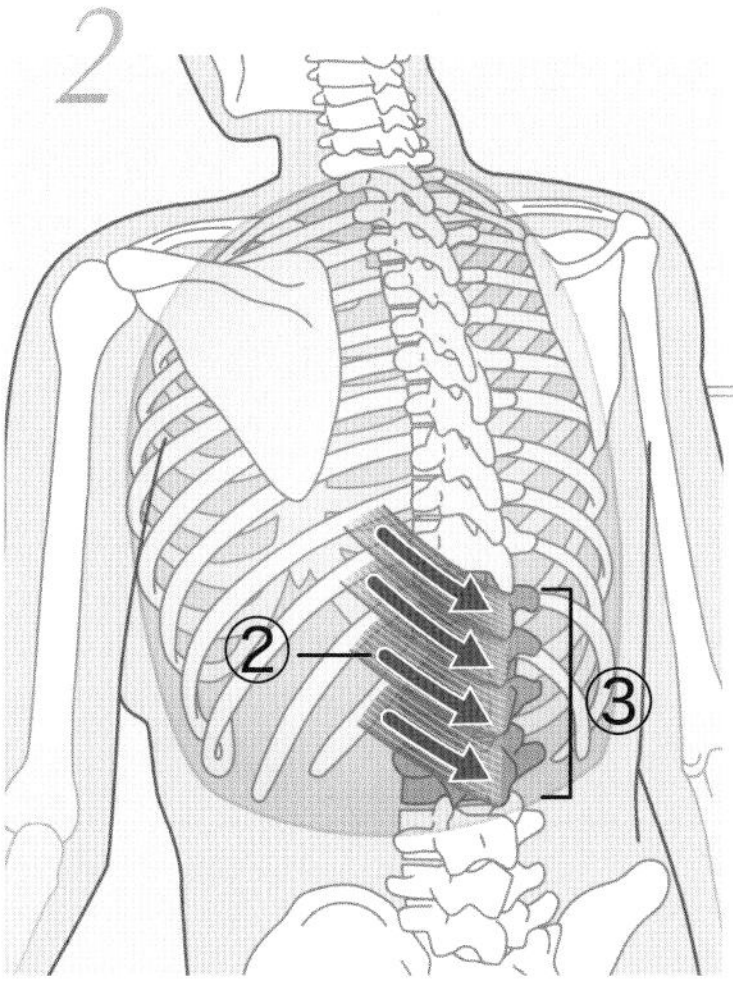

肺・胸郭が落ちて、硬直すると、②下後鋸筋が引っ張られる。その影響で③胸椎11番から腰椎２番までが常に緊張状態にある

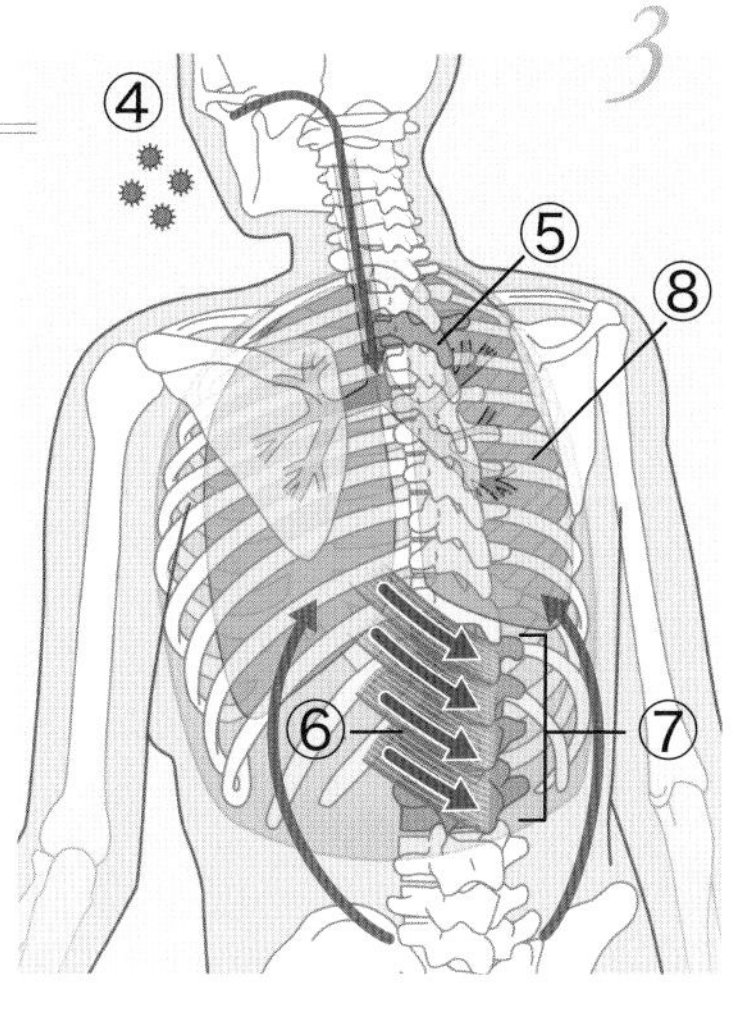

④アレルゲンなどの刺激が加わると、⑤胸椎３番や⑥下後鋸筋、⑦胸椎11番〜腰椎２番がさらに硬直。⑧肺を強く緊張させる。息を吸う際に「ヒューヒュー」と喘鳴が聞こえ、息を吐く際は意識的に行わないと吐き出せなくなる。その硬直をゆるめるために激しく咳き込む

3

免疫力の不調で出やすい病気

アトピー性皮膚炎

●呼吸器系　●アレルギー
●排泄系（腎臓・肝臓・皮膚）

体内の毒素を排泄しようとしている

強い痒みをともなうアトピー性皮膚炎は、体内の毒素を皮膚から排泄している状態と考えられます。

肋骨全体が硬くなっているのが特徴で、熱や汗が出にくく、体内の不要物・老廃物をうまく排泄できません。そのため、なんとか皮膚から毒素を排出し、流れをよくしようとして痒みが起きるのです。つらい症状を解消するためには、蒸しタオル（32ページ）がおすすめです。熱による収縮と弛緩を繰り返すことで、角質化した皮膚や血管がゆるみ、毒素が排泄され始めます。最初はタオルが汚れて悪化したように見えますが、毎日蒸しタオルを繰り返して毒素を出し切ると、体の中からリフレッシュします。さらに呼吸器がゆるんで汗や熱が出せるようになると、見違えるようにキレイになります。

＼ 西洋医学的な ／

アトピー性皮膚炎

以前は子どもの皮膚病とされていましたが、現在では大人の患者も存在します。快方と悪化を何度も繰り返し、慢性化する人も多く、アレルギーが原因と考えられます。治療はアレルゲンの除去とともに、皮膚の清潔さと保湿を心がけつつ、ステロイド剤や抗アレルギー剤を使用するのが一般的です。比較的長期の治療となります。

呼吸器の負担から前屈姿勢になり、①胸椎３番４番が硬直を起こす。その影響で②胸椎５番も硬直。汗が出にくくなり、毒素がたまり始める。水分と毒素の排泄を尿で調整しようと③腎臓がオーバーワークをする

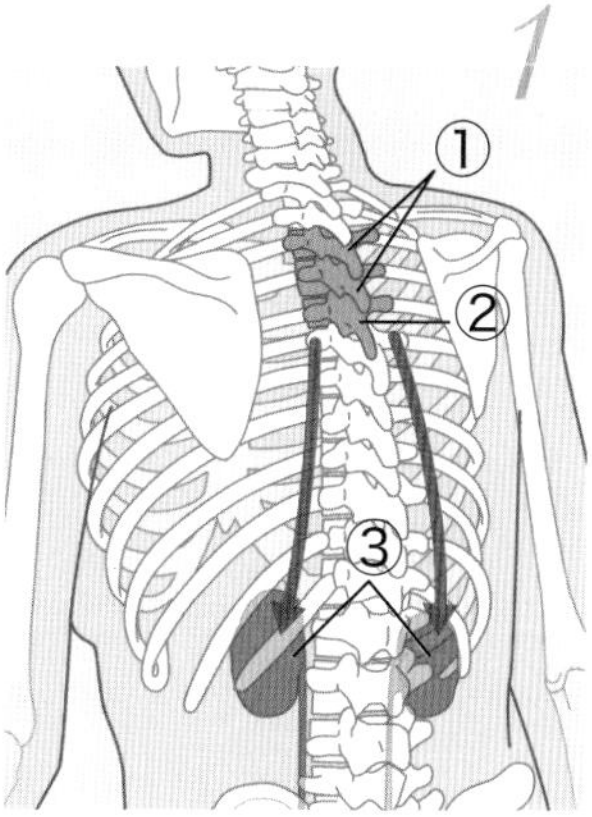

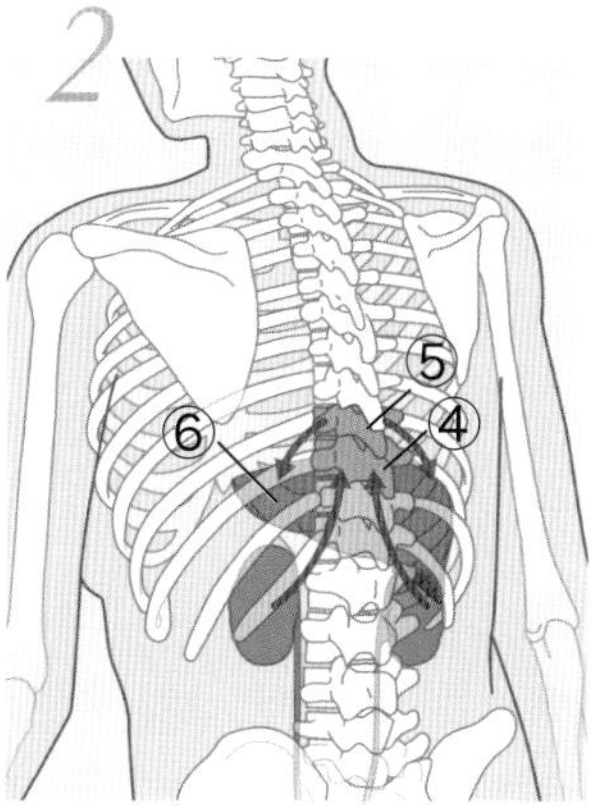

腎臓が疲弊すると、神経を伝わって④胸椎10番が硬直。その影響で肝臓への神経が出る。⑤胸椎９番も硬直。腎臓の水分調整や毒素の排泄作用が滞ると、⑥肝臓も機能低下に陥る

水分調整の腎臓、解毒機能の肝臓が疲弊したことで、体内に老廃物・不要物がたまり始める。皮膚からも排出しようとして皮脂腺、汗腺にたまる

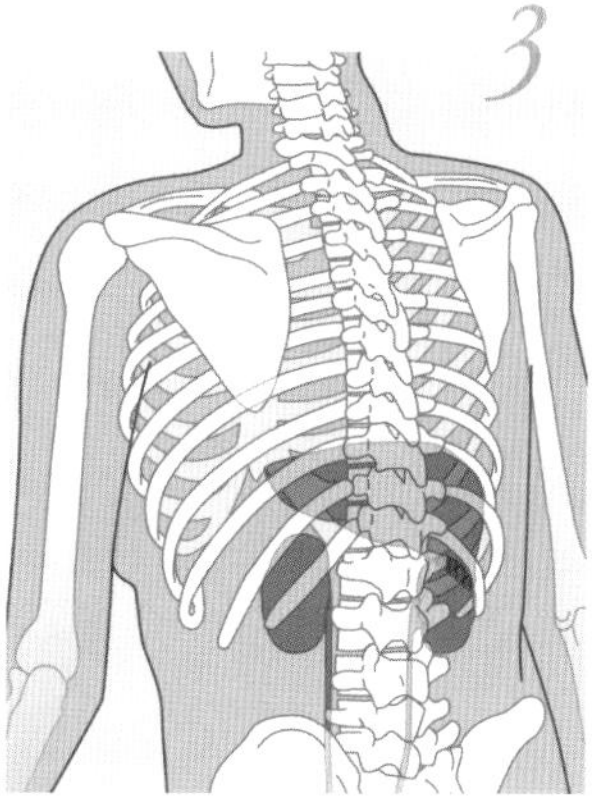

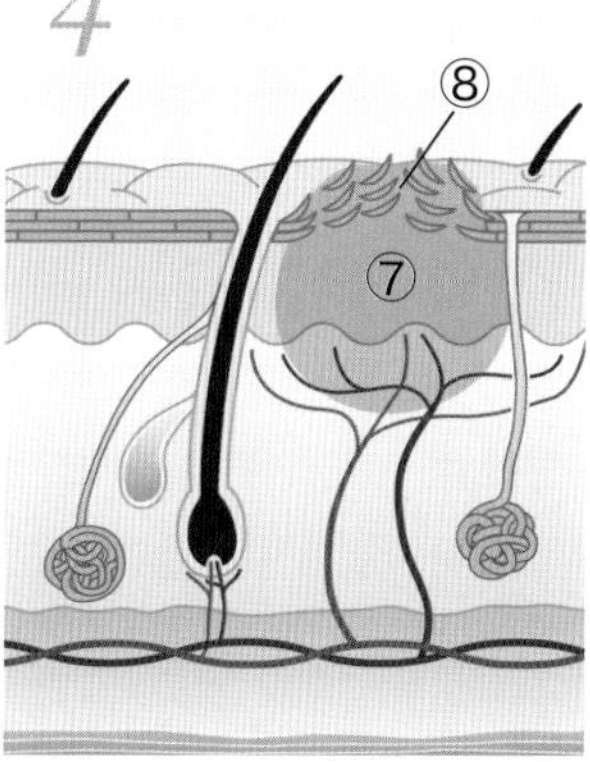

皮膚内にたまった毒素で⑦炎症が始まり、アトピー性皮膚炎が発症。⑧発疹が出始め、強い痒みを感じるようになる

C体操……46ページ
リンパ体操……120ページ
胸椎９番の体操……138ページ
大の字体操……134ページ

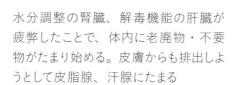

4

免疫力の不調で出やすい病気

糖尿

●排泄系（腎臓）

●消化器系（膵臓）

●循環器系（血管）

食べすぎやストレスによるもの

膵臓《すいぞう》から分泌されるインスリンの量に異常が起きて、血液中の糖を処理できない糖尿は、腎臓や消化器系などからも影響して起こります。糖尿病の人は胸椎8番を軸に体が硬直しています。胸椎8番は上半身と下半身の境目に位置し、免疫や呼吸器、消化器のバランスを保つ場所です。パソコンやスマホによる手指の使いすぎ、育児や介護による腕の使いすぎでも硬直しやすく、食べすぎやストレスとも深い関係があります。ここに負担をかけている人が多くみられるのが、現代人の特徴のひとつです。

ただし、尿に糖が混じったら即糖尿かといえば、そうではありません。胸椎8番がゆるんでいるなら、余分な糖を体外に排出しようとする正常な働きです。

＼ 西洋医学的な ／

糖尿

糖尿病の治療は、インスリン注射や経口薬などで血中インスリン濃度を調整するほか、食事療法などが中心です。悪化すると、機械で血液をキレイにする透析を行います。糖によって血管がもろくなる、視力が低下する、手足のしびれや壊《え》疽《そ》を起こす、免疫力が低下する、EDになるなど、合併症が怖い病気としても知られています。

1

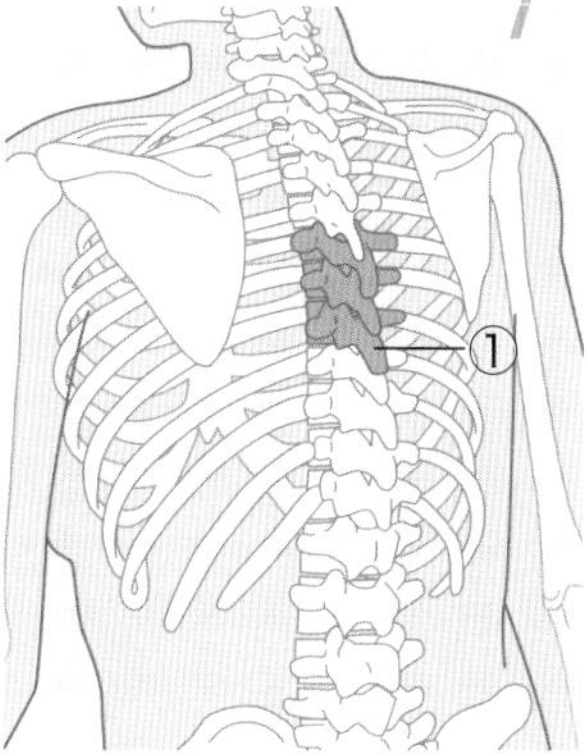

ストレスや食べすぎなどで、①胸椎６番７番に負担をかけ、胸椎８番が硬直する。６番７番は消化器系、７番８番は脾臓や膵臓、リンパ系と関連の深い場所である

2

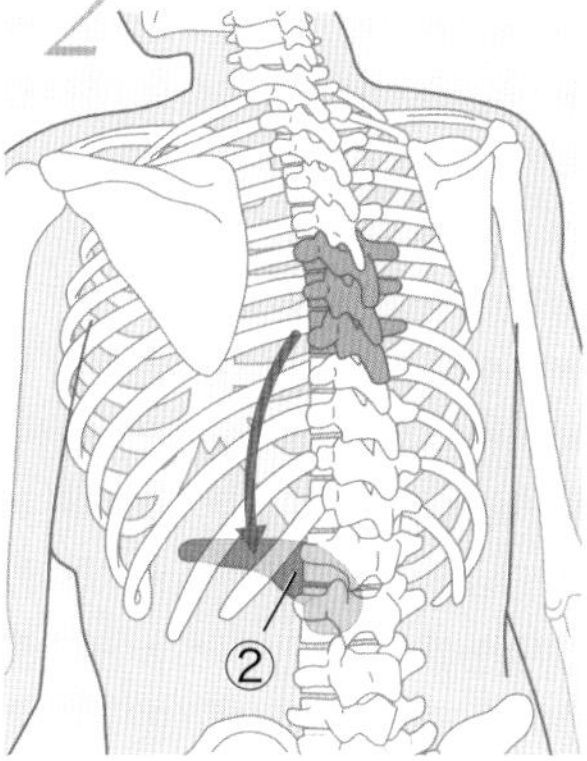

胸椎８番の硬直が神経系を伝わって②膵臓へと影響をおよぼすと、膵臓の機能が低下。膵臓のランゲルハンス島から分泌されるインスリン量に異常が出て、血中のブドウ糖を処理できなくなる

3

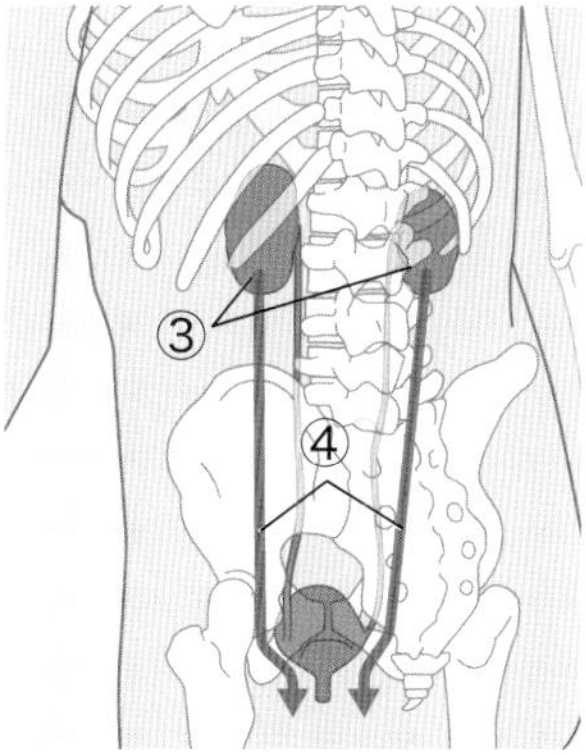

血中の糖が処理されないまま腎臓へ達すると、③腎臓は糖を不要物として④尿とともに体外へ排泄させる

胸椎8番の呼吸法……126ページ　複合体操……124ページ
深息法……116ページ　正座からの股関節体操……118ページ

膵臓は前屈しない？

通常、腹部に痛みがあるとお腹を抱えるように前屈しますが、急性膵炎などの場合は反りかえります。場所が胃の裏、背中にごく近い場所であるためでしょう。胸椎７番８番付近の左側に強い痛みが続くなら注意が必要です。

5
免疫力の不調で出やすい病気

高血圧

●循環器系（心臓）　●消化器系
●呼吸器系（肺）　●排泄系

高血圧は食べすぎとストレス

血圧が上がる理由はさまざまです。加齢によって血管の弾力が失われて起きる場合もあれば、興奮や怒り、重圧や緊張などの心理面の負担、喫煙や慢性的な食べすぎ、飲みすぎでも血圧は上昇します。過労もそのひとつです。高血圧の人は胸椎8番が飛び出しているのが特徴ですが、疲れて前屈みになった姿勢も8番に負担をかけるのです。ただし、血圧が高いからといって一概に下げなくてはいけないわけではありません。体の大きい人は、血圧を上げないと全身に血が巡らない場合もあります。血圧が高いこと自体が悪いのではなく、体がこわばって循環が悪くなり、なんとか血を送ろうとして血圧が高くなる場合が問題なのです。原因に応じて体を上手にゆるめてスムーズな血流をうながし、リンパ系への影響を抑えましょう。

＼西洋医学的な／

高血圧

内分泌性、血管性、腎臓由来など、いくつかの種類があります。治療は減塩食を中心とする食事療法や降圧剤の服用などが主流です。現在の高血圧の基準は、最高血圧が140mmHg、最低血圧が90mmHg以上。しかし、医学的な検査では原因を特定できない“本態性高血圧”が、高血圧患者の実に8割～9割を占めています。

複合体操（食前）……124ページ
椎骨体操……122ページ
胸椎8番の呼吸法……126ページ

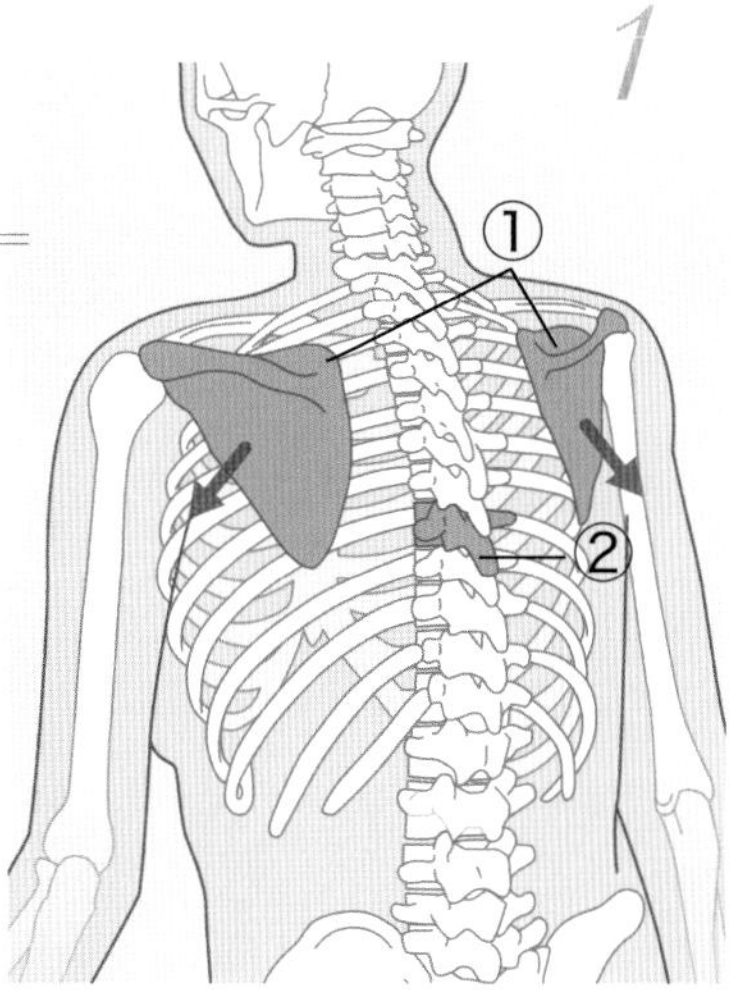

強いストレスや過飲食、過労などの刺激を受けると①肩甲骨が開いて肩が落ち、前屈する。その際に軸になるのが②胸椎８番で、膵臓や脾臓、リンパに関連のある場所

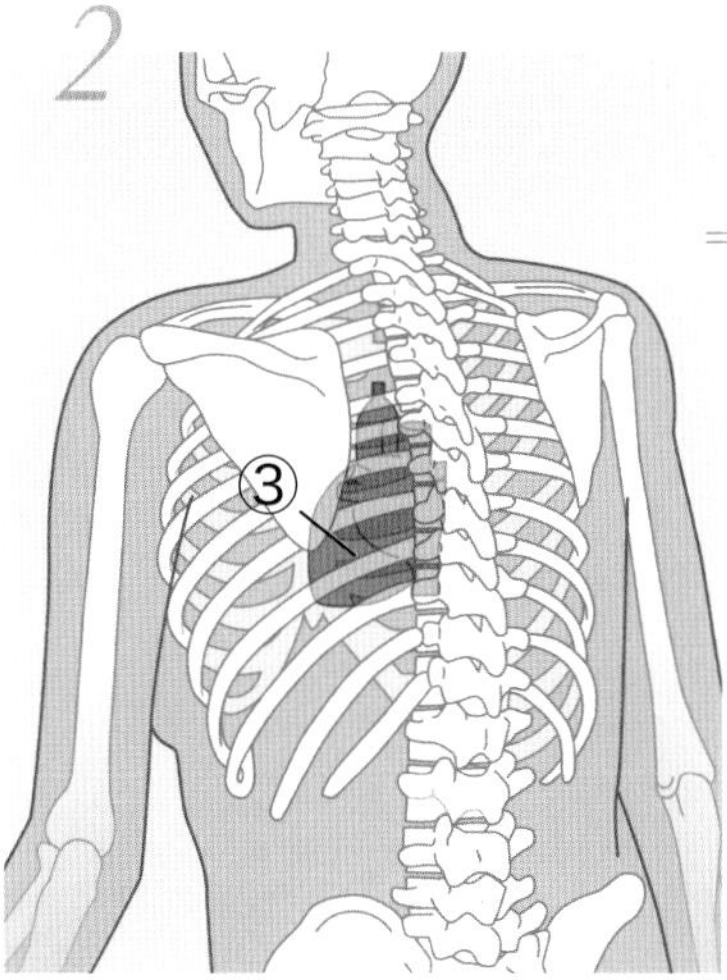

胸椎８番の硬直が続くと体が硬くなる。筋肉や血管も硬くなり、血液が流れにくくなる。そのため③心臓は強く血液を押し出さねばならなくなり、血圧が上がる

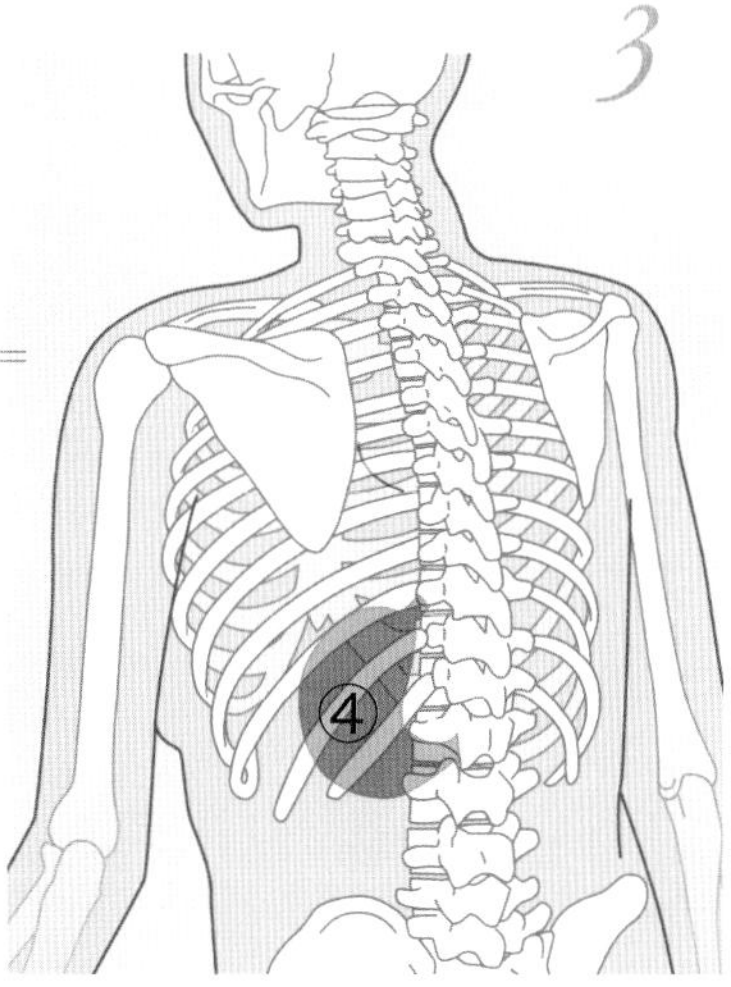

また、過飲食による④消化器の負担や動脈硬化によっても血液のスムーズな流れが妨げられ、高血圧となる

6

免疫力の不調で出やすい病気

低血圧

●循環器系（心臓）
●呼吸器系（肺）

心臓が弱まり、反発できない

低血圧にはめまいや立ち眩《くら》み、頭痛、倦怠感、動悸、肩こり、朝起きられないなど、さまざまな不調がともないます。

心臓や膵臓、腎臓と関係が深い高血圧と違い、低血圧は呼吸器の負担により胸郭が圧迫され、心臓に負荷をかけることで起こります。

根本的な原因はストレスや腕の使いすぎが多いのですが、そこから高血圧へ行くか低血圧へ行くかは、もともとの体質の違いも関係しているようです。そういう人は自分で肋骨を引き上げる力に乏しく、胸郭を圧迫する前屈姿勢を何年も続けるうちに、体のクセとして固定化されてしまいます。そのため飲酒や喫煙、暴飲暴食といった、通常なら血圧を上げる要素があるときでも、心臓が弱っているため反発する力がなく、血圧が低くなってしまうのです。

＼ 西洋医学的な ／

低血圧

高齢になるまで男性より女性に生じることが多いのが低血圧の特徴です。胃腸の疾患によるものなど、原因が判明している二次的な低血圧と、原因不明の本態性低血圧があります。治療は昇圧剤を服用しつつの運動や食事療法が中心です。低血圧の基準は、最高血圧が 100mmHg 以下、最低血圧が 60mmHg 以下とされています。

大の字体操……134ページ
胸骨体操……128ページ

ストレスや腕の疲労などを原因として①肩甲骨が開き、前屈する。前屈の軸は呼吸器に関連する②胸椎３番と心臓に関連する胸椎４番。これにより肋間が詰まって胸郭が圧迫され、肺や③心臓の機能が低下し始める

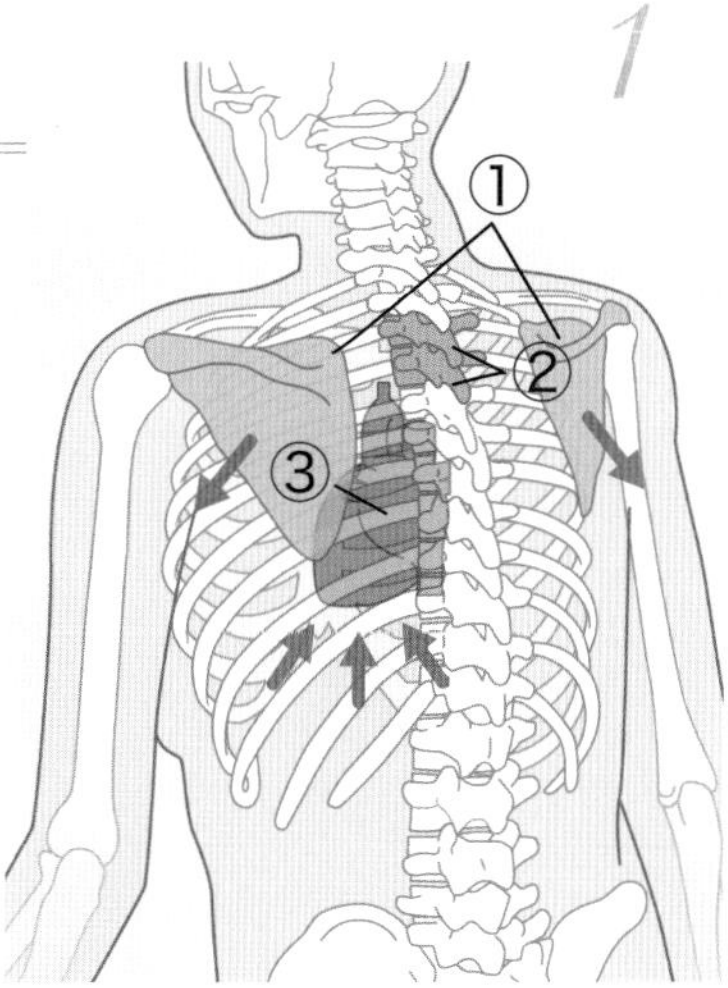

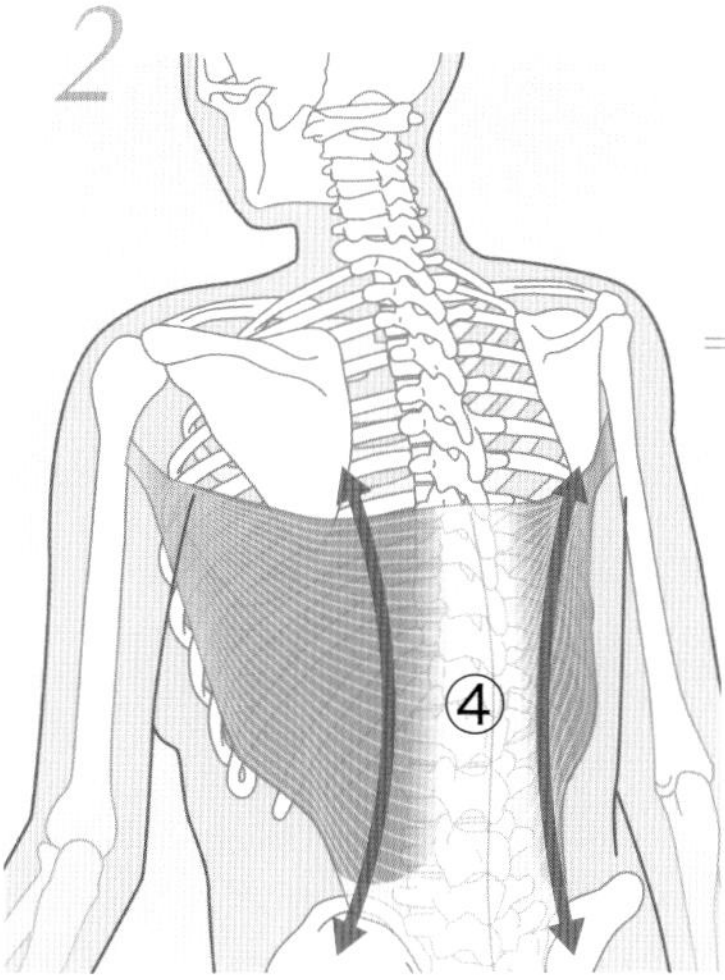

また、前屈により④広背筋が引っぱられ、強い緊張状態に入る。そのまま前屈姿勢が解消されず、長期間経過して姿勢のクセとして固定されてしまう

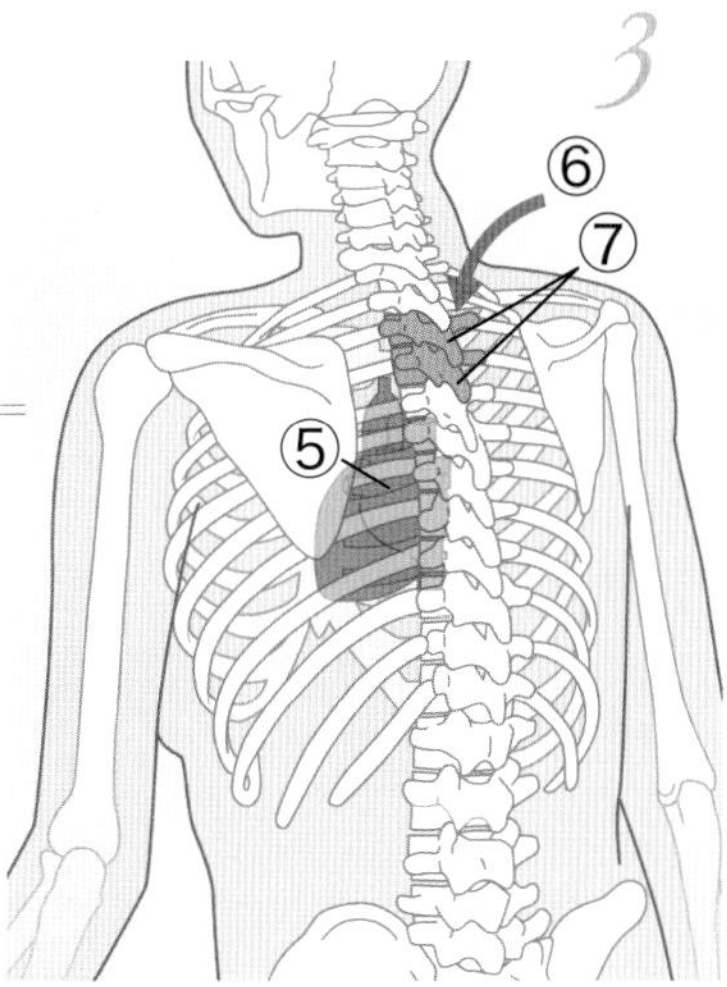

⑤心臓や肺が弱っているところで、⑥ストレスや部分疲労などをさらに受けると、⑦胸椎３番４番がさらに硬直。心肺機能が低下して血圧が下がる

7
免疫力の不調で出やすい病気

関節リウマチ

●リンパ系
●排泄系（腎臓）

リンパの流れの改善が鍵

関節の腫れや痛み、変形をともなう関節リウマチ。原因は解明されていませんが、免疫系の過剰反応が一因といわれています。

整体でみるとリンパと関係が深い胸椎7番8番を中心に負担がかかっていることが多いのが特徴です。その下の胸椎9番や10番にまで硬直が広がると、肝臓の解毒作用や腎臓のろ過作用にも影響がおよび、関節に老廃物がたまりやすくなると考えられます。

リウマチの人は汗がうまくかけないのですが、ここ数年は極端な猛暑から身を守ろうとして体が硬くなり、リウマチのような関節痛の症状が出ている人も見られるようになりました。いずれの場合も、背骨をゆるめて流れのよい体をつくり、本来の免疫のバランスを取り戻すことが大切です。

＼ 西洋医学的な ／

関節リウマチ

関節を保護するように覆っている滑膜が異常に増えることで炎症が起きる病気です。進行すると軟骨や骨が壊れていくため、手足の指の関節に腫れや痛みが生じます。ほかにも起床時の体のこわばりや微熱、倦怠感、貧血などが見られることもあります。治療は消炎剤や非ステロイド消炎剤などを使い、痛みのケアをしていきます。

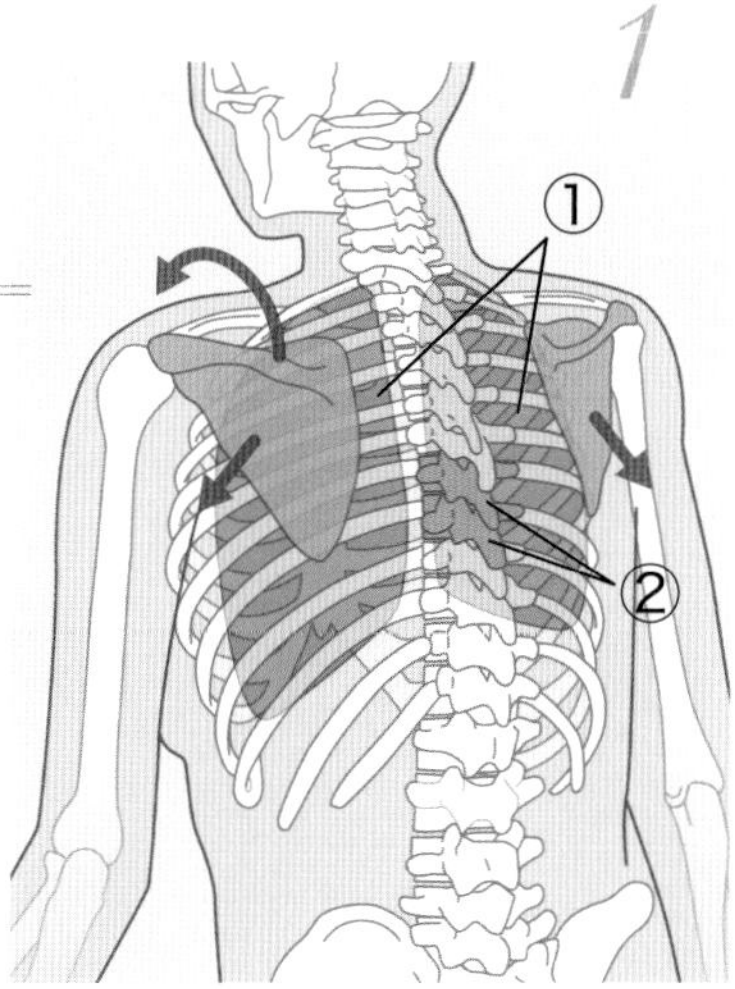

高温多湿な気候などを原因に、①呼吸器に負担がかかると前屈姿勢になって②胸椎７番８番が硬直し、リンパの働きが低下する

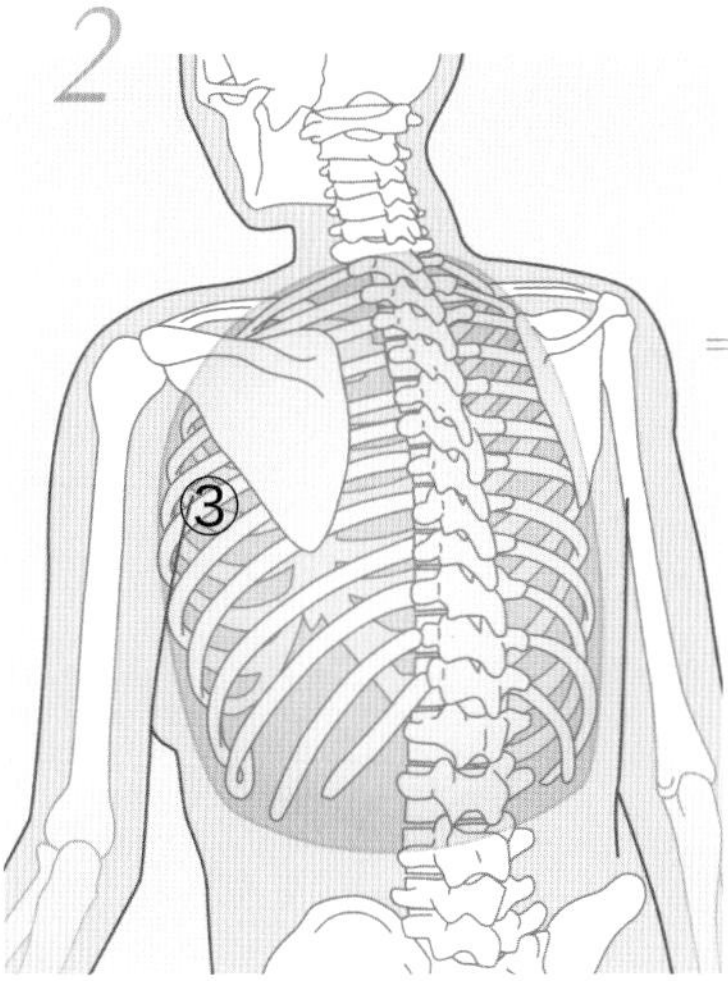

前屈したことで胸郭も圧迫され、③肋骨周辺や胸骨にあるリンパ節にも負荷がかかる。リンパの流れがさらに悪化し、関節に痛みが生じる

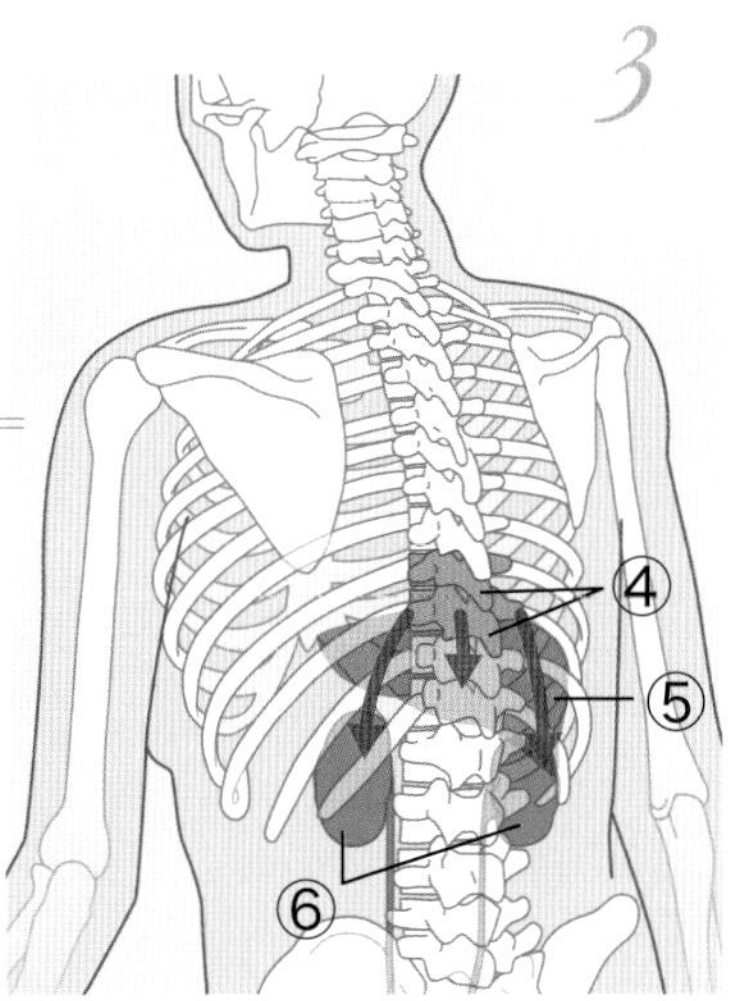

硬直・負担が④胸椎９番10番におよぶと、⑤肝臓の解毒作用や⑥腎臓のろ過機能が低下し、関節に老廃物がたまって、関節の痛みがさらに増す

リンパ体操……120ページ
椎骨体操……122ページ
足湯……51ページ

8
免疫力の不調で出やすい病気

婦人科系の感染

●婦人科系 ●呼吸器系
●リンパ系

常在菌やウイルスが活性化する

婦人科系の不調として比較的多いものに、膣《ちつ》カンジダやヘルペスがあります。膣カンジダは普段は無害な常在菌ですが、免疫力が低下すると活性化して膣に炎症を生じます。

婦人科の不調と関連が深い腰椎4番や仙骨は、ストレスや肺の影響を受けやすい箇所です。加えて高温多湿の気候や過度のスポーツなどの影響で肺が弱り、そこから二次的に婦人科系の器官に負担がかかって、症状が出ていることも多いのです。

一方のヘルペスはウイルスが原因ですが、抗生剤等で治療しても、免疫力が低下すると再発する場合があります。この場合も、腰椎4番や仙骨の働きを取り戻し、回復力を高めることが大切です。

＼ 西洋医学的な ／

膣カンジダ

原因となるカンジダ菌は、皮膚表面や粘膜に住む常在菌です。普段は無害ですが、体力や免疫力が落ちると異常繁殖して、痒みや刺激感、おりものが灰色がかったり量が多かったり匂いがきつかったりという症状が出ます。治療では抗真菌剤を使用します。そのときはきれいに治るのですが、再発率が7割近くともいわれます。

①肺が下がり、②胸椎３番４番が硬直して前屈姿勢になる。その影響で腸骨を結ぶ③ヤコビー線が崩れ、腰椎４番と仙骨に影響をおよぼす

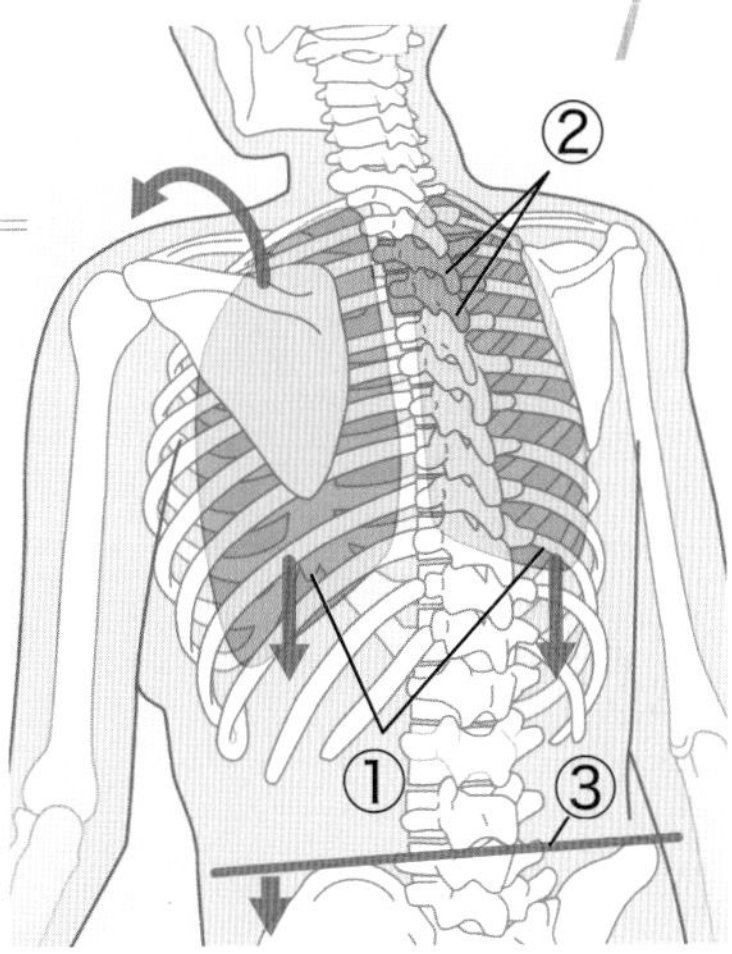

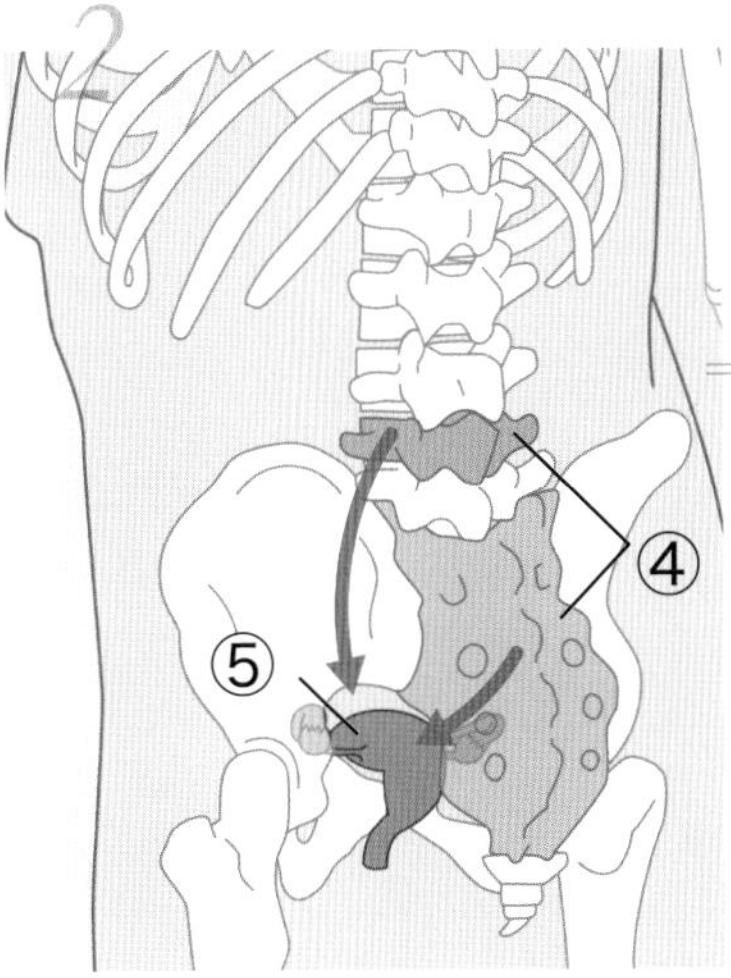

④腰椎４番や仙骨に負担がかかると、⑤子宮や卵巣の働きが低下、ホルモン分泌や排卵等の働きも滞り、膣内のpHバランスが崩れる

⑤外性器付近で常在菌が制御されなくなり、異常繁殖する

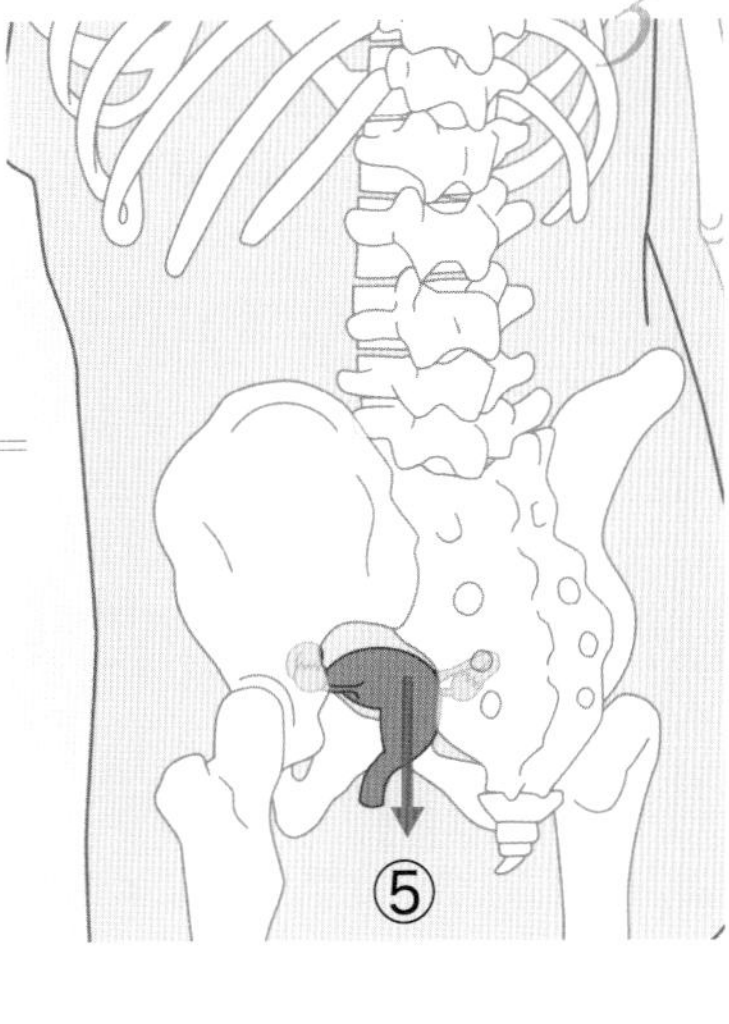

内転筋を使った骨盤挙上体操……130ページ
腰椎4番の捻転体操……132ページ
大の字体操……134ページ

9

免疫力の不調で出やすい病気

帯状疱疹

●リンパ系 ●排泄系
●呼吸器系（肺）

何十年も潜伏し、免疫力が低下すると発症

帯状疱疹《たいじょうほうしん》は、水ぼうそうウイルスが原因です。子どもの頃にかかった人は多いと思いますが、回復後もウイルスは体内に潜伏します。普段は問題ないのですが、免疫力が落ちるとウイルスが再活発化し、流れが滞っている場所に帯状疱疹という形で現れるのです。

免疫力は年をとるごとに少しずつ低下し、ストレスや過労などで低下に拍車がかかります。帯状疱疹を患ったということは、免疫力が落ちているサインです。大切なのは、患部に蒸しタオルをあてて体内から老廃物や不要物を排泄しきってしまうこと。むやみに排泄を止めると、神経痛が残ってしまう場合があります。

特に、首から上に出たときは無理に止めると命取りになりかねない可能性があり、十分注意が必要です。

＼ 西洋医学的な ／

帯状疱疹

帯状疱疹は、お腹のまわりや肋骨のフチに帯状に連なった発疹ができて強い痛みをともないます。痛みは、チクチクしたり熱感があったりと神経痛に似ています。この痛みは治療後も長期間残ってしまう場合があります。治療は抗ウイルス薬と鎮痛剤を服用します。また、50歳以上の方向けの予防としてワクチン接種も行われています。

疲労やストレスなどによる前屈姿勢が姿勢のクセとなり、長年にわたって①肺や心臓を圧迫し、弱らせる

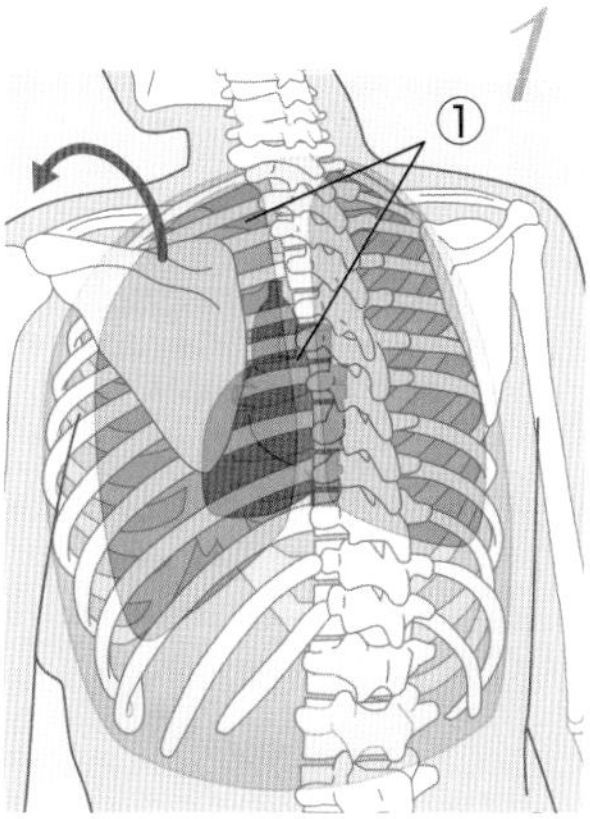

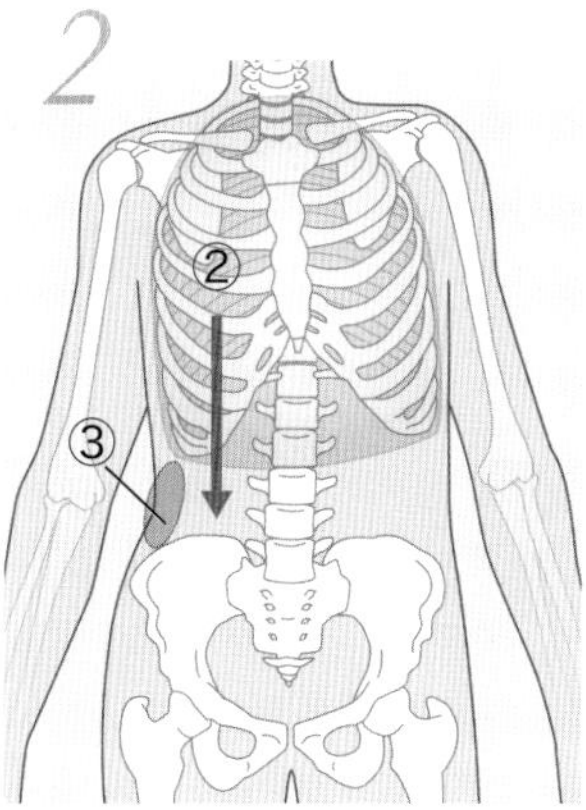

肺などの左右差が生じやすくなり、肩の高さが左右で違う人も多い。低い方は②肋骨が下がり、③側腹のすき間も狭く、余分な力がかかっている

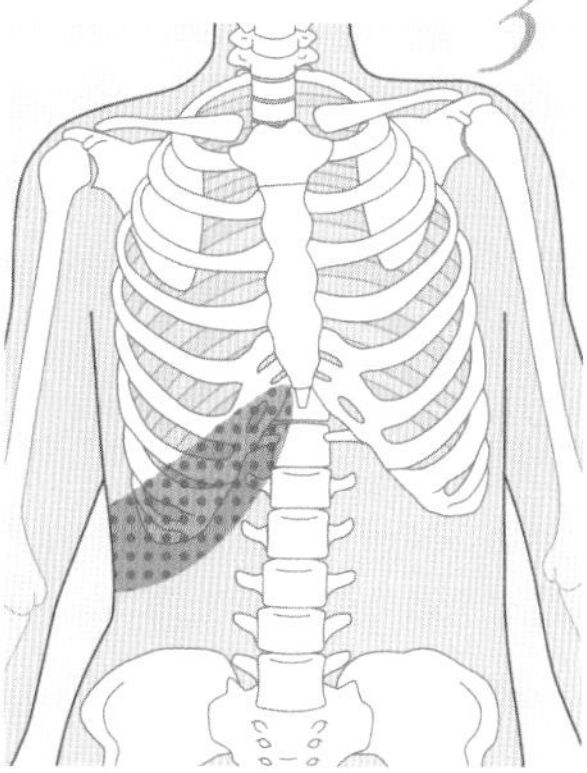

年齢による免疫力低下に加え、骨や関節・筋肉の動きが悪い箇所、余分な力のかかる場所はリンパ液の流れも悪くなるため、そこで潜在していたウイルスが活動を始め、発症する

C体操（肋骨まわりの場合）……46ページ
患部に蒸しタオル……33ページ
正座からの股関節体操……118ページ

首まわりは"引き合い"を

①帯状疱疹のある側の首すじを伸ばすように、頭を反対側へ倒す。②同じ側の手を上げ、ひじを曲げる。③腕と首の角度を調整して、一番つっぱるところを探す。④見つけたら、そのつっぱる場所を頭と腕とで互いに引き合う。

10

免疫力の活性化をうながす

化膿

●リンパ系

膿は免疫システムが機能している証拠

膿はケガややけどなどの際、患部を修復するために免疫細胞が働いたときに生じ、患部に感染した細菌の死骸や周辺の細胞の残骸、役目を終えた白血球などが含まれています。まさに、免疫系がきちんと機能し、細菌たちと死闘を繰り広げた跡といえるでしょう。

しかし、免疫力が低下していると免疫細胞の働きが落ち、患部が化膿したまま、なかなか治らないことがあります。そのようなときに出血止め、化膿止めの働きをうながしてくれるのが、左ページにある化膿活点です。出血や軽いやけど、術後などにここを上手に押さえるだけで、非常に早い回復が望めます。

体には、もともとこのような「自家用薬」が備わっているのです。

＼ 西洋医学的な ／

化膿

化膿は傷口の表面だけでなく、皮下に入り込んだ細菌等が原因で生じる場合もあります。軽いやけどや小さな傷であれば自宅で対処できる可能性もありますが、傷の深さや汚れ具合、出血量、発熱などによっては、速やかに医療機関を受診しましょう。治療は消毒、膿の排出、傷によっては縫合などを行い、抗生剤や抗炎症剤を使用します。

ケガややけどなどを負うと、①周囲の細胞が損傷して出血。②血小板が集まる。また、傷口に③細菌が入り込むと、そこに④白血球の一種であるマクロファージなどが集まる。

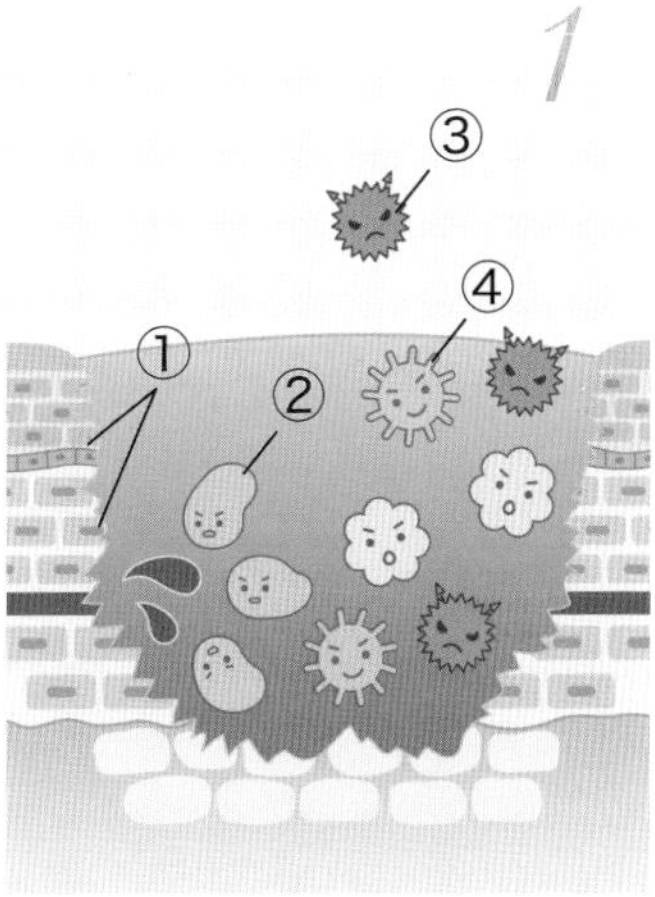

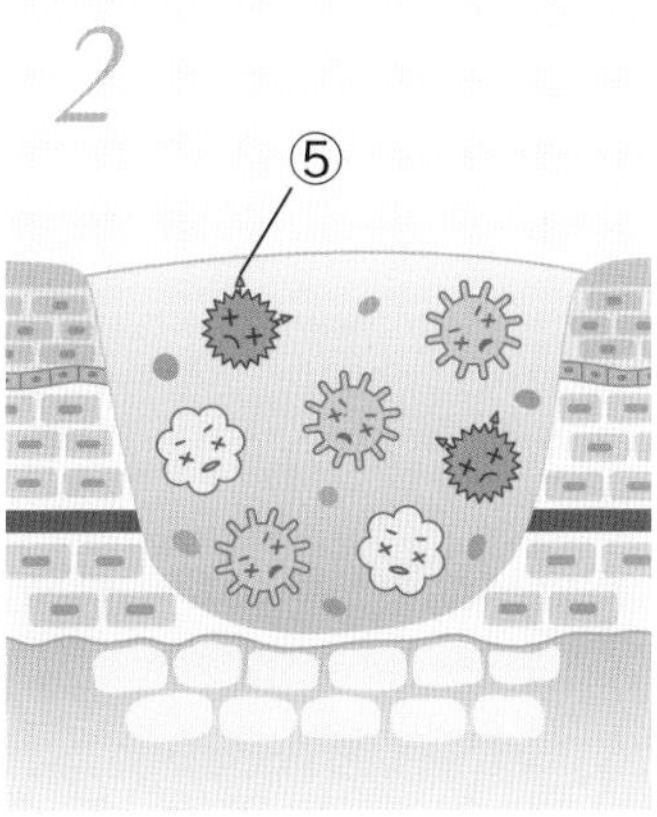

血小板が止血するとともに、白血球が細菌を捕食し自らも死んでいく。また、損傷した細胞も排除。それらの残骸が⑤膿として排泄され、患部を修復していく

化膿活点

おへそを境に上半身と下半身、右半身と左半身、4つのエリアに各1つあるので、患部に近いところを用います。通常よりも早い回復が望めます。

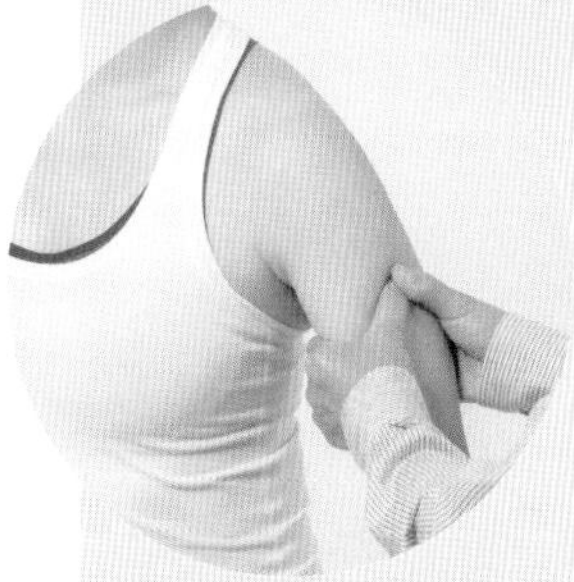

上半身の化膿活点

左右の腕、三角筋のつけ根を下から上に押さえて引っかかるところに硬い塊がある。写真の場所を両手でしっかり持ち、親指を重ねて数分押さえる

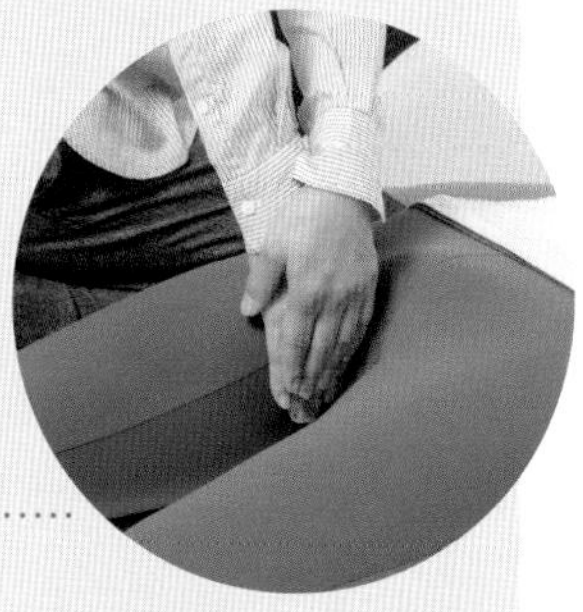

下半身の化膿活点

ズボンの内側の縫い目を上にたどると、足の付け根の硬直にあたる。写真のように両手を重ねて、３本指で上下に５～６回はじく

リンパ体操……120ページ
正座からの股関節体操……118ページ

治療の副作用で免疫が低下するとき

免疫システムを高めるコツ

がんは、4人に1人が思うといわれるほど多い病気で、治療には、どうしてもある程度の副作用がともないます。放射線療法も薬による化学療法も、がん細胞を攻撃すると同時に免疫力を、一時的ですが低下させてしまうからです。

そのひとつが白血球数の減少です。治療によりがん細胞が小さくなっても白血球数が

蒸しタオル

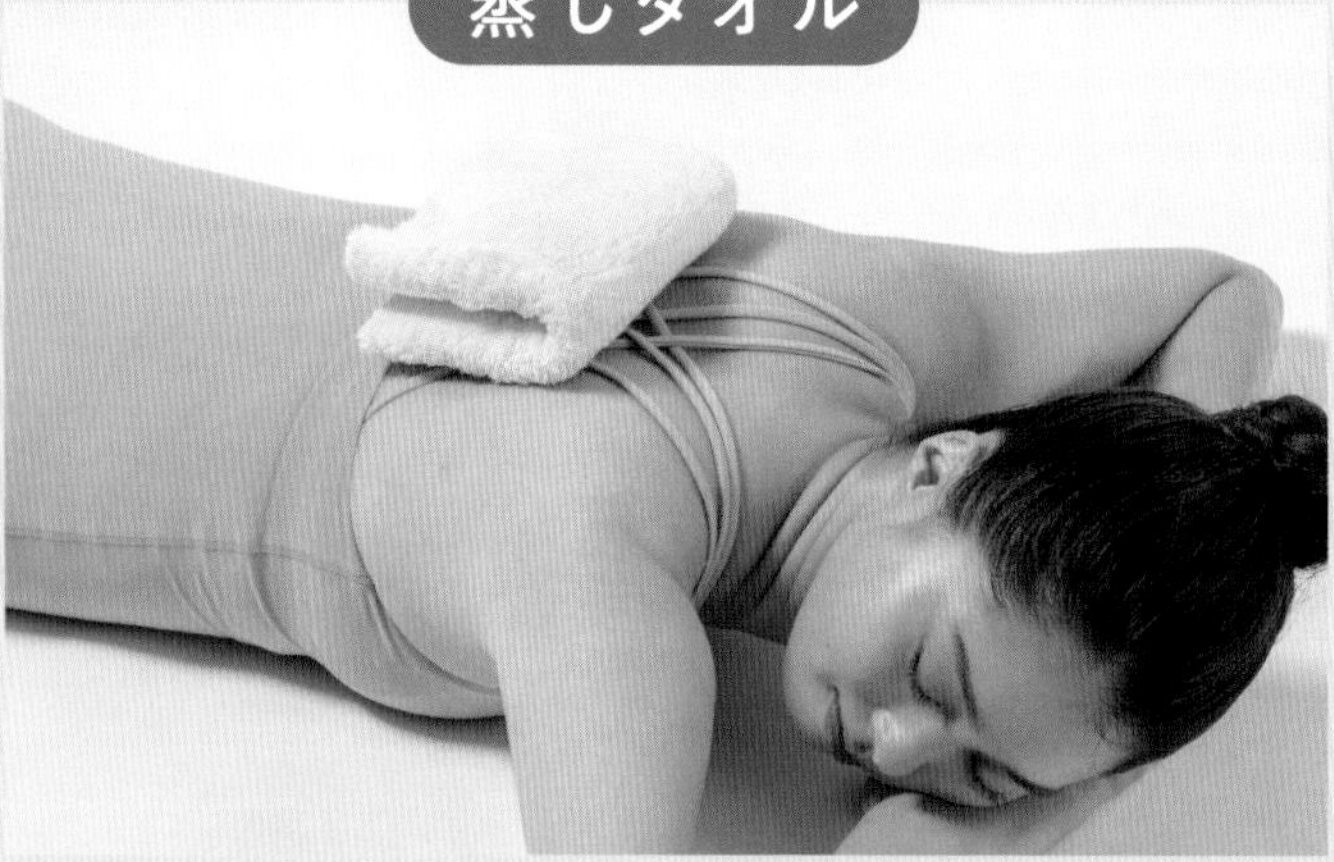

基本的には症状の出ている患部や、胸椎8番にあてるのが有効。タオルを外したときに、全体がピンク色にならずにまだらに白いところが残る場合は、一度に2～3回続けます（※素肌に直接あてることが大切）。

上がらないために、次の治療へと進めないこともよくあります。そのようなときは胸椎9番の体操（138ページ）が効果的です。白血球数の上昇がうながされ、治療のスムーズな継続につながります。

症状がつらいときには、患部とあわせて胸椎8番への蒸しタオルが効果的です。血液やリンパの流れをよくして免疫力を活性化させるとともに、痛みやだるさの緩和にも役立ちます。呼吸が苦しいときや解毒作用をうながしたいときには、肋骨よせを誰かにしてもらうのもよいでしょう。

肋骨よせ

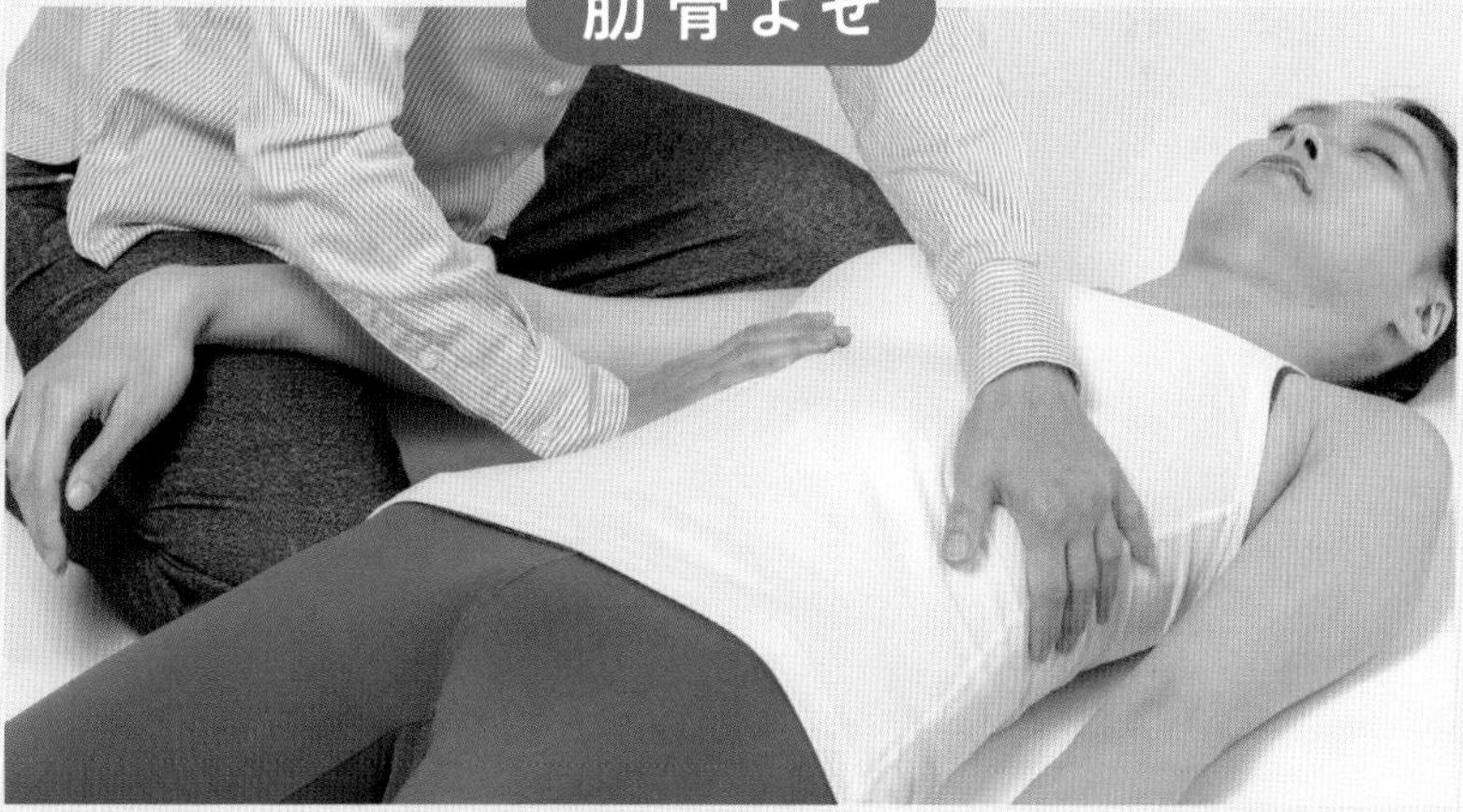

呼吸が苦しいとき・解毒作用をうながしたいときに行います。

①肋骨を手のひら全体で大きく包み込むようにする
②硬い箇所を見つけたら、やさしく真ん中に寄せる
③あたたかくなるか脈を打ってくるまで、２～３呼吸待つ
④相手の吸う息に合わせてゆっくり手をゆるめる

あわせて、免疫力を活性化させる次の体操を試してみましょう。

胸椎９番の体操 ▶ 138 ページ　　リンパ体操 ▶ 120 ページ

COLUMN

5

体操を決める3つのポイント

人体力学体操は、本来一人ひとり違うオーダーメイド。それを誰もが効果を実感できるようにするには、少しコツが必要です。

①引っかかりや違和感を見つける

不調な場所、関連する場所では骨や筋肉などの可動が落ちています。すると、体を動かしたときに引っかかりや違和感が生じます。その場所を見つけてください。

②目的のところに角度を合わせる

引っかかりや違和感を見つけるためには、体操で四肢を動かしたときに少しずつ角度を変えてみること。上下左右、あるいは前後に少しずつ角度を変え、「動く範囲のはずなのに違和感がある」という類のものを探します。

③回旋してみる

角度を合わせられたら、腕や脚の回旋も大切です。内側へ外側へ、手首から先、腕全体など、回旋させることで力の流れが変わります。それがピタリとはまれば、所定の場所へピンポイントで力が集中し、強く刺激されることがわかるはずです。

この3点を探りながら、人体力学体操をしっかりと決めてください。

第6章

力を集めて「刺激」&「活性化」する

深息法

下丹田に呼吸を通して回復力UP

こんな症状にも

イライラ　低血圧　腸の違和感
腰痛　体力の増進　がん治療の一助に

下丹田に両手を置いて意識を集中させ、深い呼吸を導きます。精神面での安定を図りながら、眠っていた回復力を刺激します。

1

下丹田は恥骨上端から
指３本分上にある

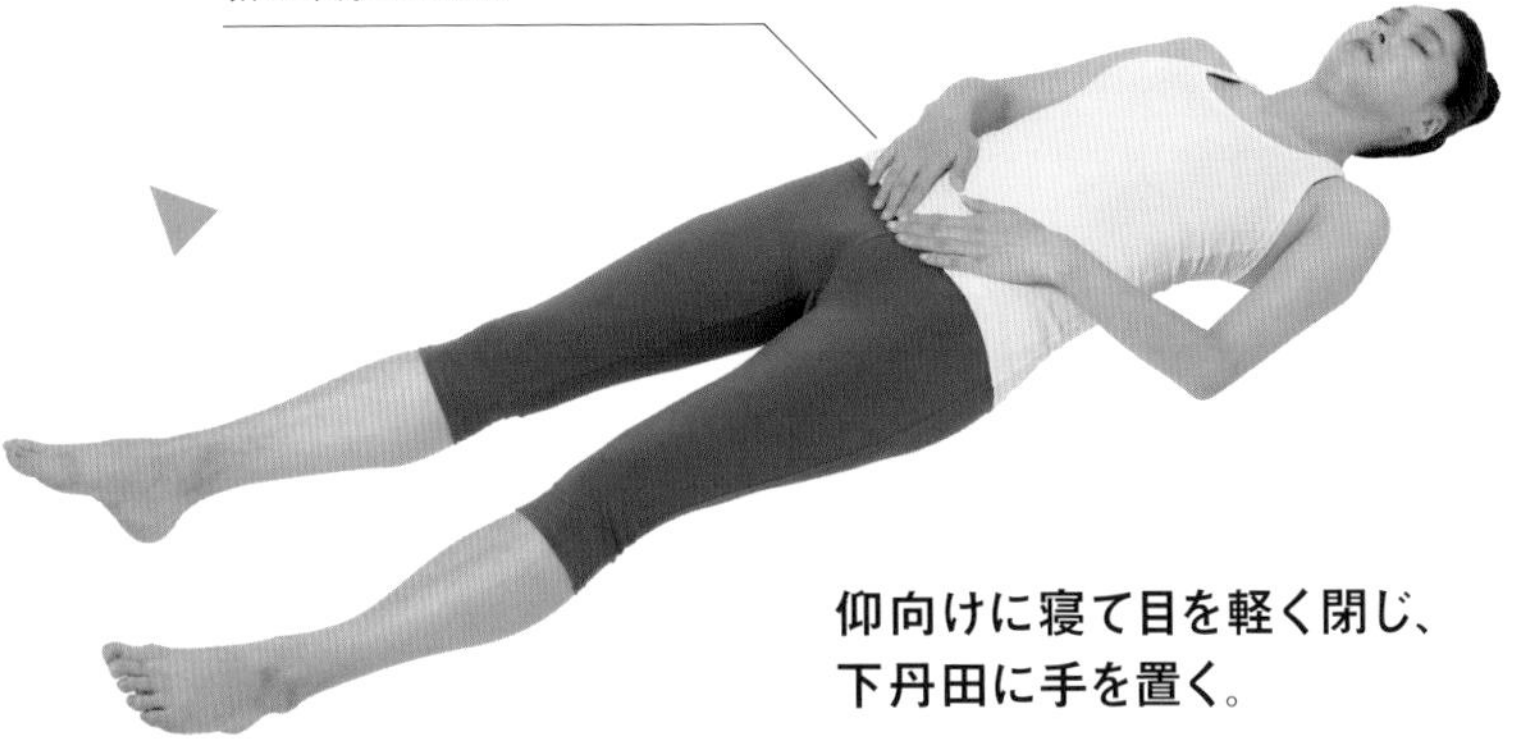

**仰向けに寝て目を軽く閉じ、
下丹田に手を置く。**

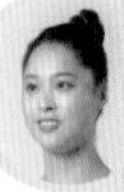

**すぐに始められて効果が
たくさんある呼吸法！**

息を吐きながら膨らませるの
で通常とは逆の動き。鳩尾を
硬くするのは NG
下丹田は膨らませたまま

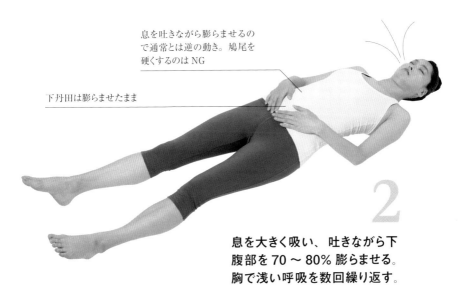

2

息を大きく吸い、吐きながら下腹部を 70 ～ 80% 膨らませる。胸で浅い呼吸を数回繰り返す。

▼

3

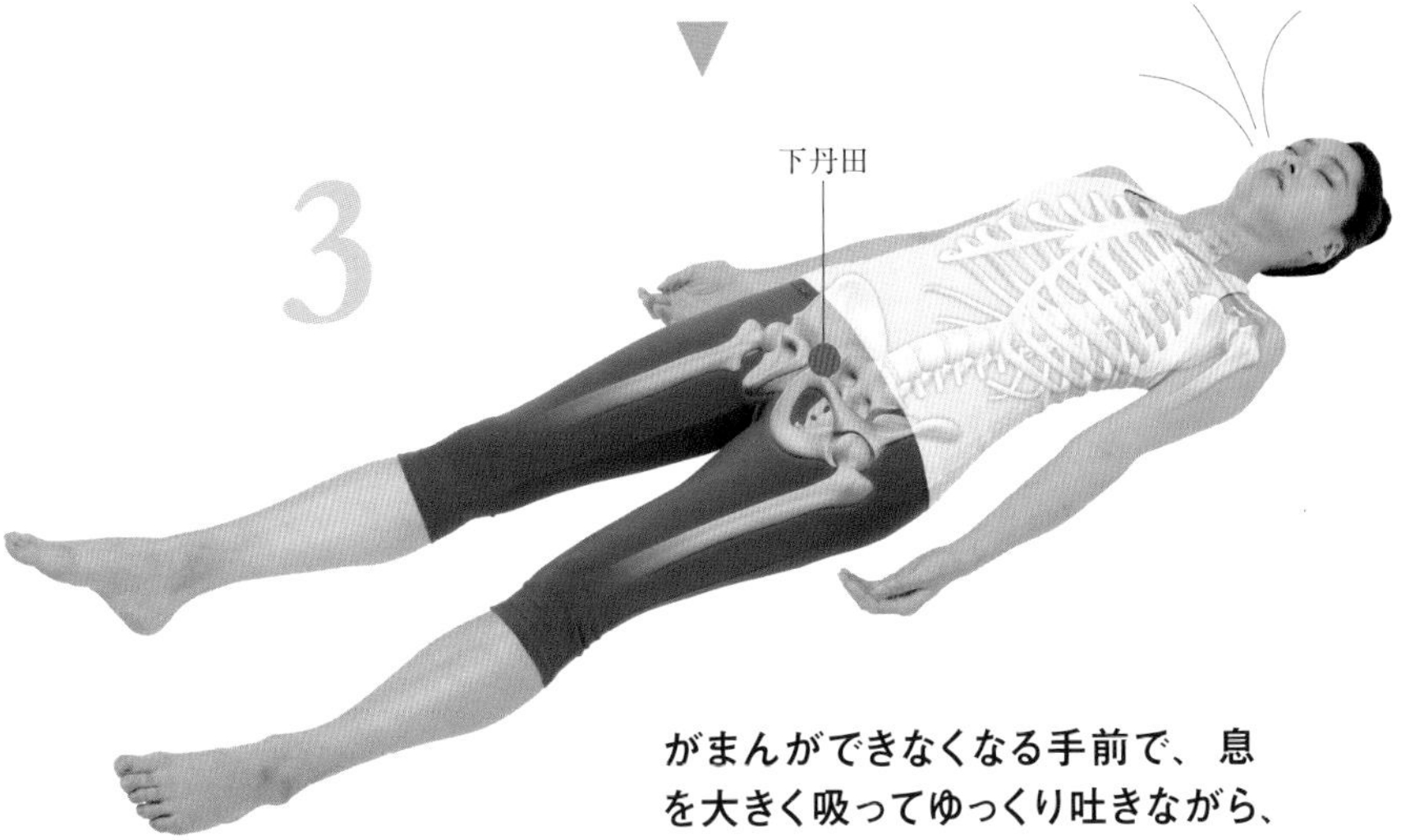
下丹田

がまんができなくなる手前で、息を大きく吸ってゆっくり吐きながら、全身の力を抜く。

正座からの股関節体操

股関節付近のリンパ節を刺激して滞りを解消することで、下半身の諸症状の回復をうながします。

下半身のリンパの流れを改善する

こんな症状にも

糖尿
婦人科の感染症
帯状疱疹
坐骨神経痛　股関節痛　脚のむくみ　腰痛

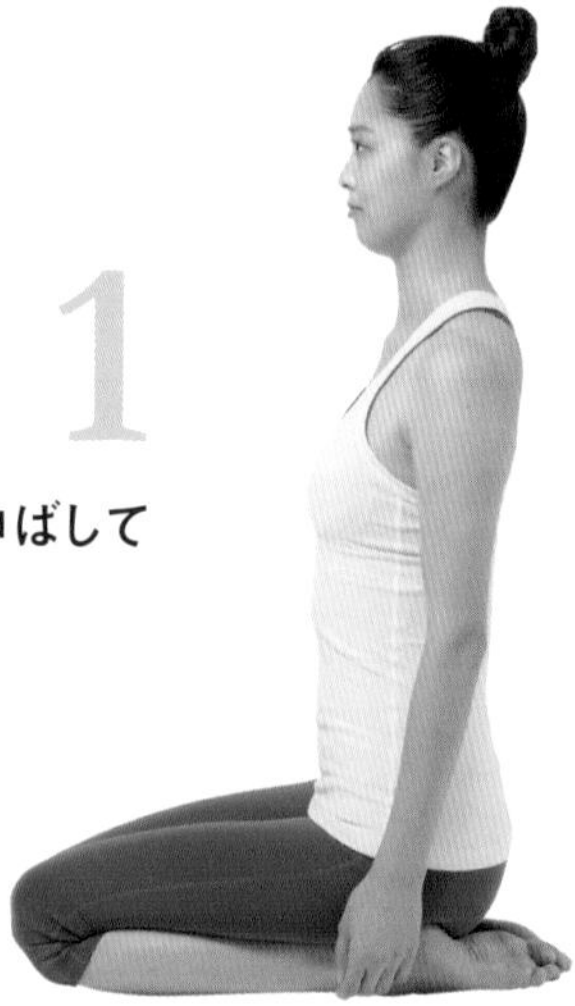

1

軽く背すじを伸ばして
正座をする。

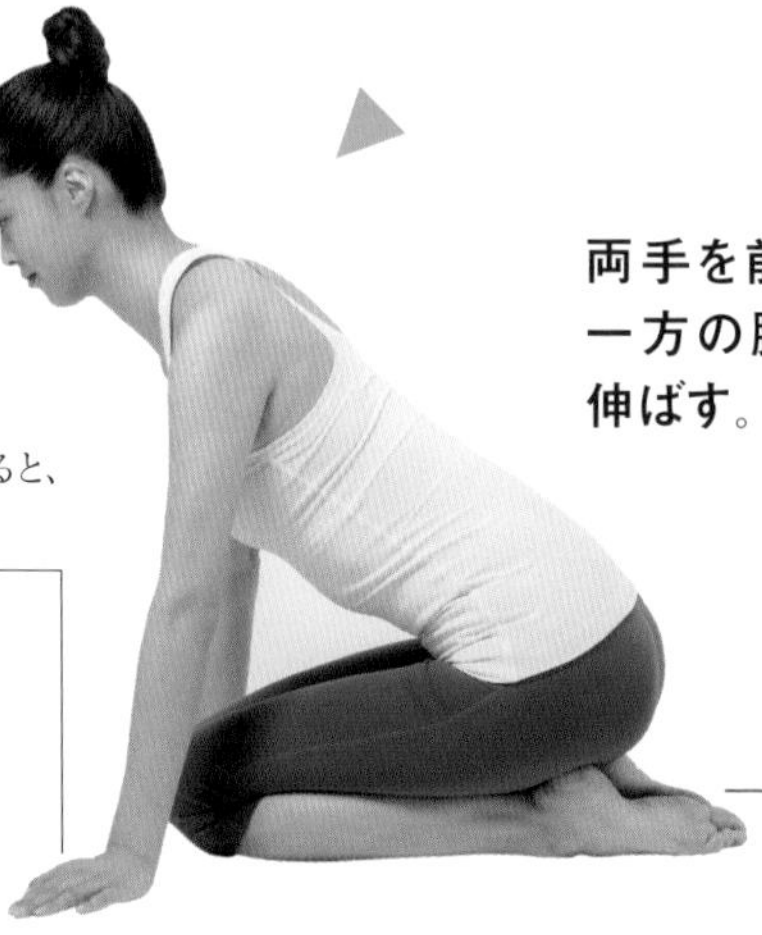

2

両手を前について、
一方の脚をうしろへ
伸ばす。

指先を外側へ向けると、
体が安定しやすい

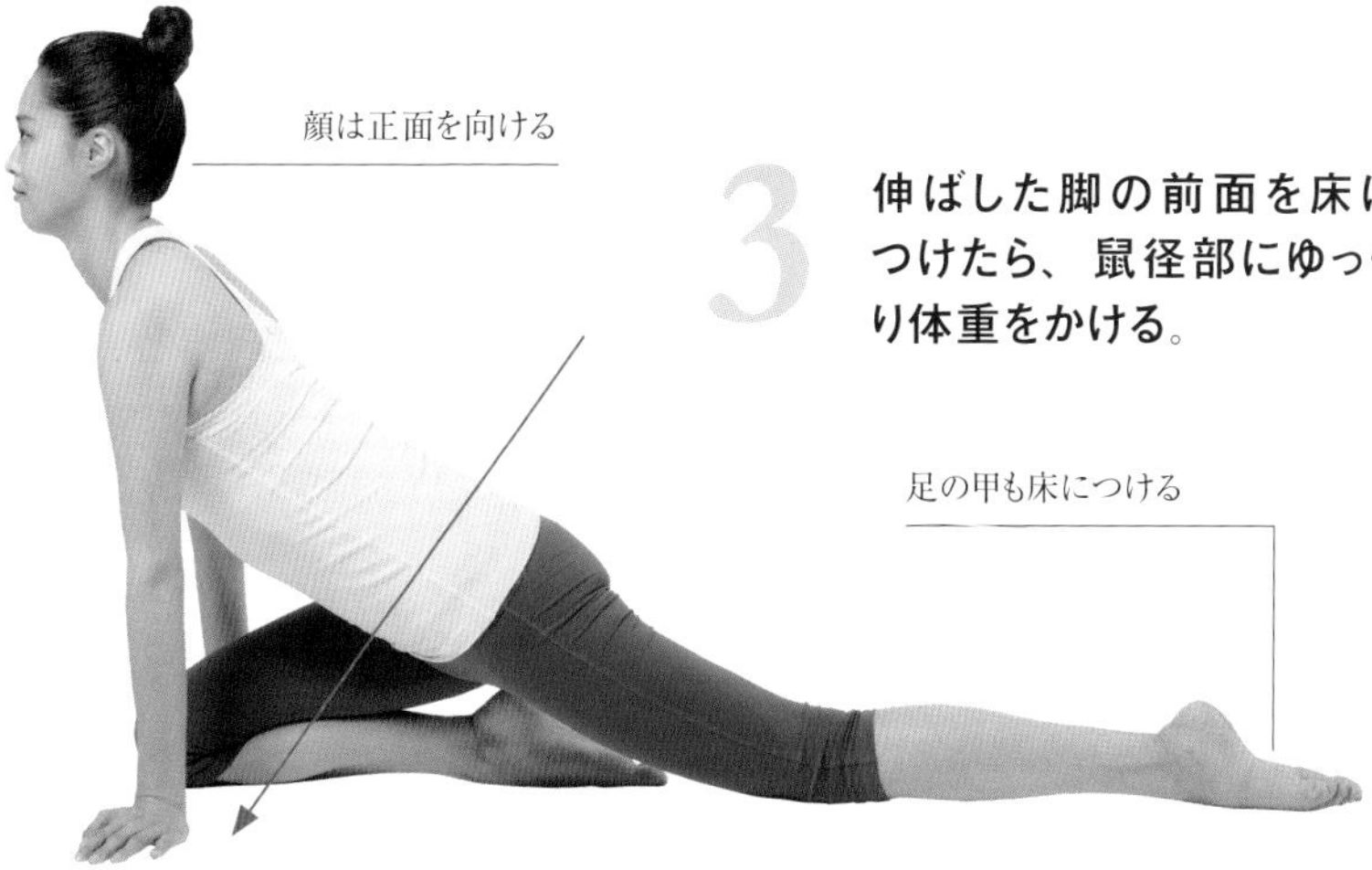
顔は正面を向ける
足の甲も床につける

3

伸ばした脚の前面を床につけたら、鼠径部にゆっくり体重をかける。

▼

4

少しゆるめたら、もう一度体重をかける。「3」「4」を数回繰り返し、逆側も同様に行う。

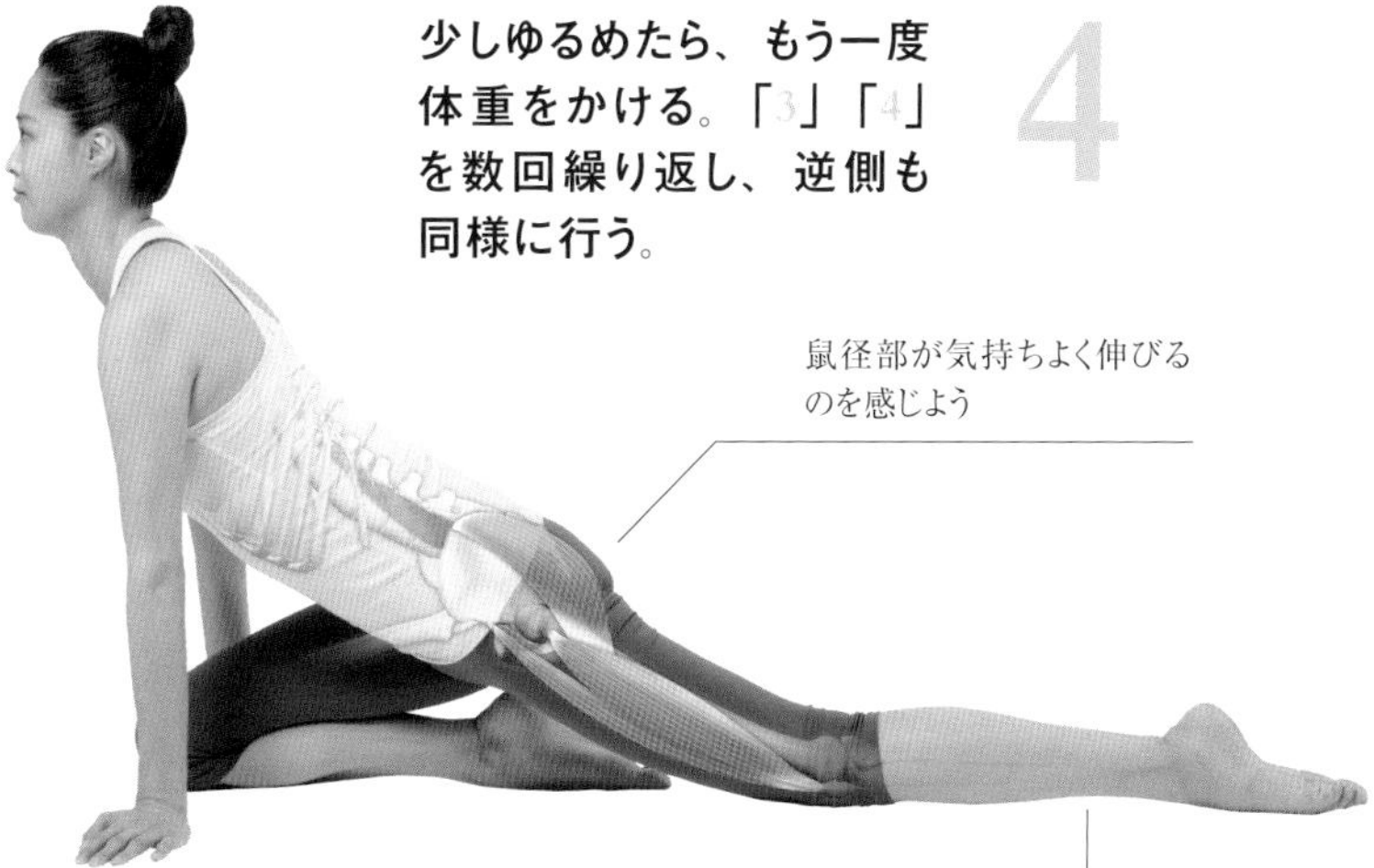
鼠径部が気持ちよく伸びるのを感じよう
足が伸びない人は、少し外に開いてもよい

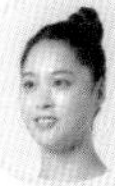

3～4は開脚ではなく、鼠径部を内側から伸ばすことが大切。

免疫と関係の深い胸椎7番8番を刺激しつつ、リンパの流れが集中する肋間をゆるめることで、免疫系の改善を図ります。

肋間をゆるめてリンパを流す

こんな症状にも

花粉症　関節リウマチ　帯状疱疹
肌荒れ、吹き出物　食欲不振　乳腺炎
睡眠障害　肋間神経痛　がん治療の一助

1

ひざ立ちになって背すじを軽く伸ばし、体の前で手を組む。

アーチ

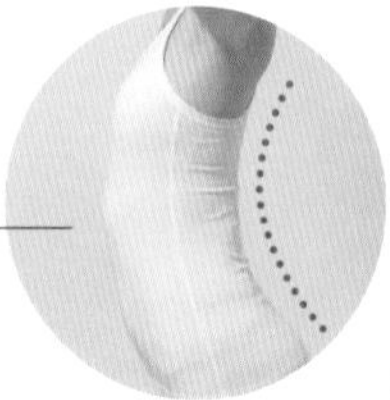

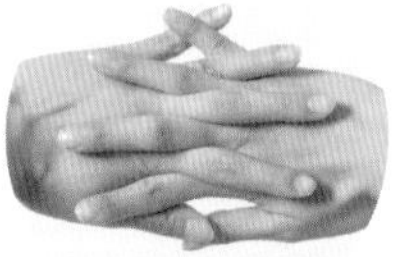

手のひらを下に向け、指を組む

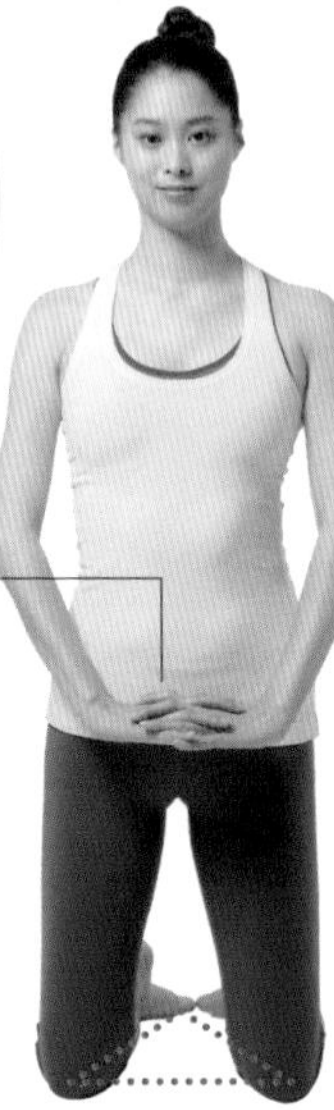

つま先を合わせて、両ひざと足先で三角形を作る

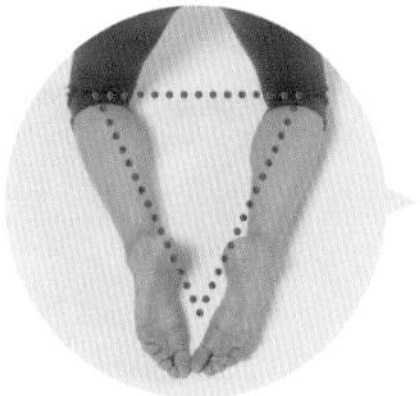

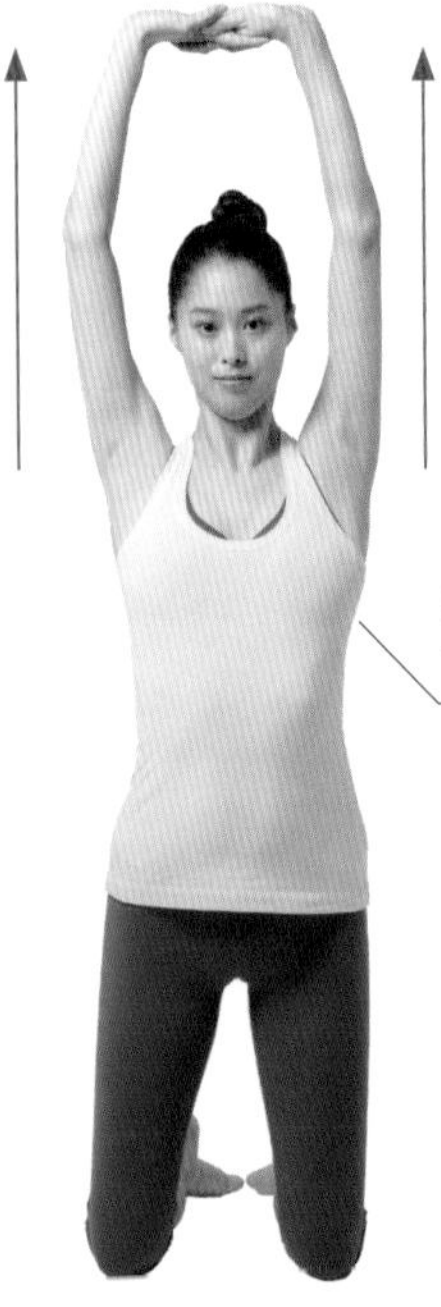

肋骨を持ち上げる意識で両手を上げる

2

ひじを伸ばしたまま、両手を頭上へ上げる。

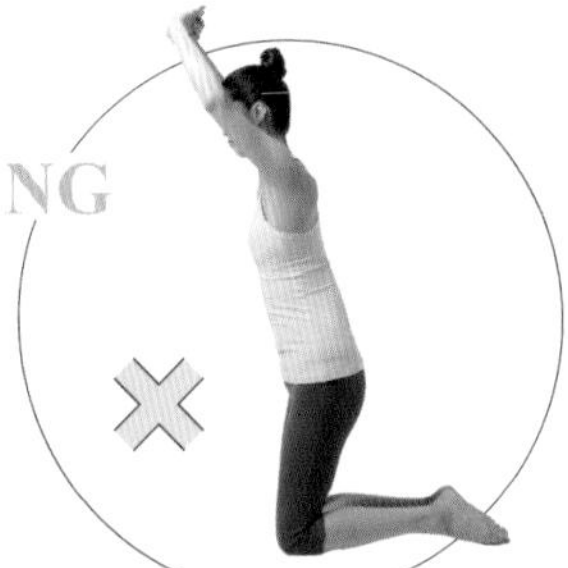

前屈みになると胸椎7番8番に力が集まらない

BACK

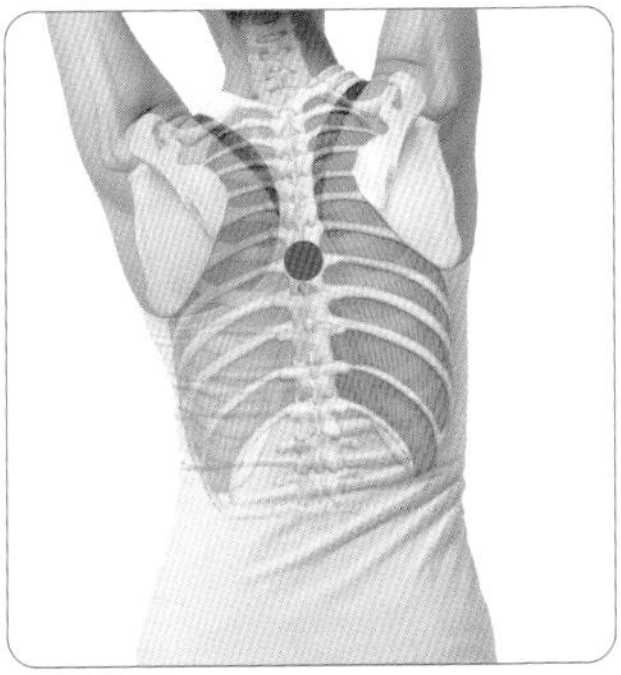

肩甲骨の間（胸椎７番８番）
に力が集まることを感じよう！

SIDE

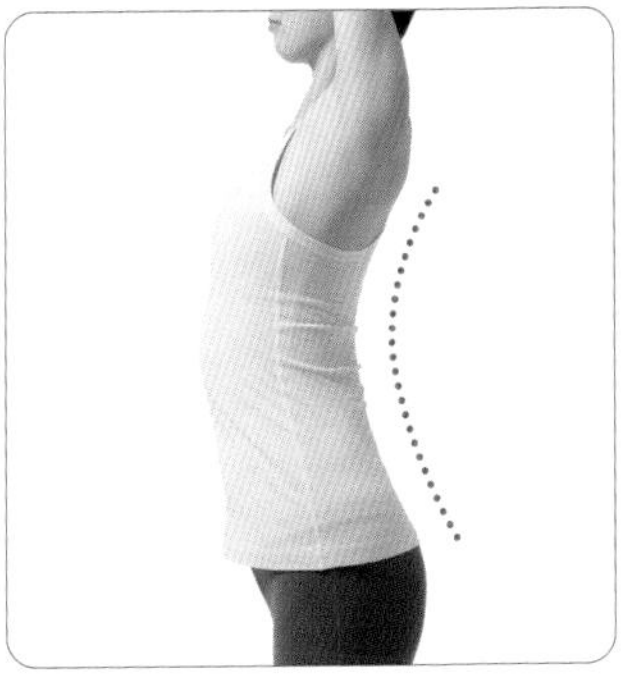

最後まで腰のアーチを維持して
行えるのがベスト！

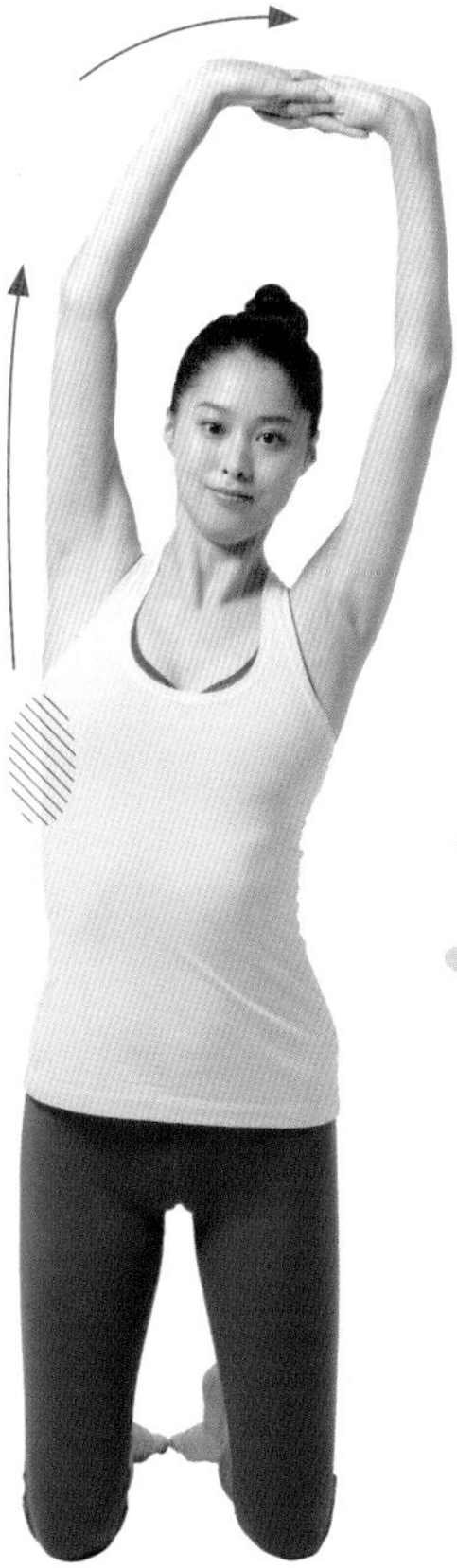

3

脇を伸ばすように横へ倒し、
数呼吸キープしたら戻る。

4

同様に反対側にも倒し、数呼吸
キープしたら終了。

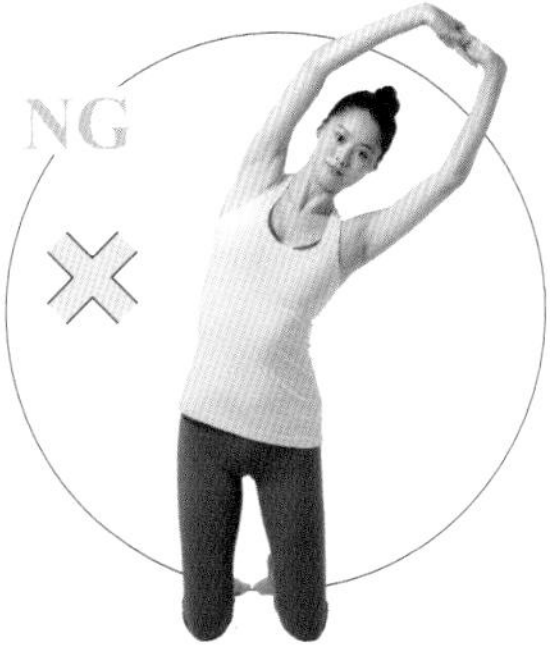

腰から曲げると肋間への
刺激がなくなってしまう

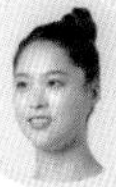

終了後は、胸が開いて背筋が
伸びる感覚があるのが理想的。

椎骨体操

腕の角度で肩～背骨全体の硬直した場所を探り、腕の動きでこわばりをゆるめていく体操。

背骨のこわばりを探してゆるめる

こんな症状にも

花粉症　低血圧　関節リウマチ
肩こり　糖尿　痛風　悪性貧血　体力増進

1

両足を肩幅に開き、お尻を気持ちうしろへ突き出すようにして立つ。

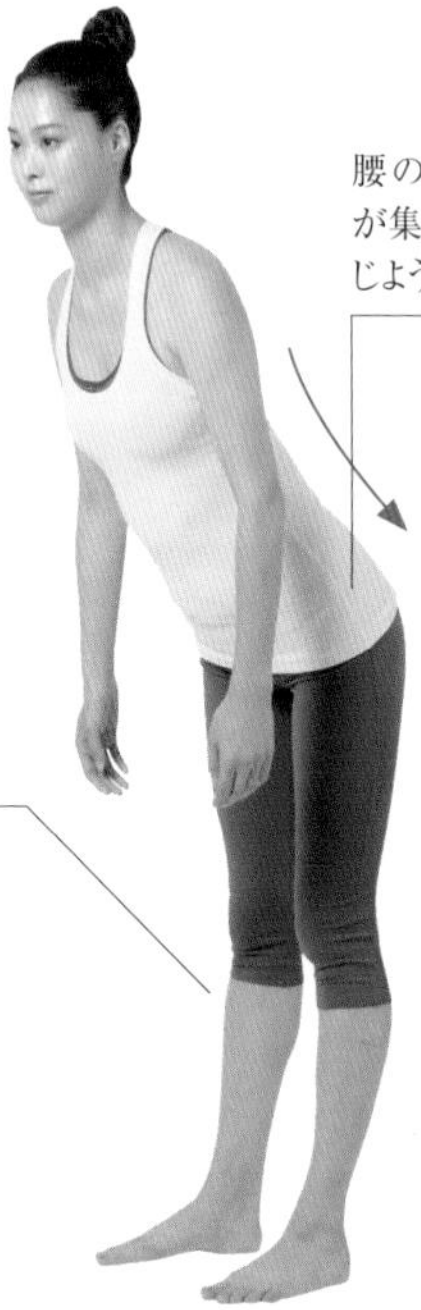

腰のあたりに力が集まることを感じよう
ひざが曲がらないように

2

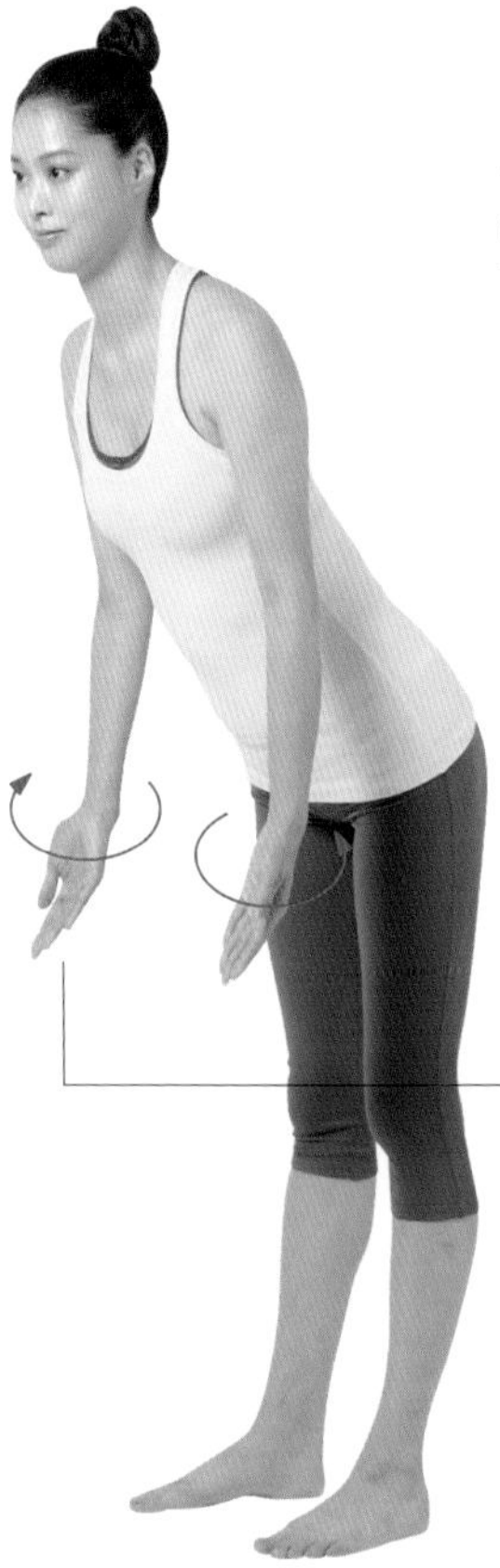

手首だけ回すのではなく、ひじから先を回旋させる。

ひじを伸ばしたまま、手のひらを正面に向ける。

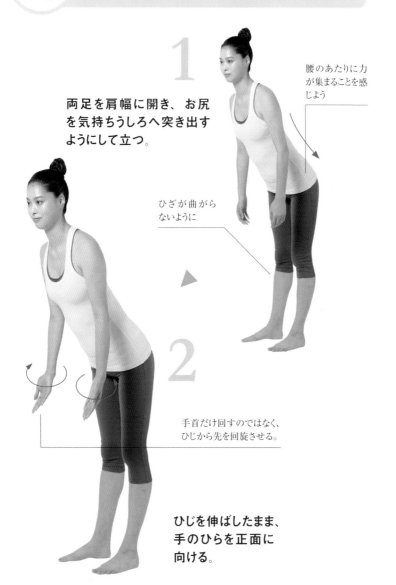

BACK

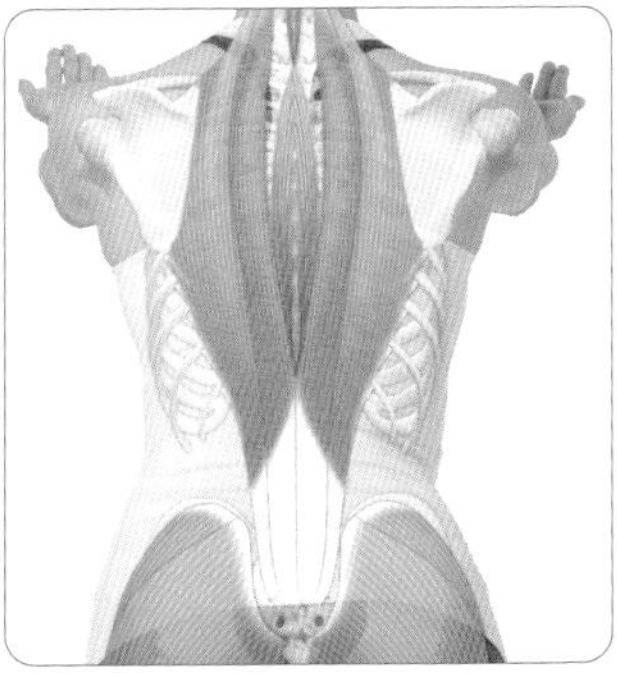

背中に力が集まると、背骨を中心に腕と腰の力が釣り合う。背骨にかかる力を感じよう!

3

背骨を意識しながら、肩の高さまで腕をゆっくり上げていく。

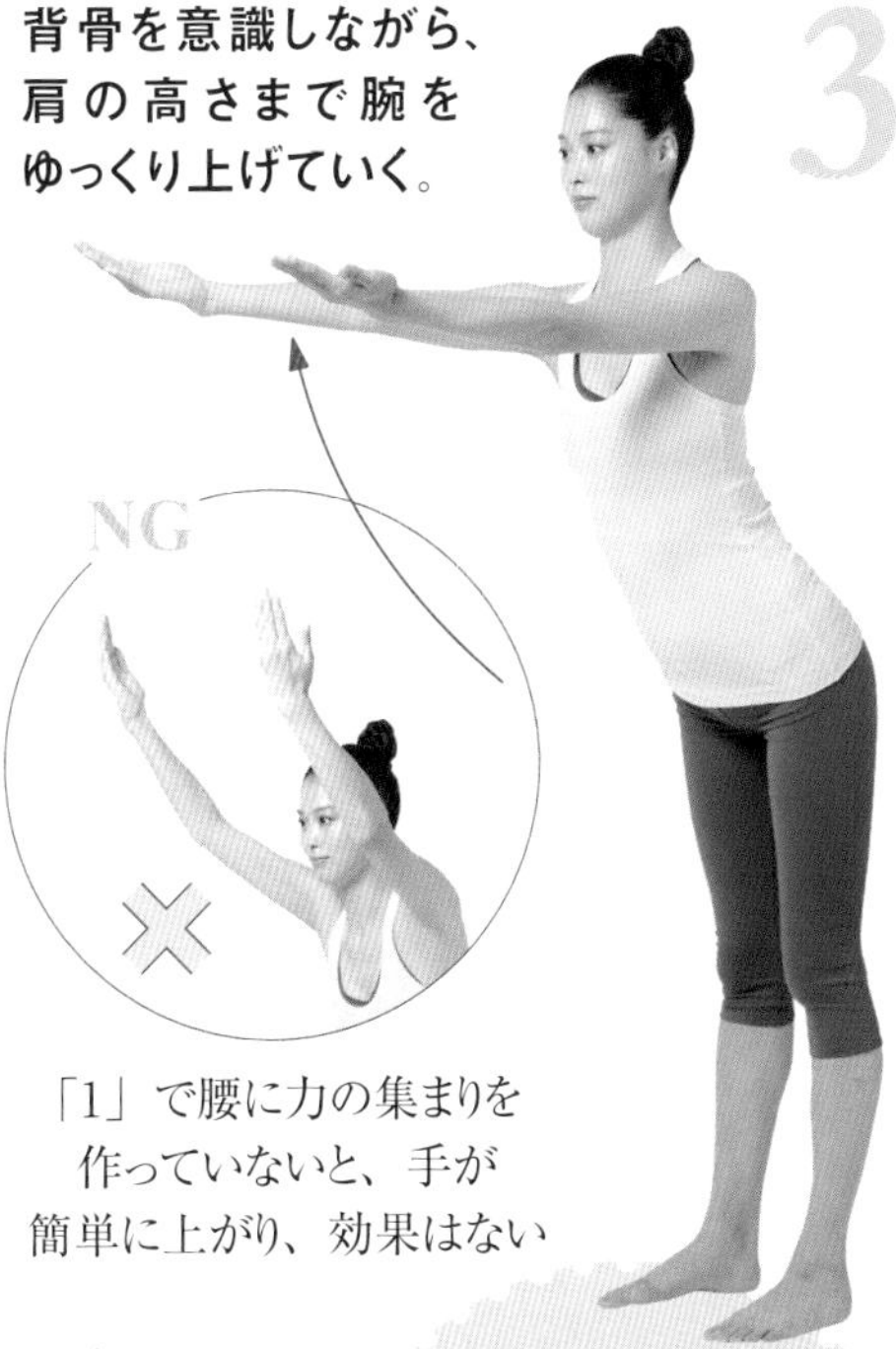

NG

「1」で腰に力の集まりを作っていないと、手が簡単に上がり、効果はない

ココがPOINT!

腕を上げる途中で引っかかりや痛み、違和感などがあったら、そこで「4」の動きをしてゆるめよう!

4

誰かに引っぱられているように、指先からしっかり伸ばす。

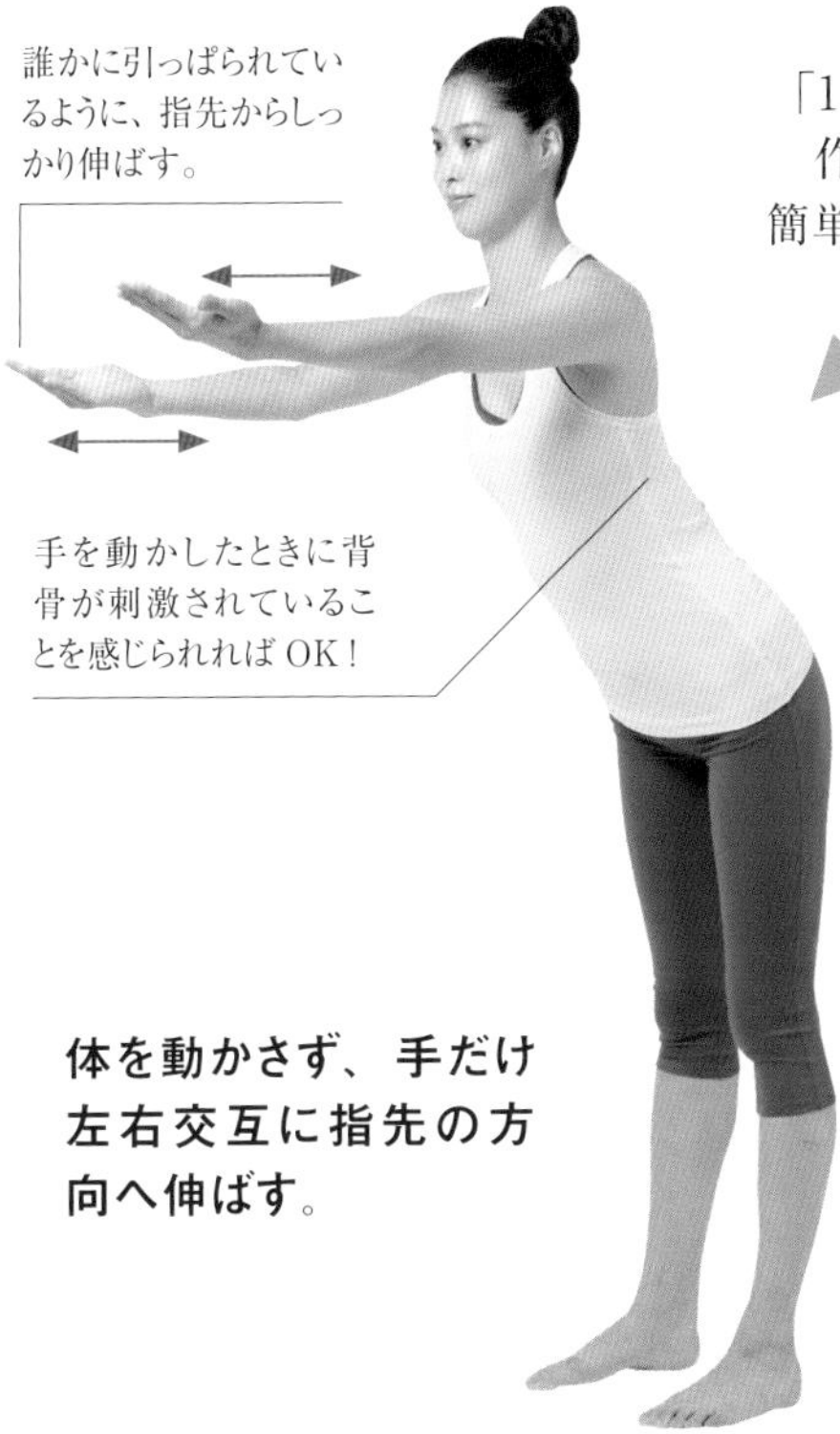

手を動かしたときに背骨が刺激されていることを感じられればOK!

体を動かさず、手だけ左右交互に指先の方向へ伸ばす。

NG

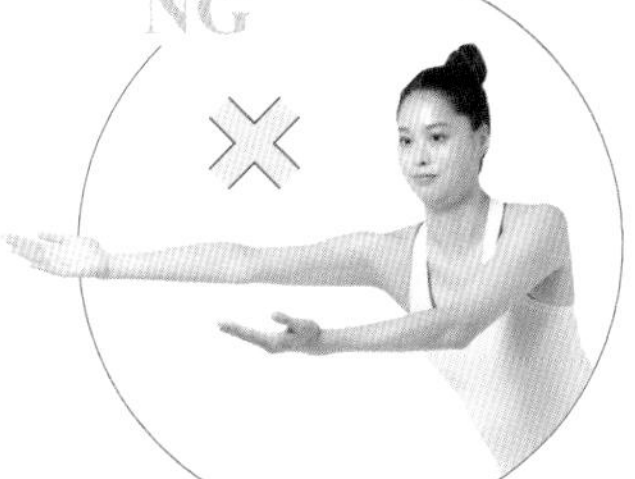

肩から前に出てしまうと、背骨へ力が集まらず刺激できなくなる。

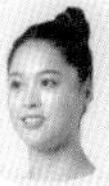

背骨の一点に焦点をあてられるのでさまざまな症状に効果がある。

リンパ系や消化器系・循環器系と密接な関係にある胸椎8番を刺激して、機能の回復と活性化をうながします。

胸椎 8 番をピンポイントで刺激

こんな症状にも

糖尿　低血圧　しつこい肩こり
胃もたれ　食欲不振　中耳炎
高血圧　膵炎

1

背すじを伸ばして正座をし、ゆっくりとうしろに倒れる。

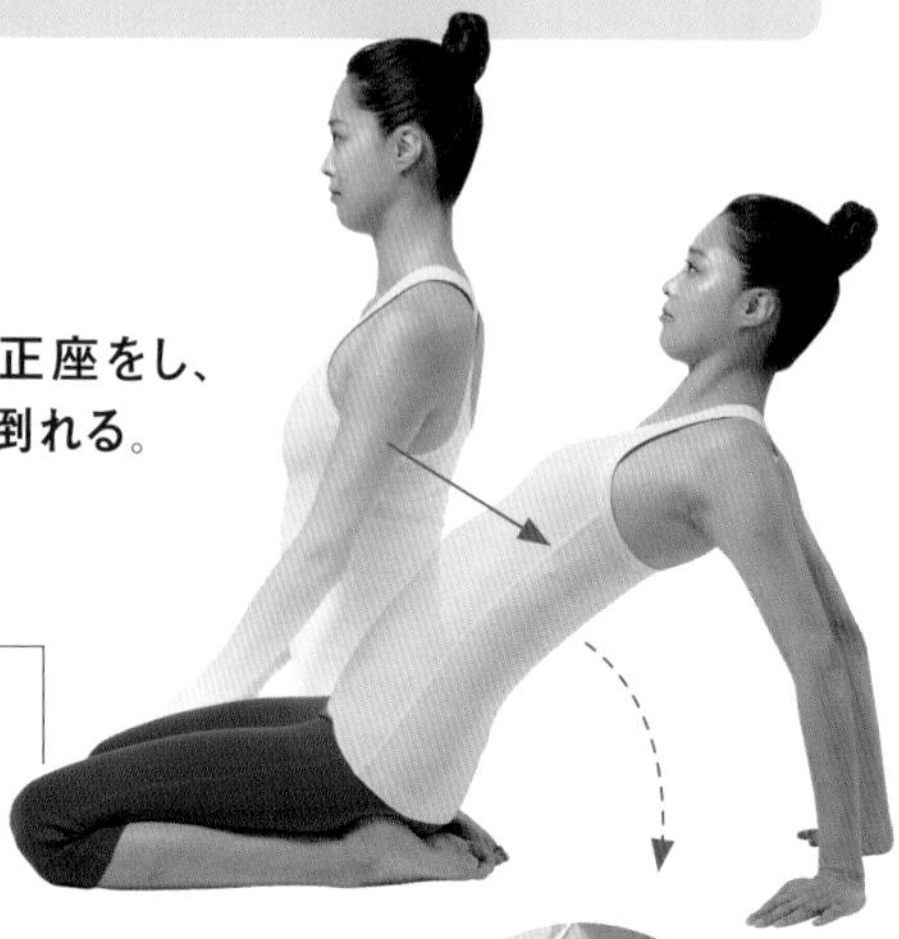

両ひざを閉じるときつい場合は、開いてもよい

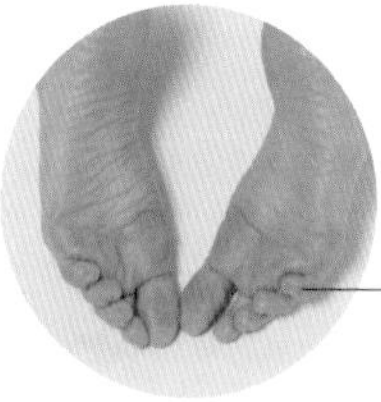

親指を軽く合わせる

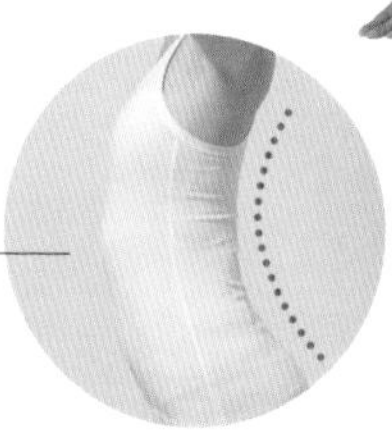

アーチ

▼

できない人は？

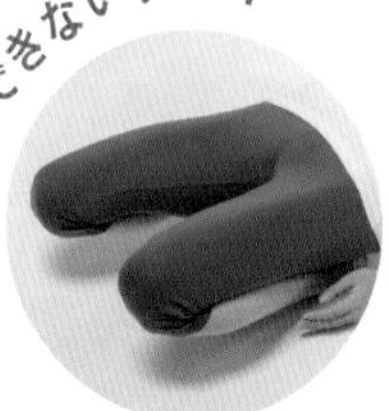

きつい人はひざを開いてもよい。
ひざ頭が軽く浮いてもよい

2

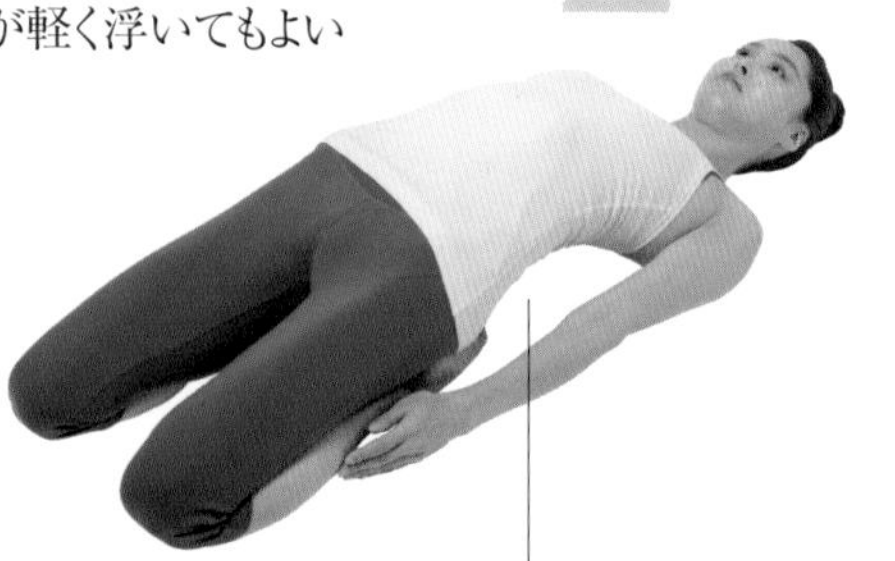

床についたら、両手を自然に体の横へ伸ばす。

腰のアーチをつくるのが難しい場合は、ひざを開閉したり少し浮かせたりしてみよう

3

肩甲骨の下ライン、背骨上にある胸椎 8 番に力が集まっていることを感じよう！

BACK

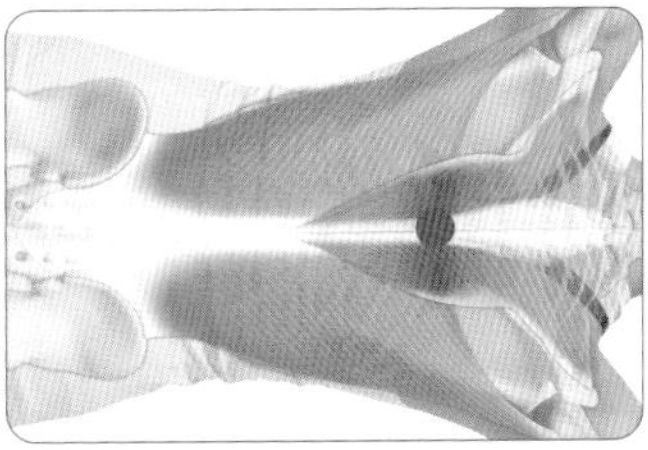

肋骨を持ち上げるように両手を頭上へ動かし、一方の手首をつかむ。

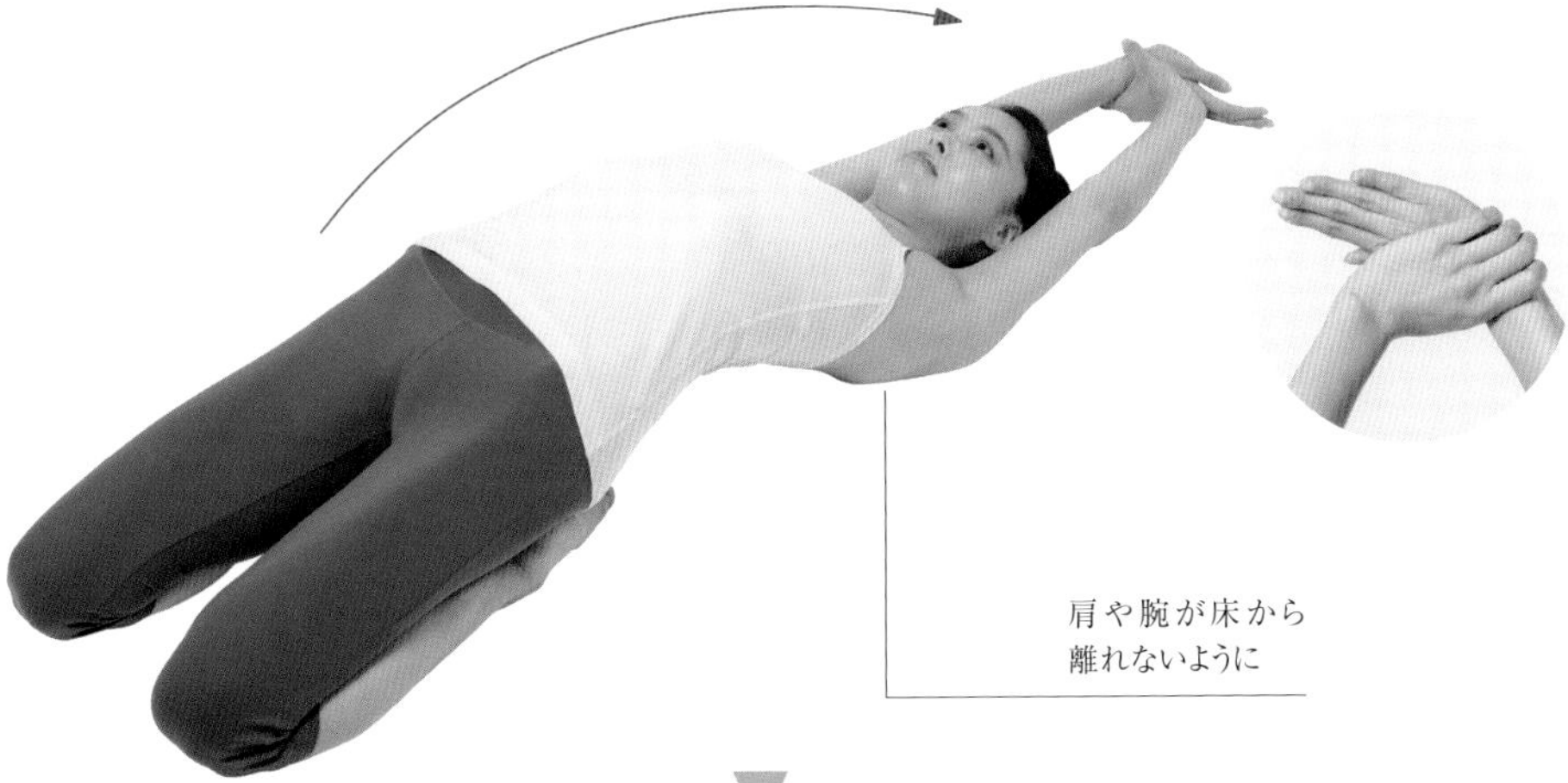
肩や腕が床から
離れないように

▼

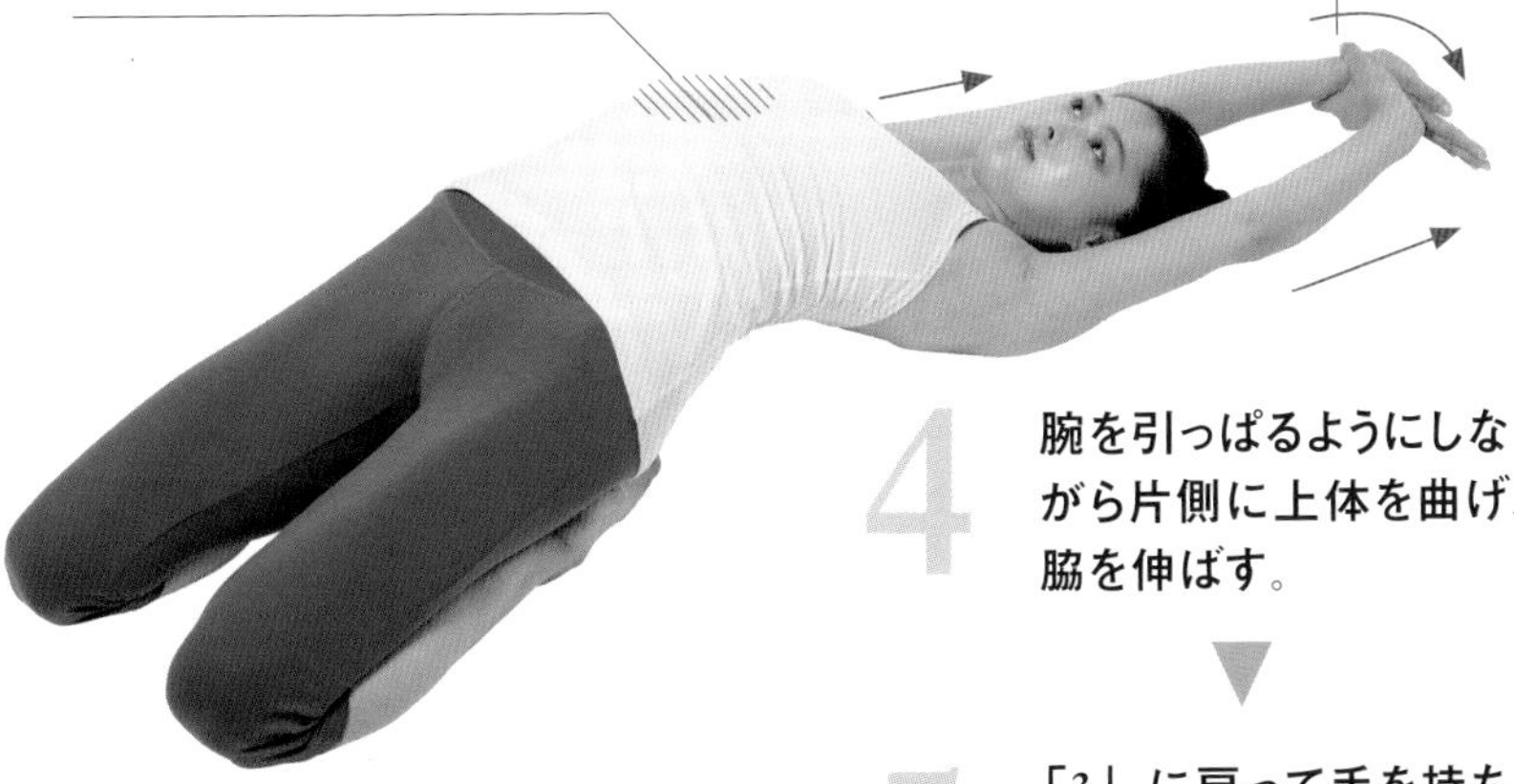
肋間が伸びて背中の中心に
集まる力を意識すること
反対側へ曲げるときは、手首
を持ち替えよう

4

腕を引っぱるようにしながら片側に上体を曲げ、脇を伸ばす。

▼

5

「3」に戻って手を持ち替え、反対側も同様に。

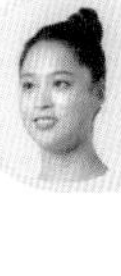

できなくても無理のない範囲で続けることで効果が出てくる。

胸椎8番の呼吸法

胸椎8番へ酸素を導くとともに胸郭を引き上げ、心肺への圧迫を解消して負担を和らげる呼吸法です。

酸素を導き、心肺機能を整える

こんな症状にも

喘息　高血圧　がん治療の一助
動悸　不整脈　イライラ　慢性病

1 正座をして背すじを伸ばし、軽く目を閉じる。

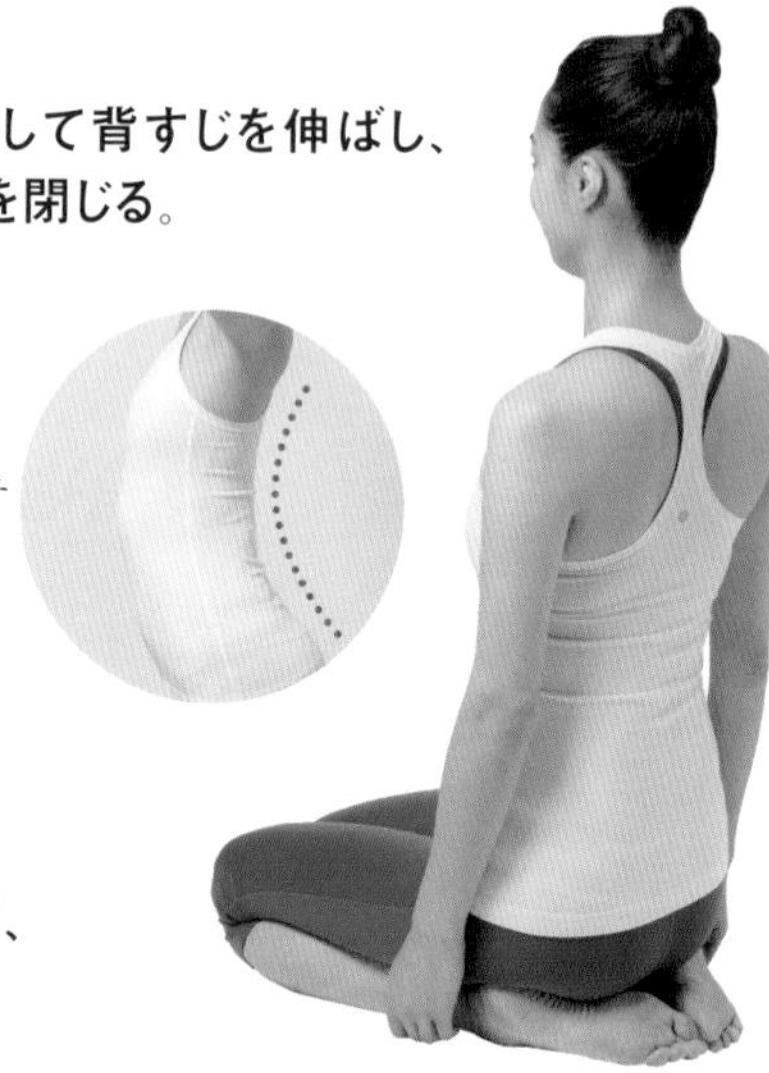
アーチ

2 体を少し前へ傾けて、胸椎8番を意識する。

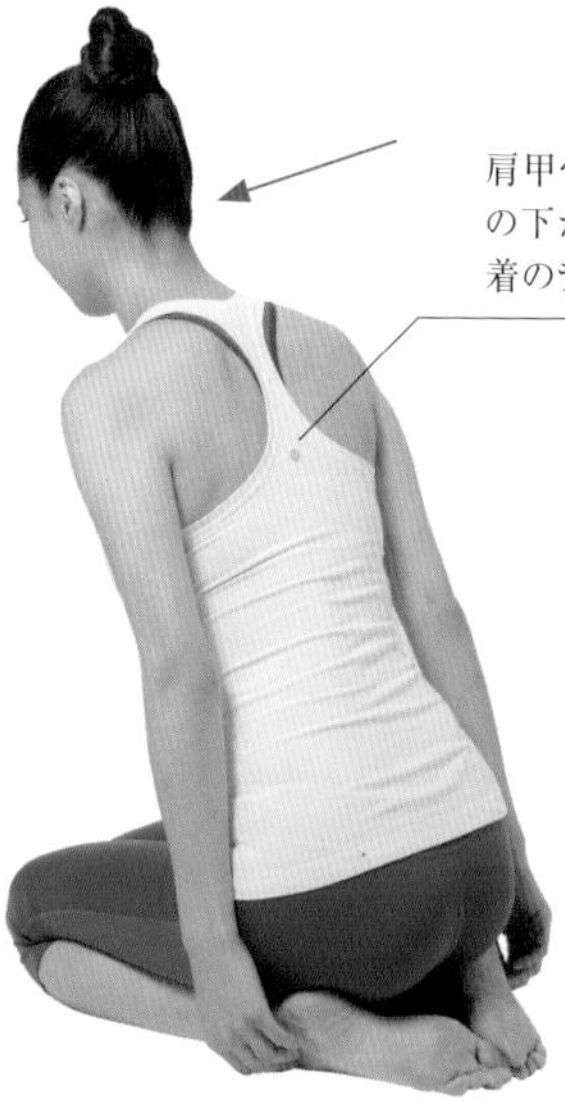
肩甲骨の下を左右結んだところの下が胸椎8番。（女性なら下着のライン上にある）

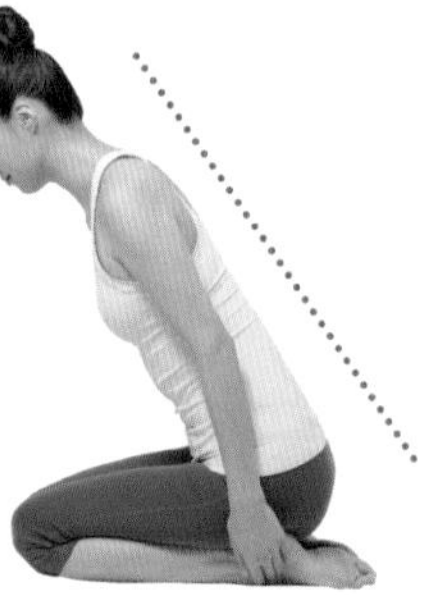
かかととお尻が離れない程度の軽い前傾姿勢になる

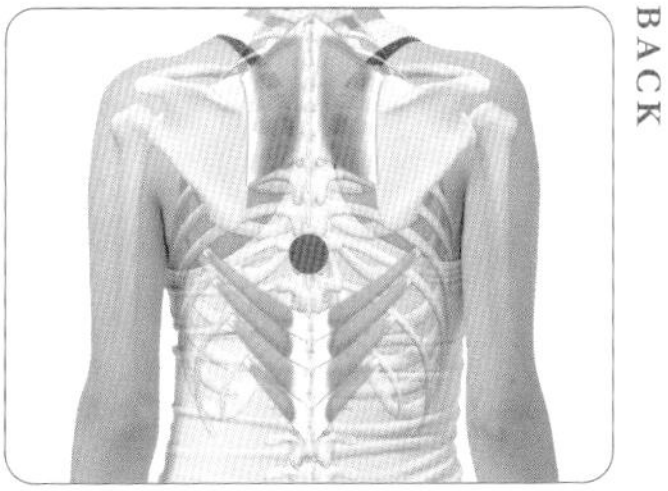

胸椎８番を常に意識すること

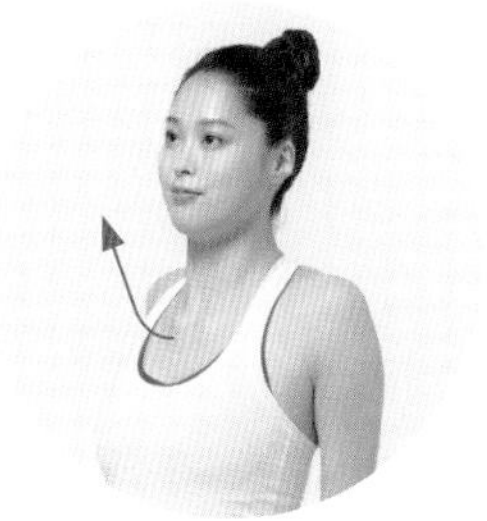

胸鎖関節（左右の鎖骨が接する場所）を斜め上へ向けるような意識で!

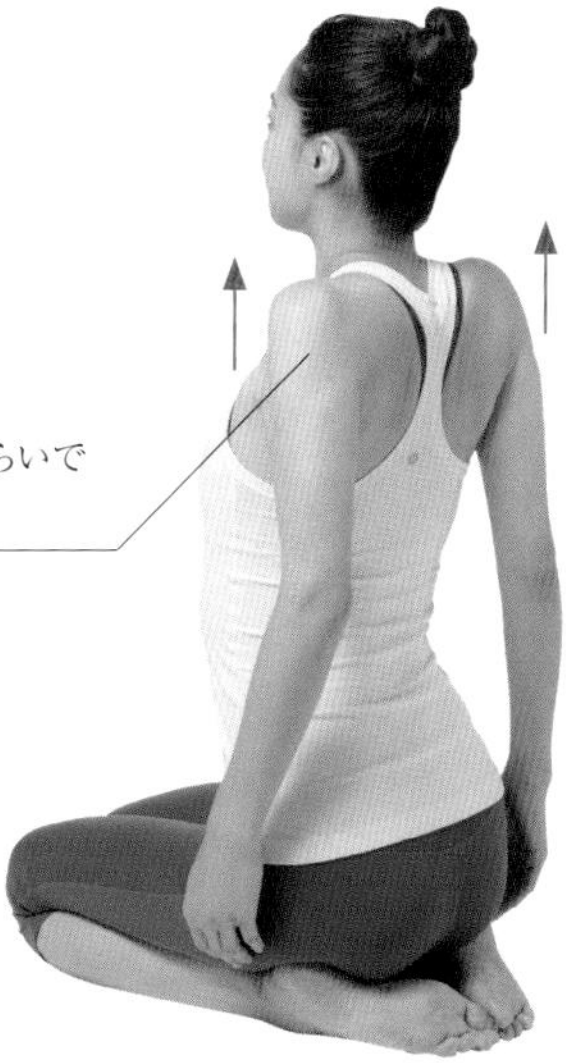

肩は軽く上げるくらいで力まないように

3 息を吸いながら、肩を持ち上げるように上体を起こす。

▶

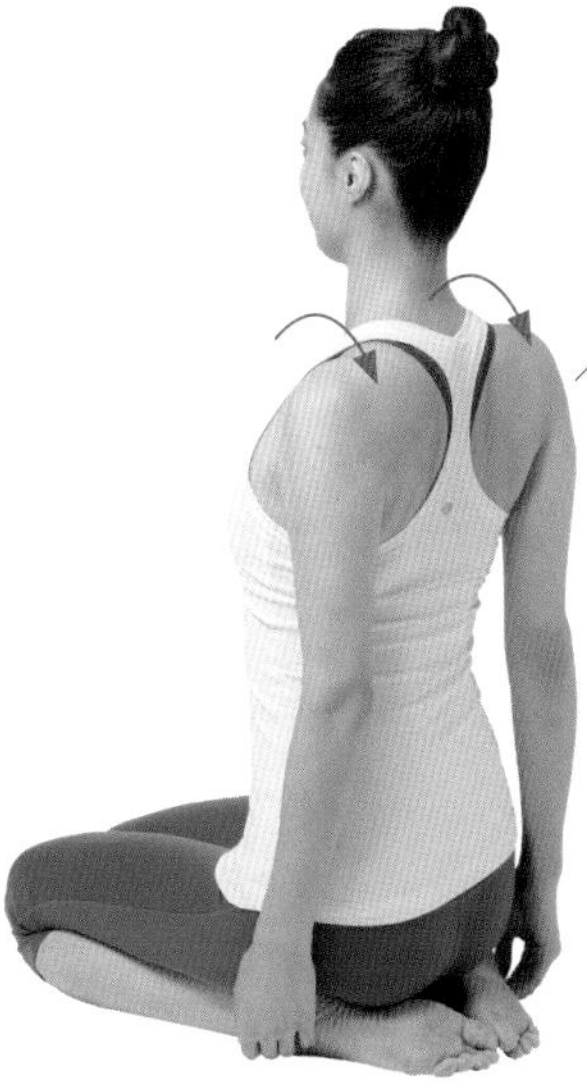

胸を少し開くような気持ちでゆっくり下ろす

ココがPOINT!
胸から上を胸椎８番の上に、軽く乗せるようなイメージで！

4 息を吐きながら両肩を胸椎８番へ乗せるようにゆっくり下ろす。

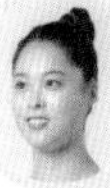

終了後も胸椎８番に上体が乗っている状態をキープ!

肋骨を引き上げて胸郭を広げる

胸骨と胸椎5番とを結ぶラインを軸に肋骨を引き上げることで、胸郭を広げて心肺を圧迫から解放し、機能の回復を図ります。

こんな症状にも

花粉症　低血圧　喘息
睡眠障害　風邪

1 ひざ立ちになって、手のひらを上にして指を組む。

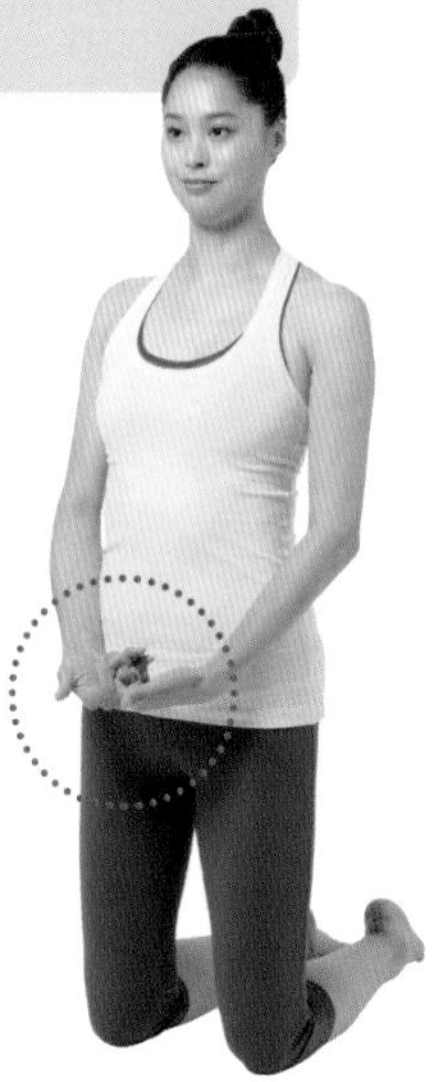

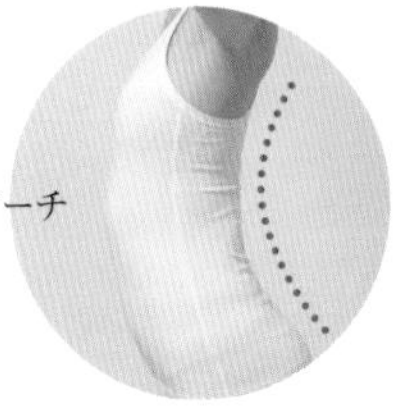

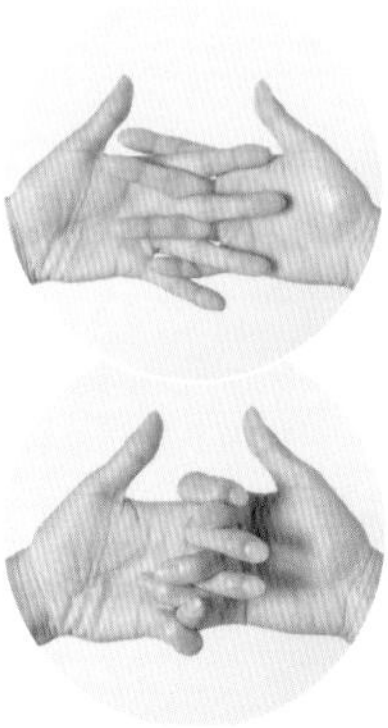

指の組み方

両手の指を伸ばして組み、第二関節が引っかかるように指を曲げる

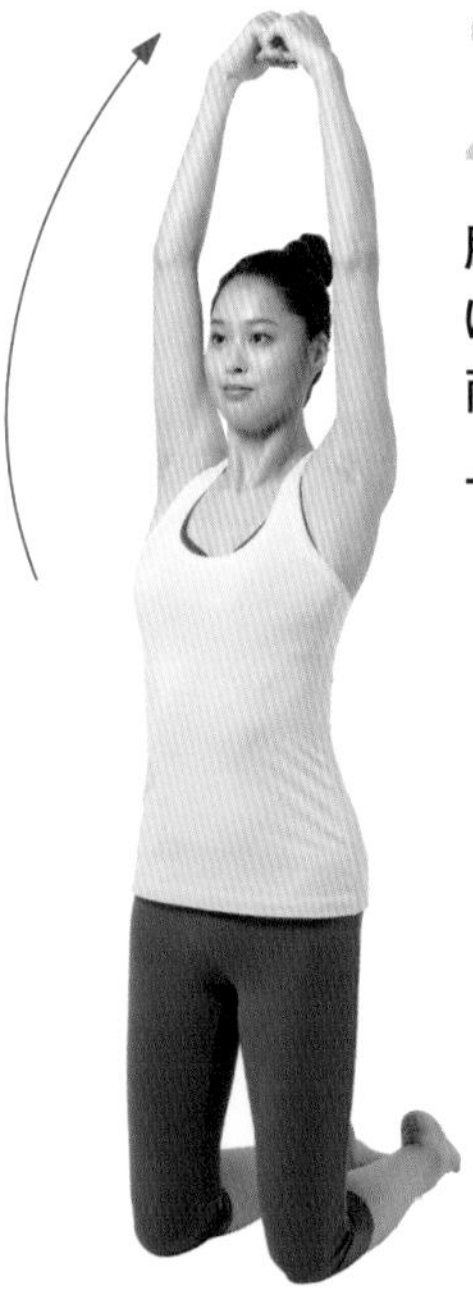

2 肋骨を持ち上げる気持ちで、両手を頭上へ上げる。

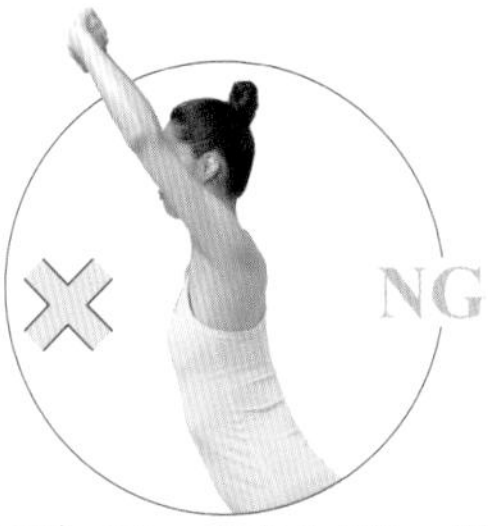

背中が丸まる、反りすぎる、腕が上がっていないのはNG。

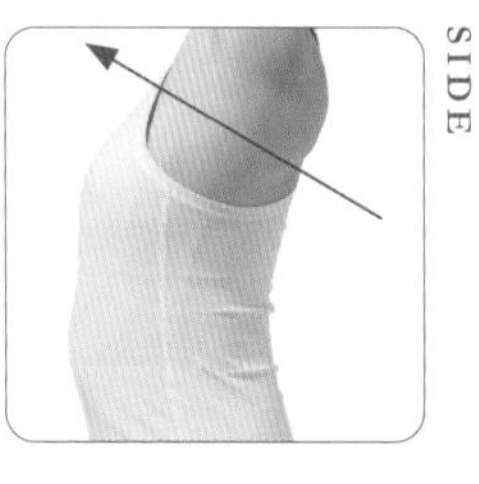

体の中に胸骨と胸椎5番を結ぶラインをイメージし、そこを軸と考えて行おう

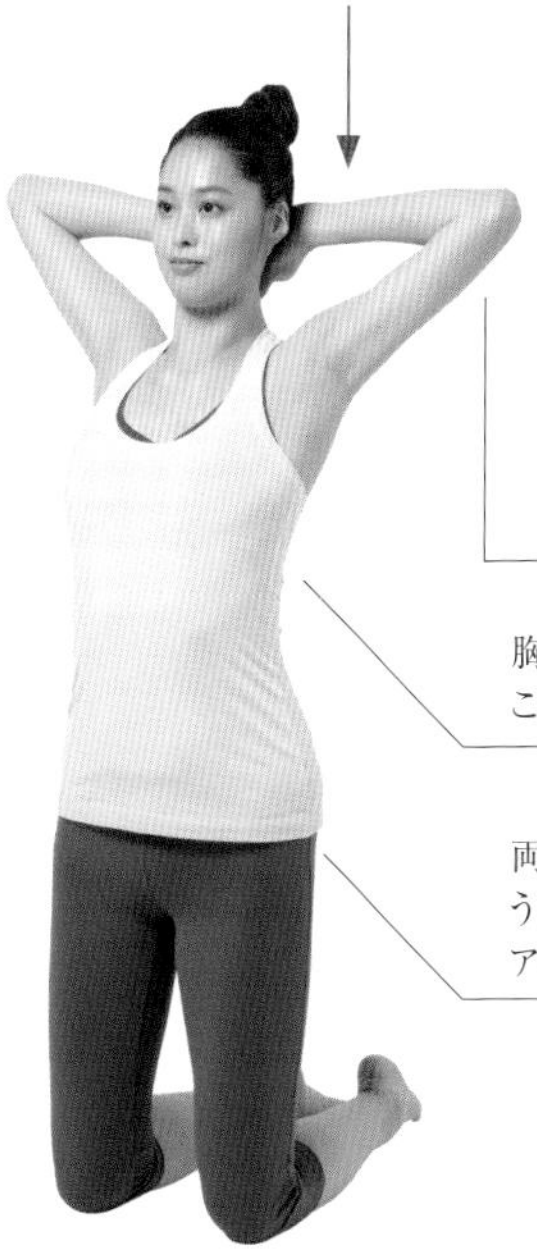

3　ひじを曲げていき、組んだ指を後頭部にあてる。

ひじを両側に開きながら手首を回して手のひら側を後頭部へ

胸骨から背中への軸に力が集まることを感じよう！

両手を下げるときに、少しお尻をうしろへ突き出すようにすると腰のアーチを保ちやすい

BACK

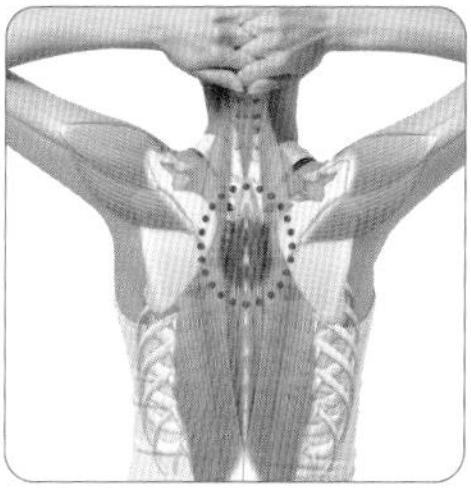

背中側では、肩甲骨の内側に力が集まってくることを感じ取れるとよい

▼

4　ひじを左右交互にゆっくり伸ばす。

手のひらの位置を変えないこと

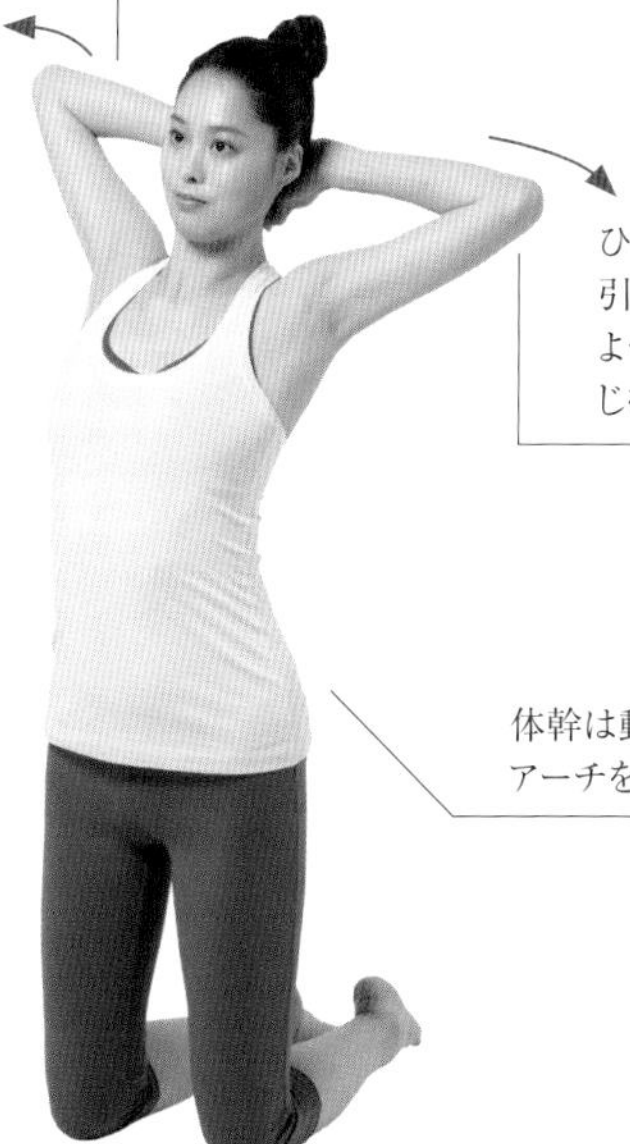

ひじの先が糸で引っぱられているような感じで、ひじを外へ伸ばす

体幹は動かさず、腰のアーチをキープする

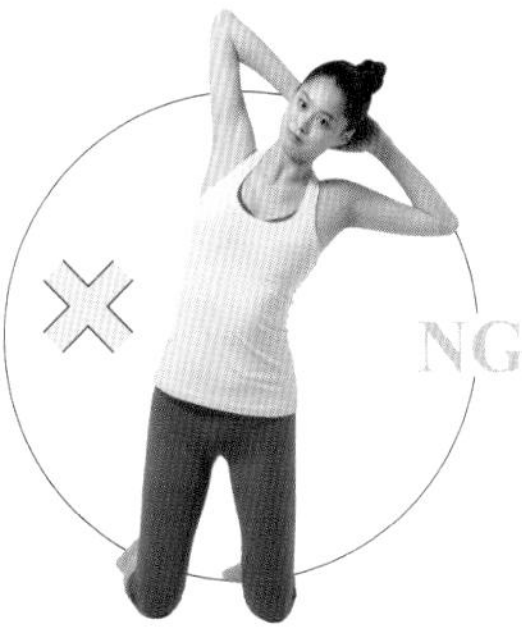

体が曲がると力が逃げて効果がない。小さくゆっくり動かそう

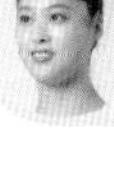

終了時、胸が開いて呼吸が楽に入った状態を普段もキープしよう。

内転筋を使った骨盤挙上体操

骨盤の下がりや左右差を内転筋の力で整える体操です。婦人科系の不調や産前産後の骨盤調整にもおすすめです。

内転筋の力で骨盤の状態を整える

こんな症状にも

生理不順　生理痛　子宮筋腫
婦人科系の感染症　腰が重い
腰に力が入らない　産前産後の骨盤調整
更年期障害

1 仰向けになって両手を頭上へ伸ばす。

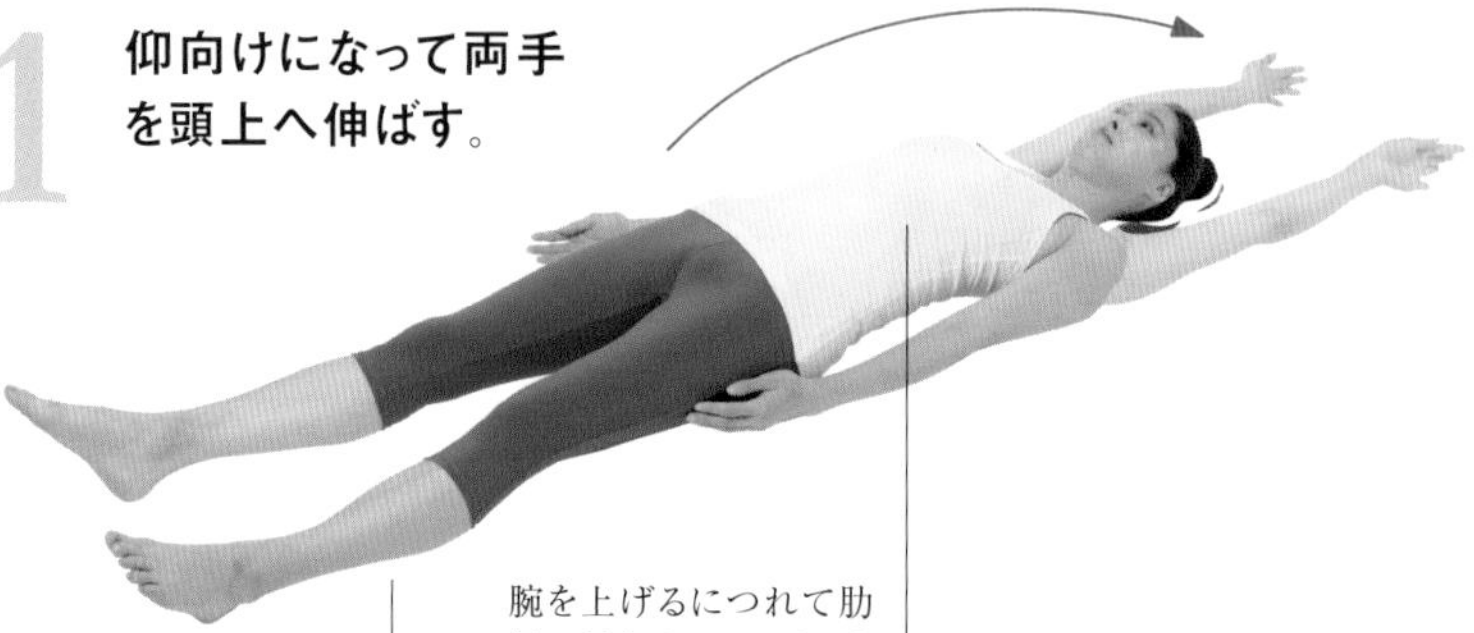
腕を上げるにつれて肋骨が持ち上がってくる感じがあるとよい
足は自然な状態で

▼

2 床を滑らせるようにひじを曲げていく。同様に両脚を開く。

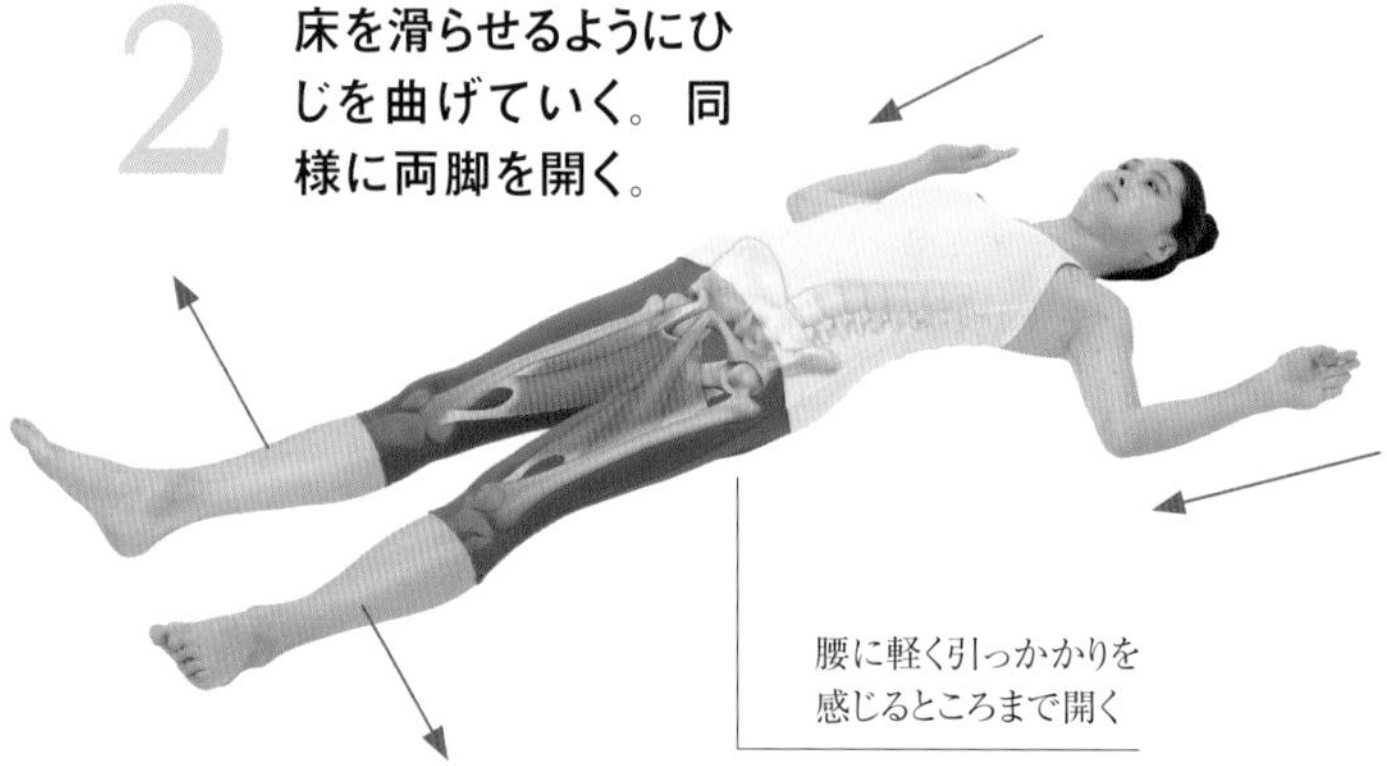
腰に軽く引っかかりを感じるところまで開く

3 内転筋を使って、腰幅くらいまでゆっくりと脚を閉じる。

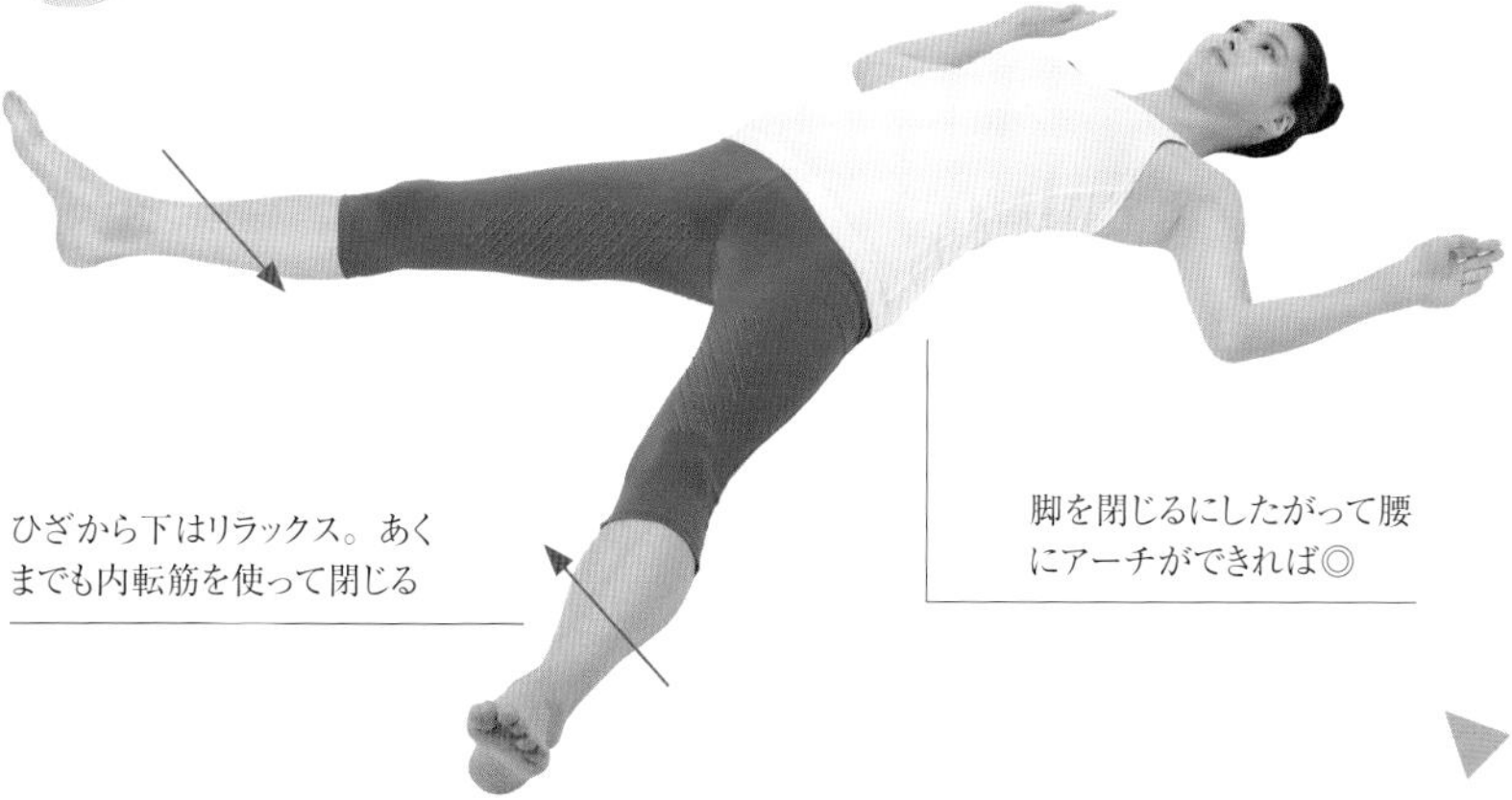

ひざから下はリラックス。あくまでも内転筋を使って閉じる

脚を閉じるにしたがって腰にアーチができれば◎

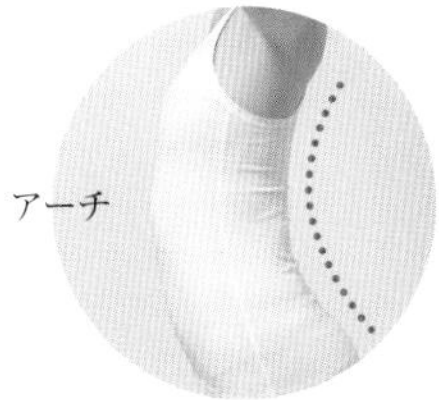

4 かかとを左右交互に押し出すイメージで伸ばす。左右数回ずつ伸ばして終了。

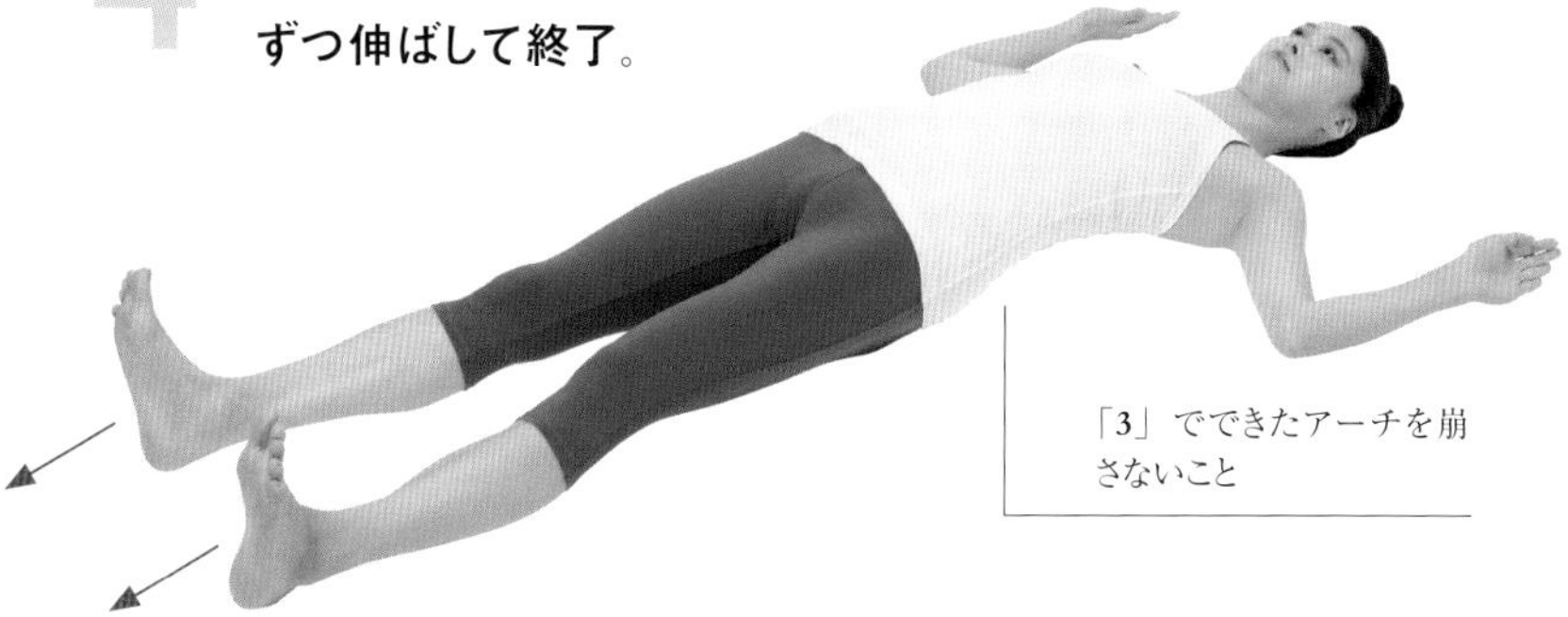

「3」でできたアーチを崩さないこと

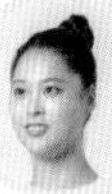

定期的に行って骨盤をよい状態に維持すると生理等の不調が楽に。

腰椎4番の捻転体操

生殖器と関連深い腰椎4番へ力を集めるために、足の重さと腕の角度を利用する体操です。

腰をひねりながら力を集めて刺激

こんな症状にも

婦人科系の感染症　生理痛　生理不順
その他婦人科系の不調　腰痛
膝痛　ニキビ

1 仰向けになり、両手両足を閉じる。そこから右手を頭上へ。

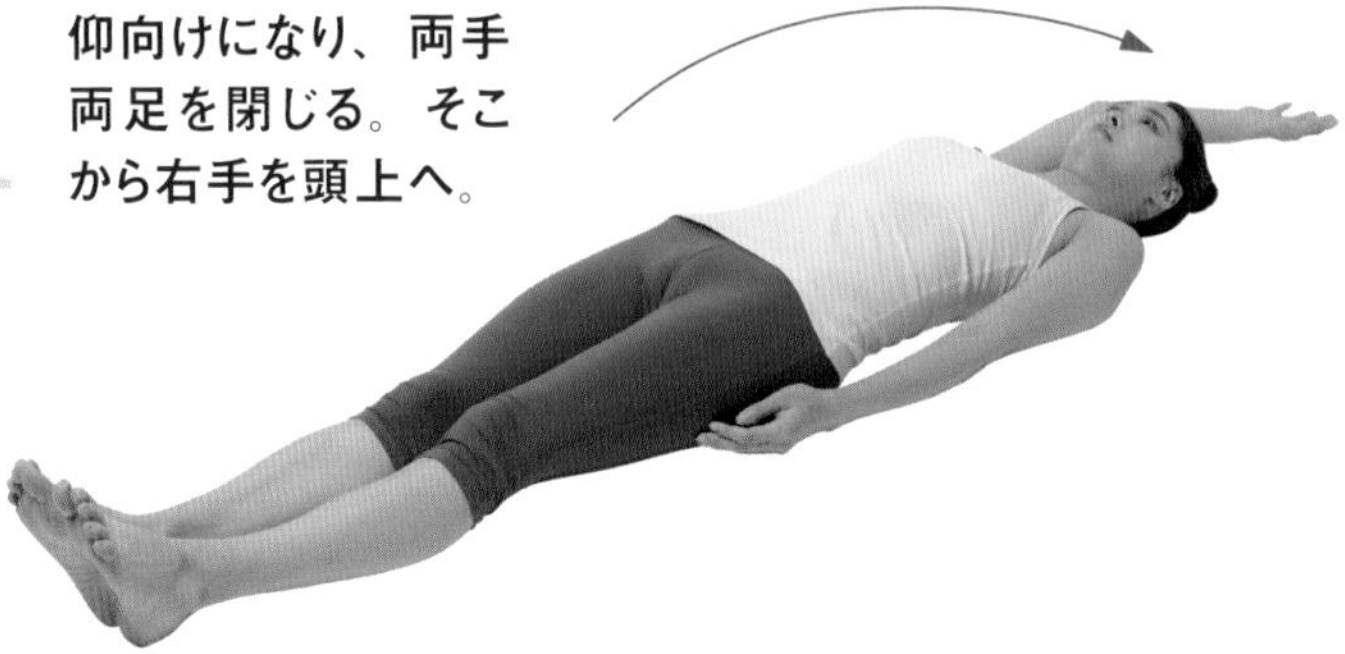

▼

2 左脚を床から離さないよう、滑らせながらひざを曲げる。

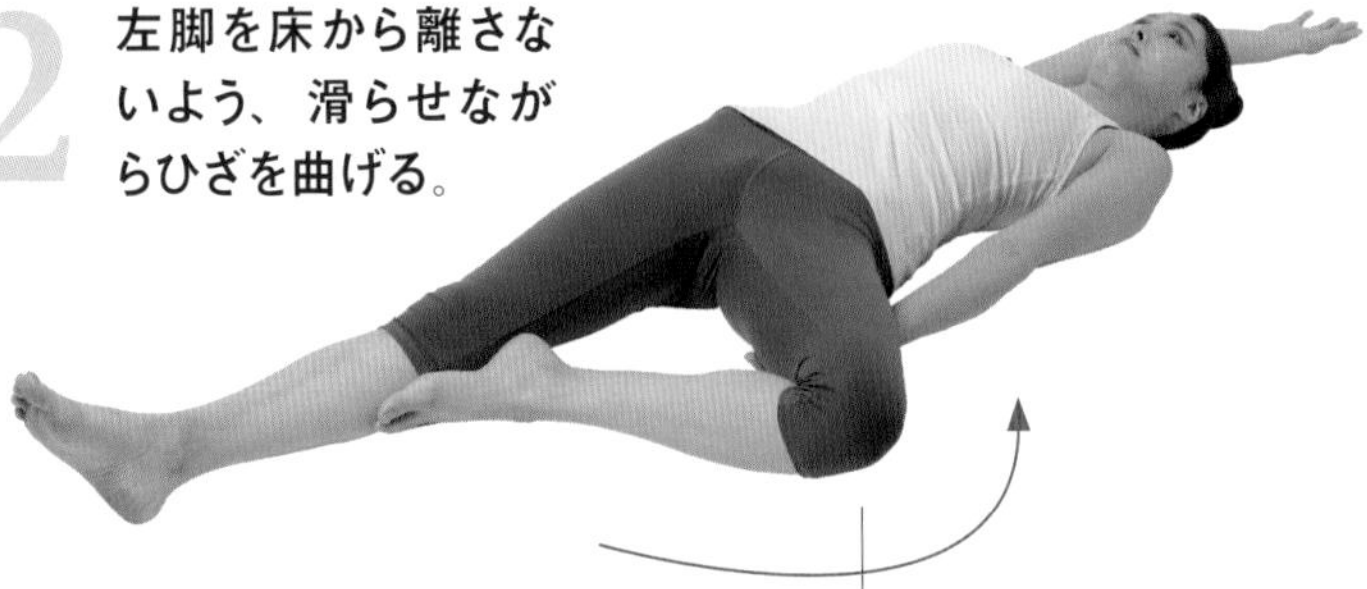

脚の付け根から動かし、直角くらいまでひざを曲げる

脚の動きにつれて、腰→側腹
の順で床から自然に離れる

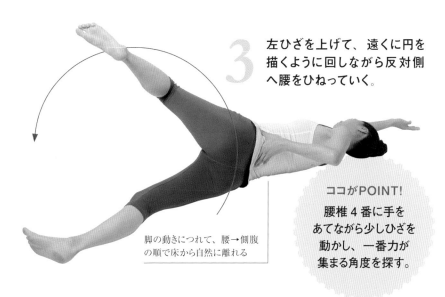

3 左ひざを上げて、遠くに円を描くように回しながら反対側へ腰をひねっていく。

ココがPOINT!

腰椎 4 番に手をあてながら少しひざを動かし、一番力が集まる角度を探す。

▼

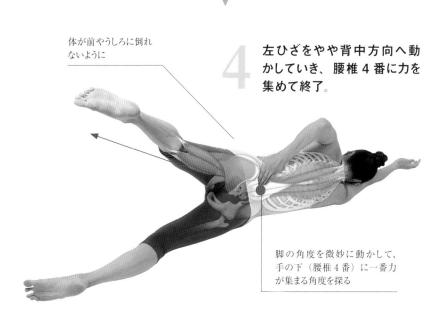

4 左ひざをやや背中方向へ動かしていき、腰椎 4 番に力を集めて終了。

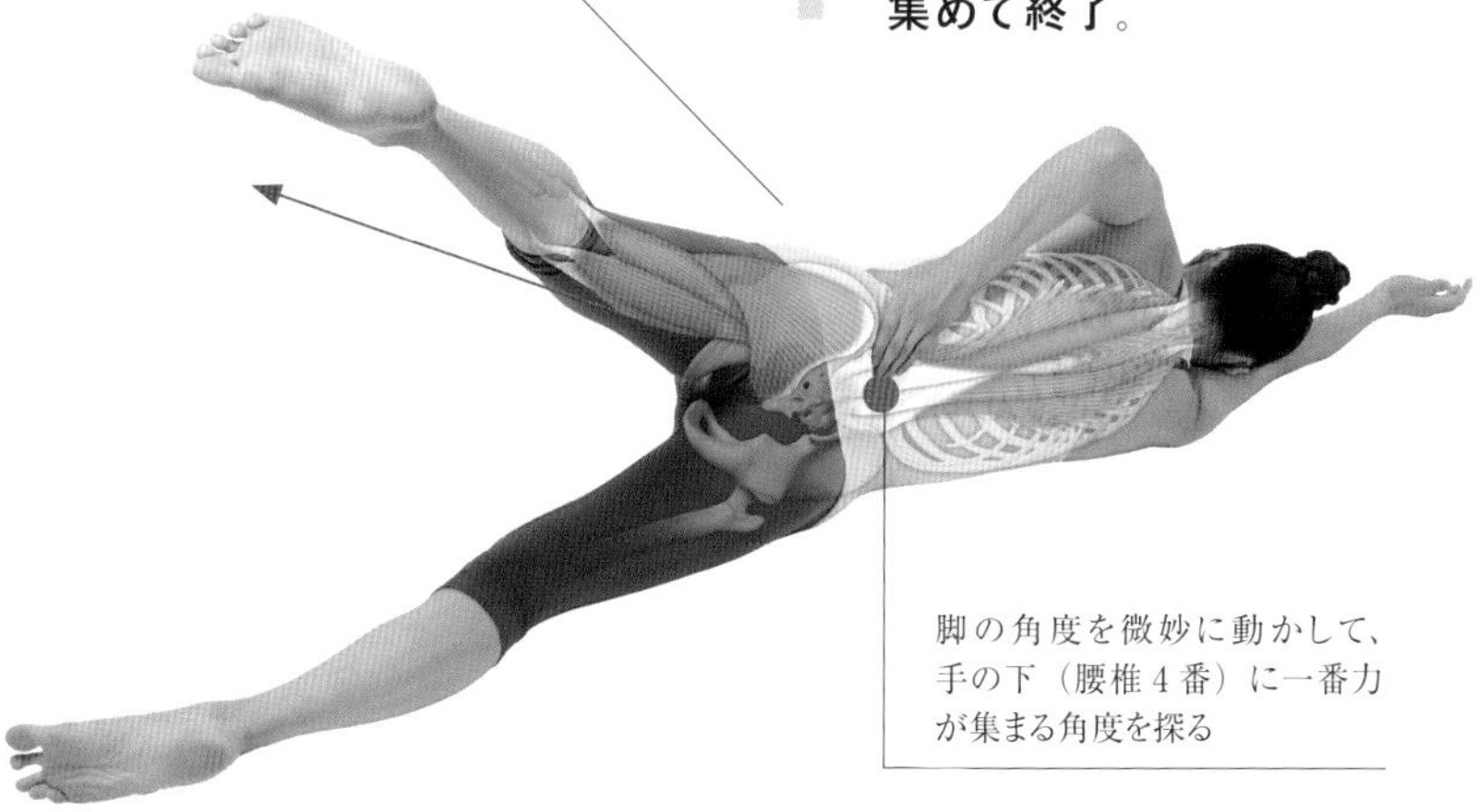
体が前やうしろに倒れ
ないように
脚の角度を微妙に動かして、
手の下（腰椎 4 番）に一番力
が集まる角度を探る

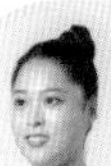

人によりひざの角度が異なる。
ベストな角度を見つけよう。左右行ってみよう。

大の字体操

開いた肩甲骨を内に寄せて、呼吸器系や循環器系に関連深い胸椎3・4番に働きかけ、骨盤の安定化をうながします。

肩甲骨の間にある胸椎を深く刺激

こんな症状にも

花粉症　喘息　アトピー性皮膚炎
低血圧　婦人科系の感染症
生理痛（足湯と併用）　慢性疲労

1 仰向けに寝て、両手両足をまっすぐ伸ばす。

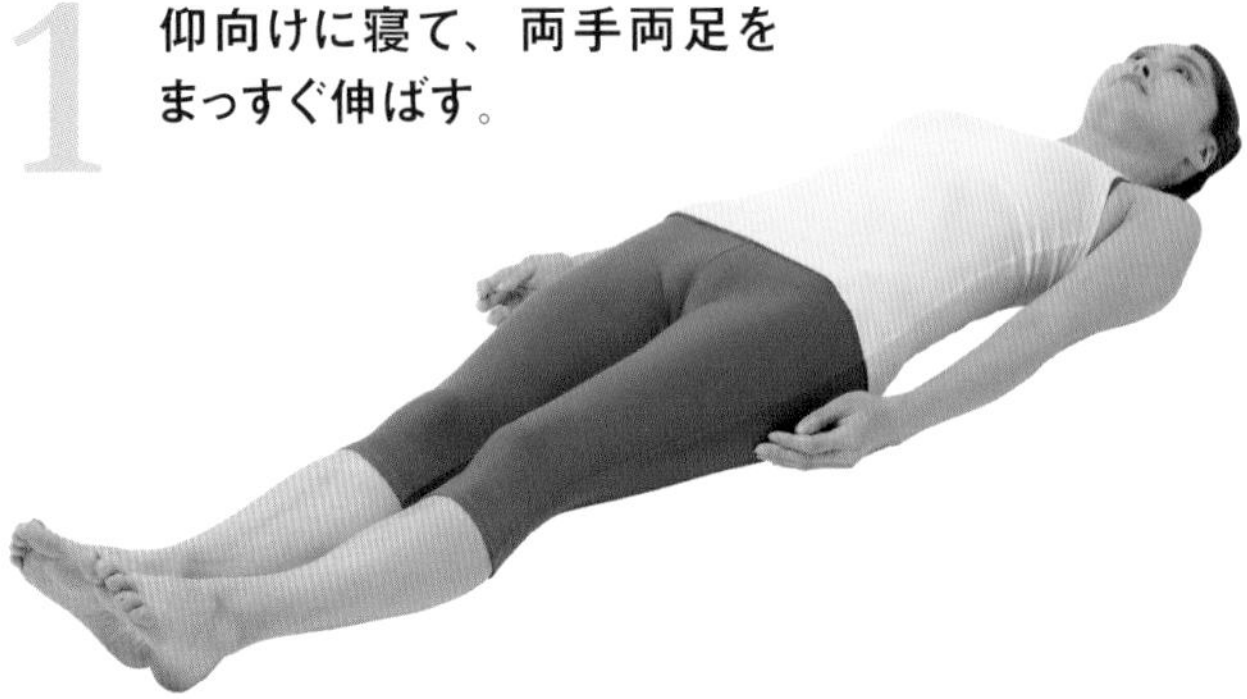

▼

2 ひじを曲げずに両手を頭上へ。

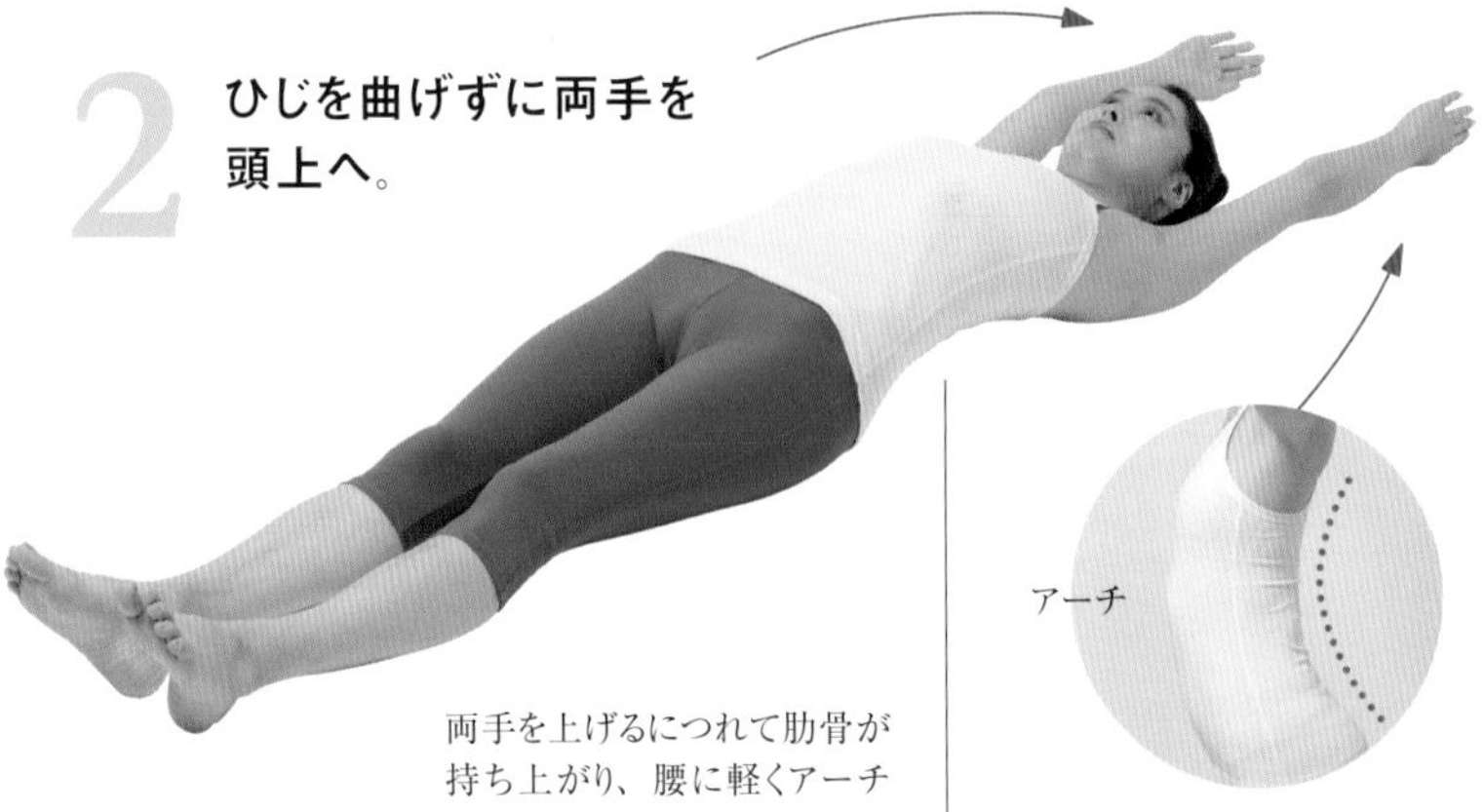

両手を上げるにつれて肋骨が持ち上がり、腰に軽くアーチができる

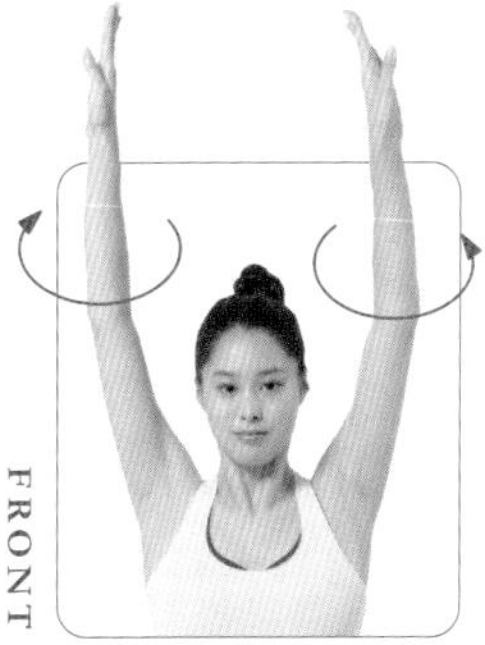

左右肩甲骨の中央に力が
集まることを意識しよう！

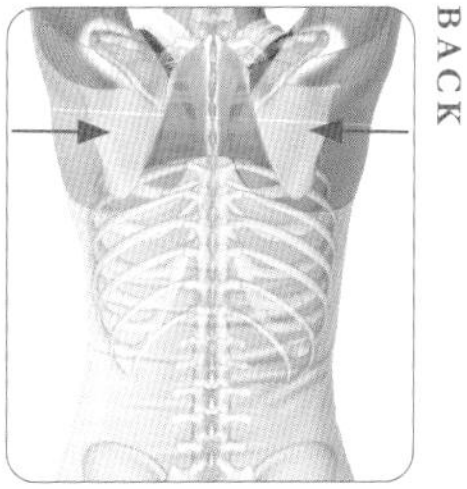

手のひらを反す際は、手首
だけではなくひじから回す

3 両手を指先方向へ伸ばしながら、手のひらを外側へ返す。

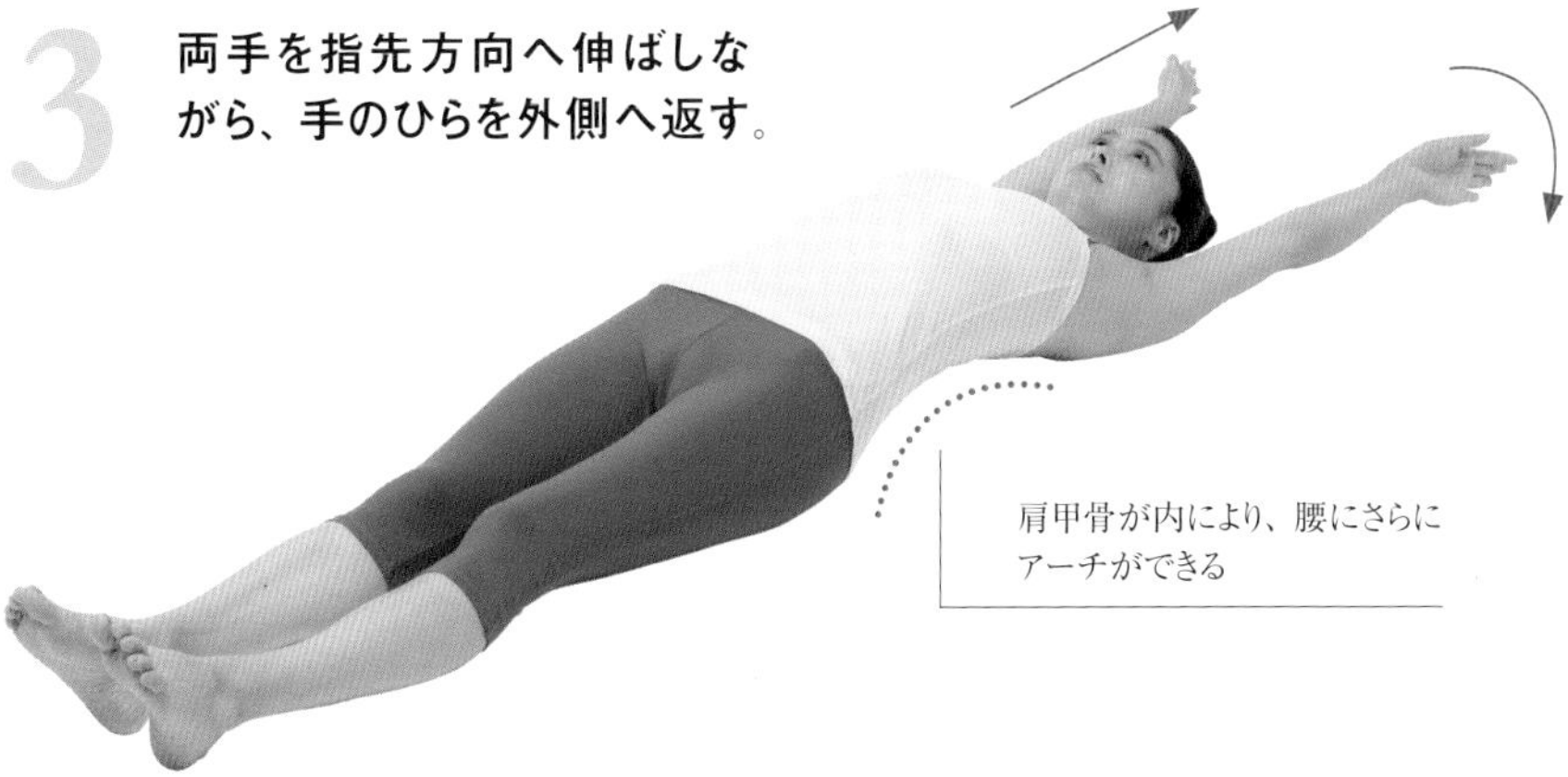

肩甲骨が内により、腰にさらに
アーチができる

4 両手を肩幅まで狭めて、指先方向へ交互に伸ばす。

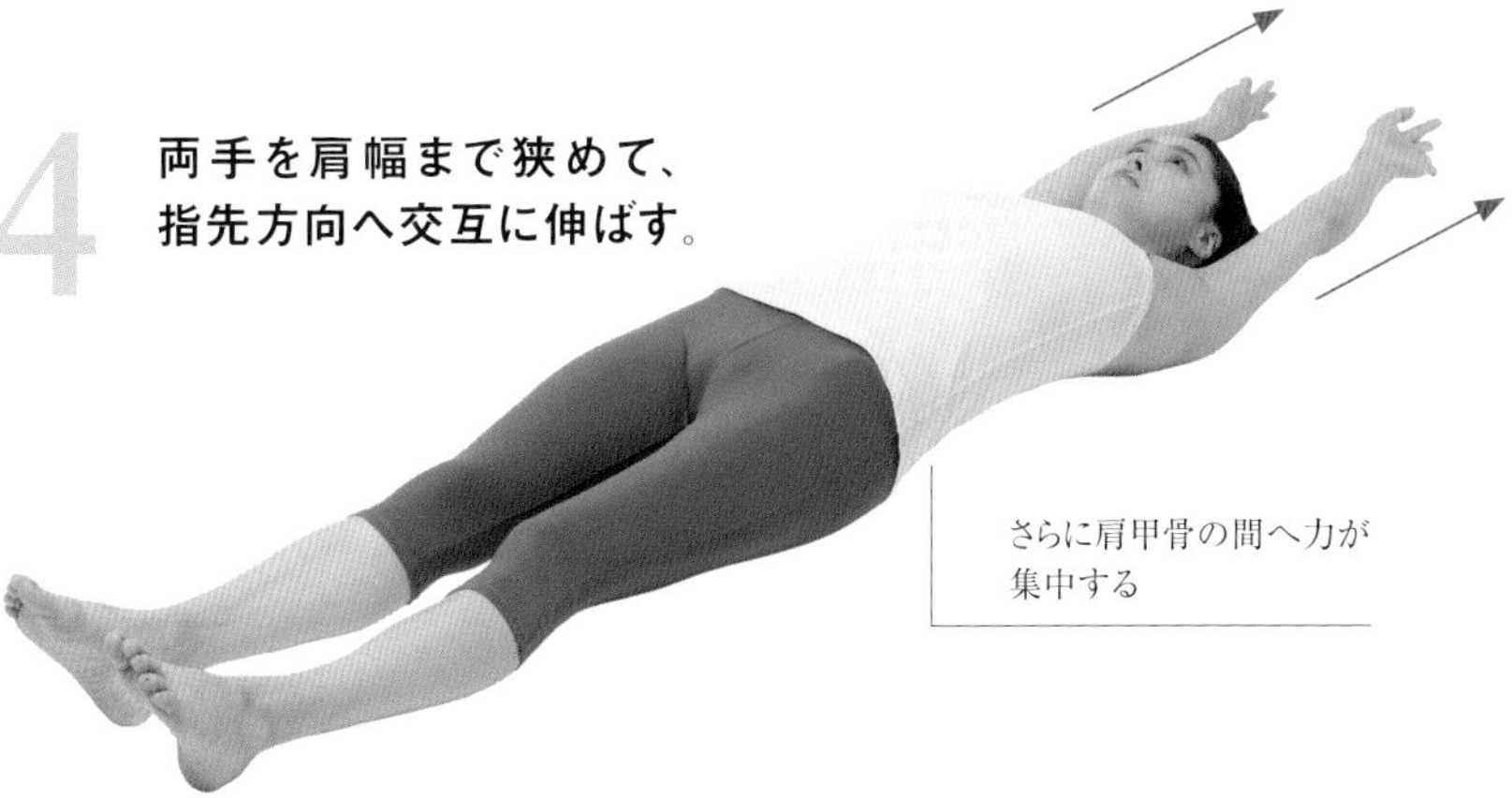

さらに肩甲骨の間へ力が
集中する

次のページ（P136 ～ P137）に続きます。

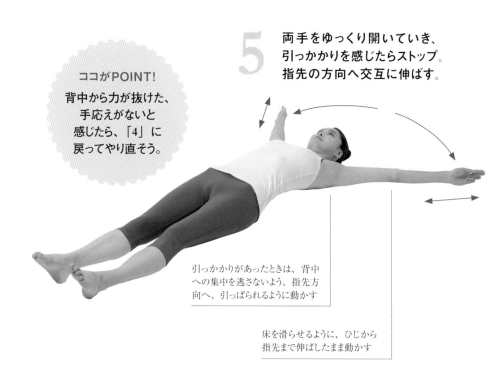

5 両手をゆっくり開いていき、引っかかりを感じたらストップ。指先の方向へ交互に伸ばす。

ココがPOINT!

背中から力が抜けた、手応えがないと感じたら、「4」に戻ってやり直そう。

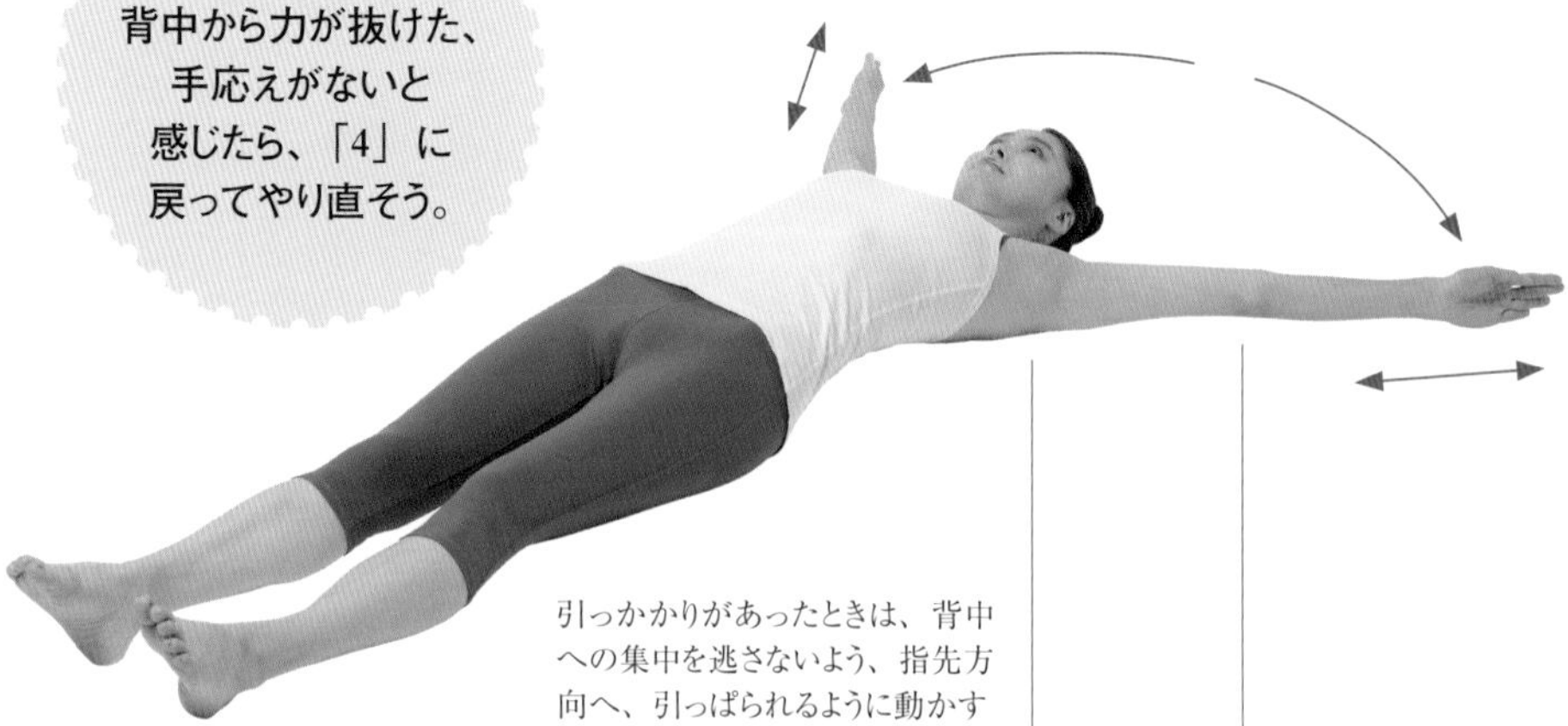

引っかかりがあったときは、背中への集中を逃さないよう、指先方向へ、引っぱられるように動かす

床を滑らせるように、ひじから指先まで伸ばしたまま動かす

▼

6 両手を頭上へ戻し、再度交互に、指先方向へ伸ばす。

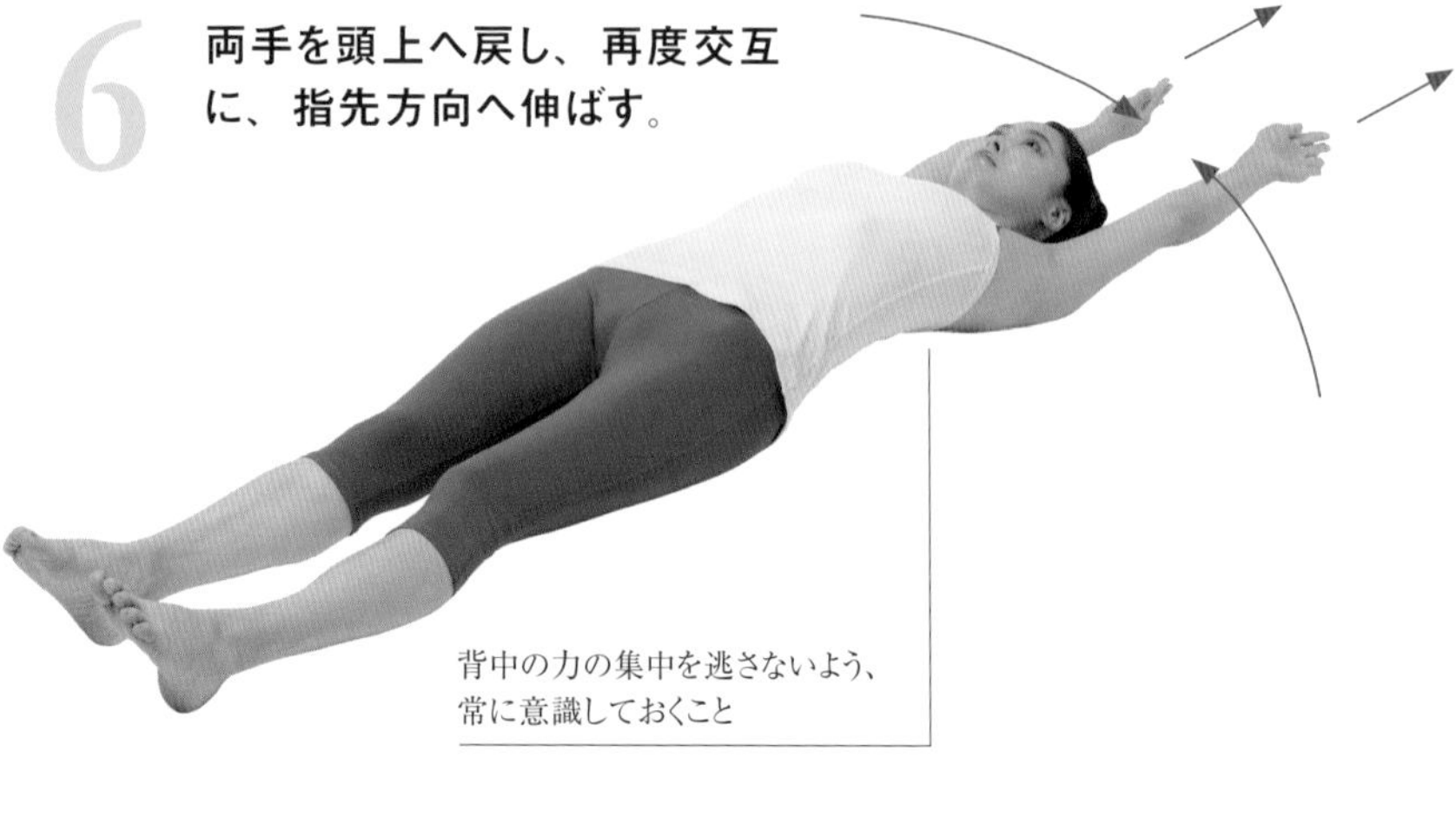

背中の力の集中を逃さないよう、常に意識しておくこと

7 ひじを曲げ、円を描くように下ろしていく。

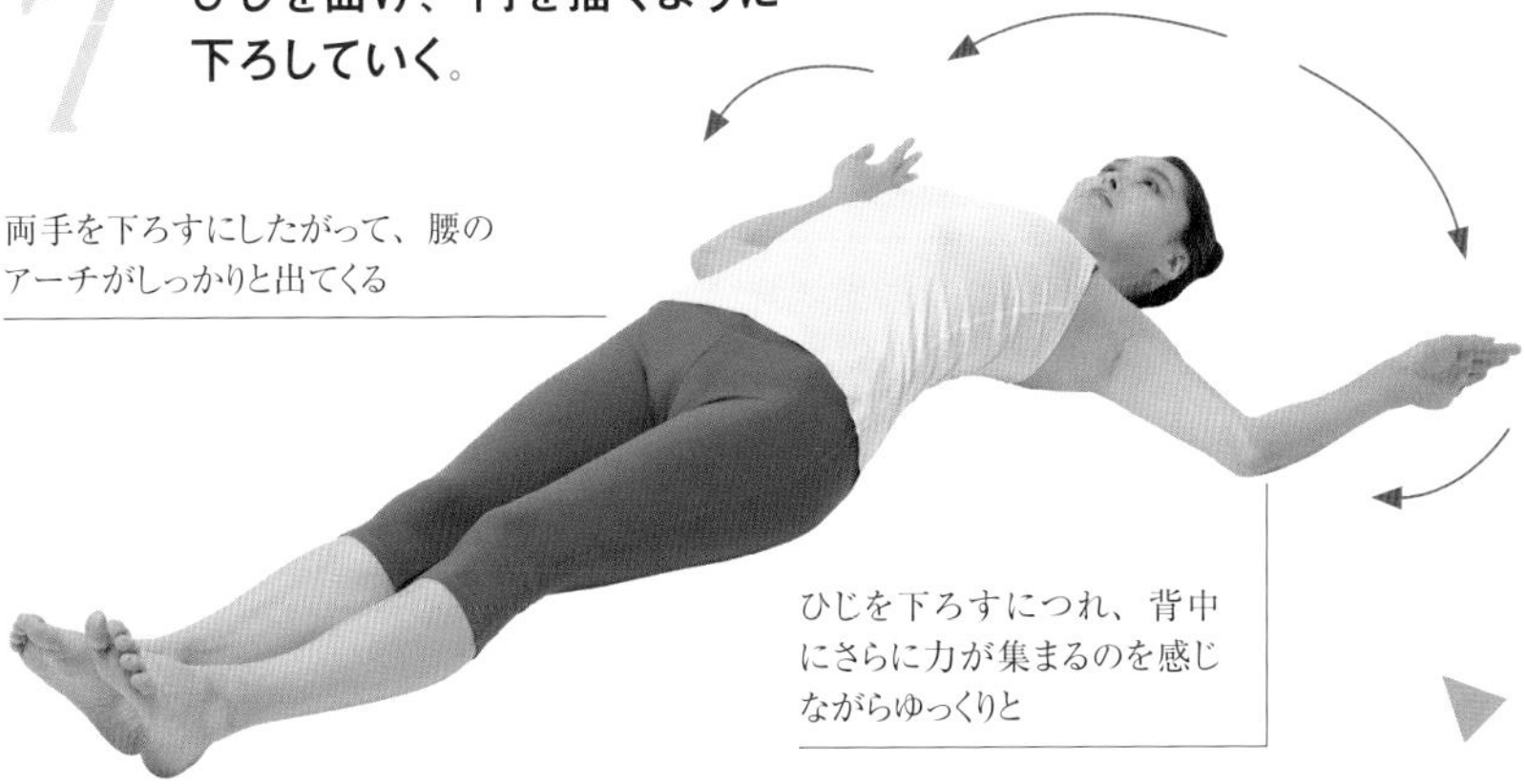
両手を下ろすにしたがって、腰のアーチがしっかりと出てくる
ひじを下ろすにつれ、背中にさらに力が集まるのを感じながらゆっくりと

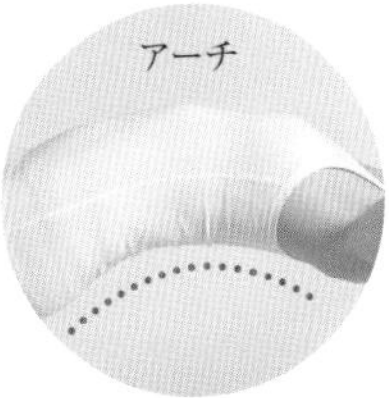
アーチ

8 これ以上下りなくなったらひじを伸ばし、前腕をゆっくり体に近づける。両手が体についたら、ゆっくりと力を抜く。

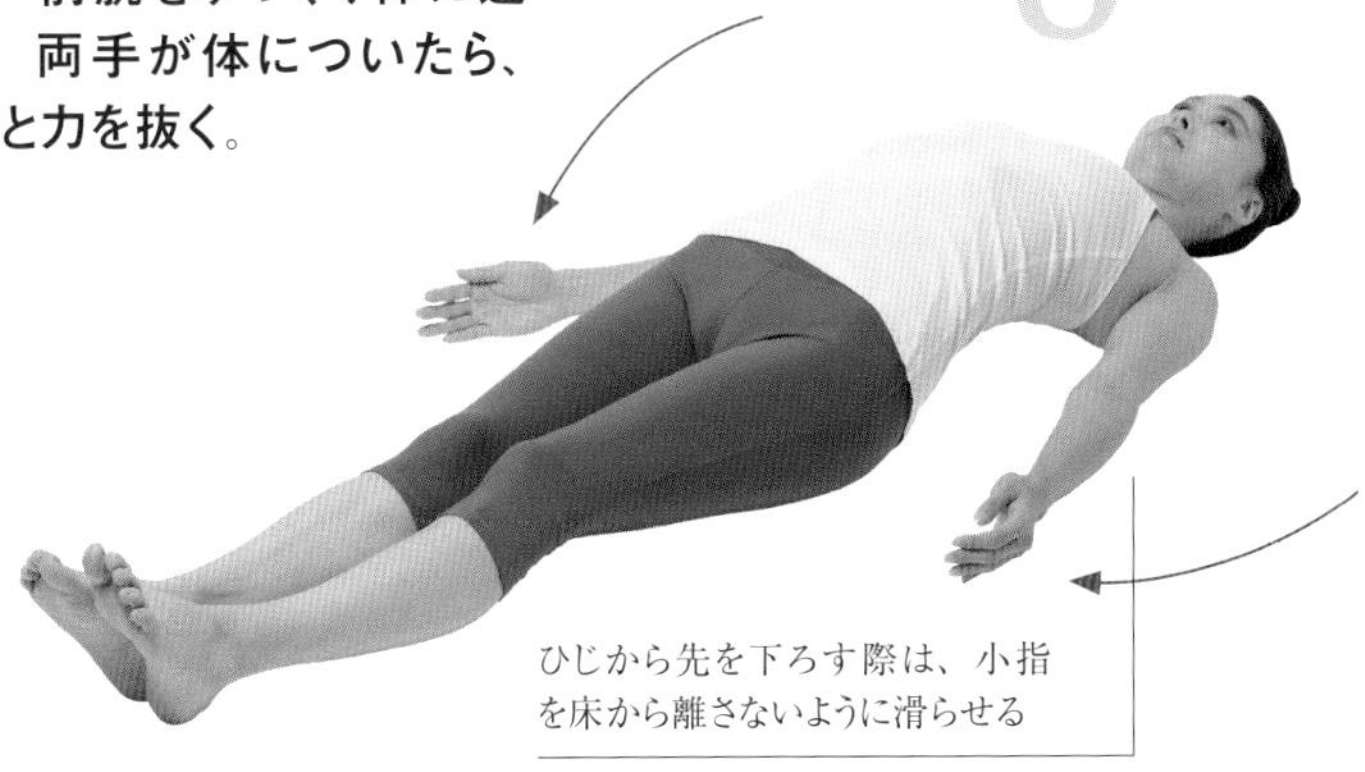
ひじから先を下ろす際は、小指を床から離さないように滑らせる

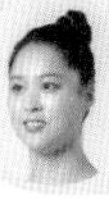

引っかかりや違和感こそ不調の場所。そこをゆるめよう。

胸椎９番に力を集めて肝臓を活性化

第9肋骨を経由して胸椎9番へ力を集めて刺激することで代謝や解毒の中枢・肝臓の活性化と回復をうながします。

こんな症状にも

アトピー性皮膚炎　慢性的なストレス
熱中症　二日酔い　白血球の数値の改善

1 横向きに寝て、下の手を伸ばして枕にする。

上の手は、ひじを曲げて力を抜き、体の上に乗せる

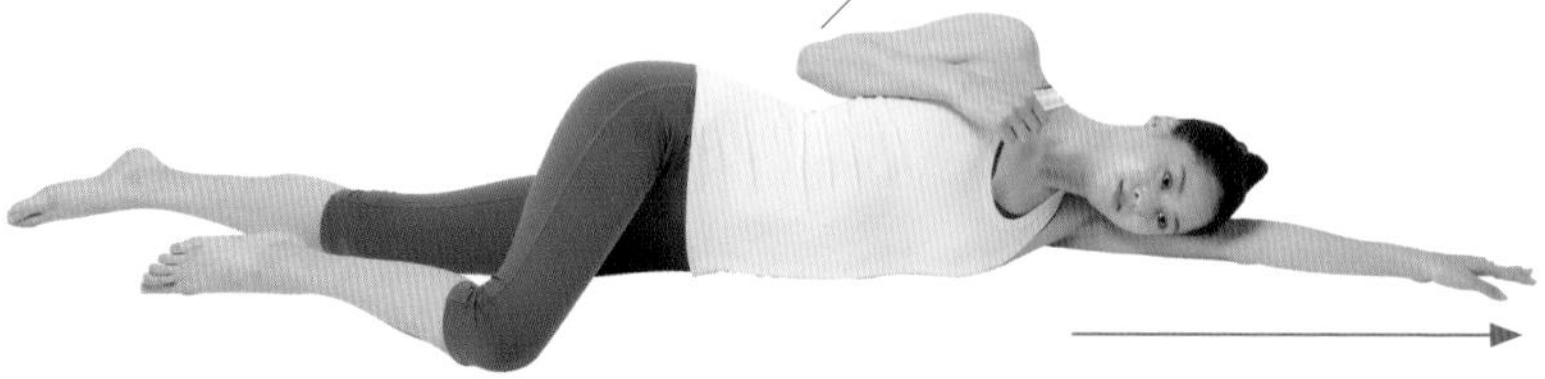

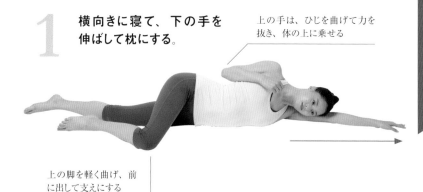

上の脚を軽く曲げ、前に出して支えにする

▼

2 上のひじをゆっくりと上げ、肩の高さよりやや上でストップ。

ひじを上げるにつれて肋間の張りや伸びを感じよう

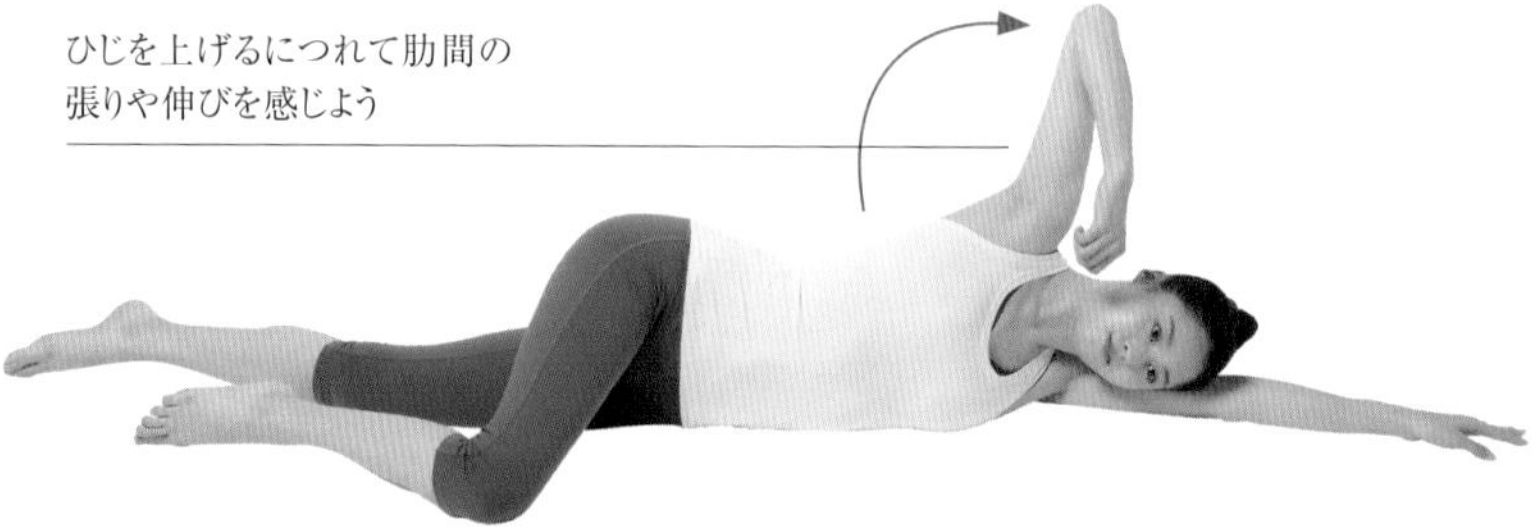

3 ひじから先を伸ばし、腕の重みで肋骨の下の方を刺激する。数呼吸分キープし、ゆっくりと力を抜く。

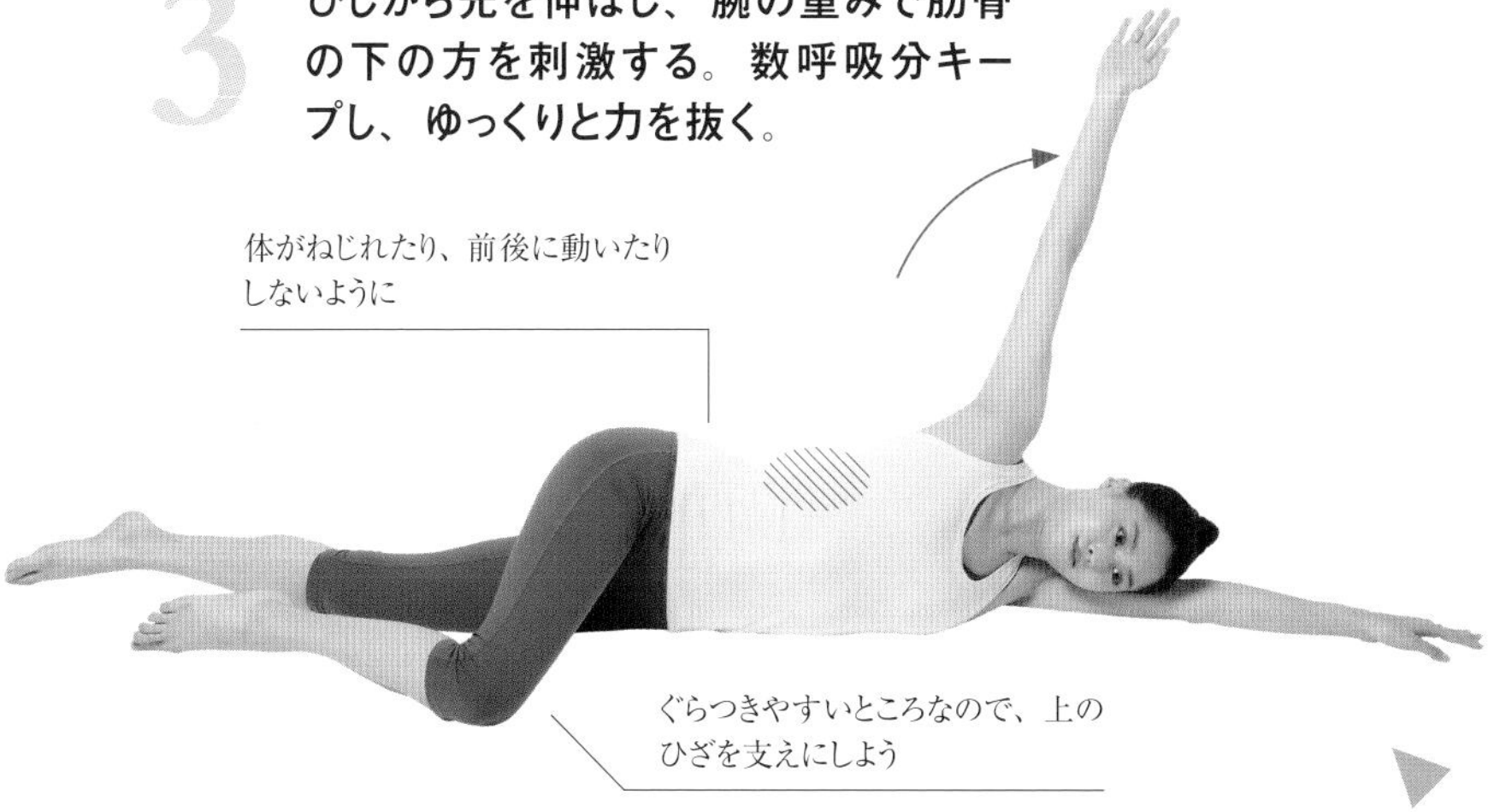
体がねじれたり、前後に動いたりしないように
ぐらつきやすいところなので、上のひざを支えにしよう

BACK

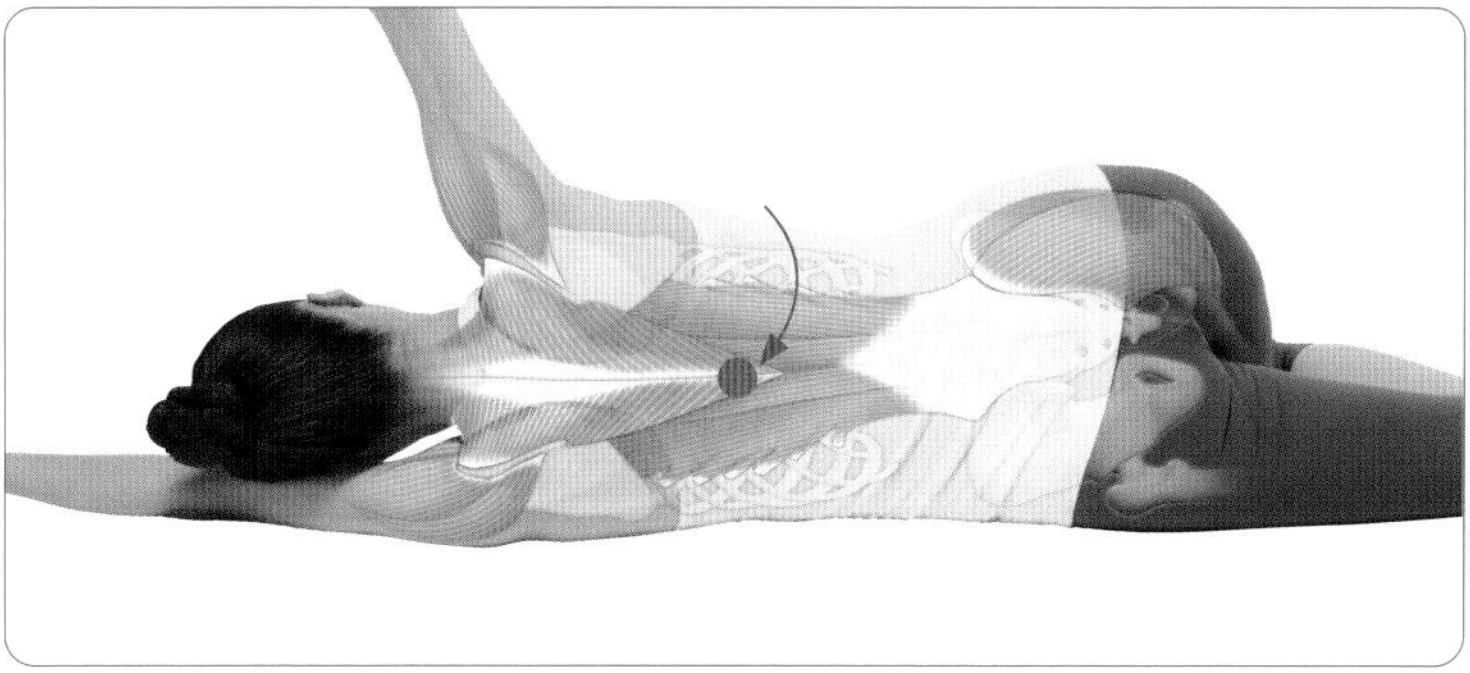

胸椎９番は、肩甲骨下端のラインの少し下にある第９肋骨とつながる。腕を伸ばすにつれて、第９肋骨に力が集まってくることが感じられればOK

4 肝臓は右側にあるので、右のみをていねいに行って終了。

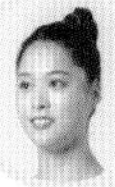
薬の服用数が多い人やお酒の頻度が高い人は、毎日実践するとよい。

人体力学・井本整体について

井本整体主催の井本邦昭は、 井本整体を創始した父に５歳から整体法の手ほどきを受け、 その後、 ヨーロッパで鍼灸を指導しながら、 ヘルベルト・シュミット教室（ドイツ）、 ヘルマン・マッテル教室（スイス）で西洋医学を学びました。 父の没後、 井本整体を継承、 発展させ、 日本のみならず海外でも整体法の普及に努めています。 整体指導のため、 山口と東京を往復する多忙な日々を送りながら、 技術指導に力を注ぎ、 多くの専門指導員を世に送り出しています。

東京・千駄ヶ谷の東京本部、 および大阪、 札幌、 福岡などで、 以下の講座を開講しています。 講座案内をご希望の方は、 電話、 ファックス、 電子メールで資料をご請求ください。 パンフレットと井本整体機関紙『原点』を１部ずつ無料でお送りいたします。

人体力学・井本整体について

定期講座

- 腹部十二調律点講座
  東京本部（2ヶ月間、 毎年４月・10月開講）
  大阪室・札幌室・福岡室（４か月間、 毎年４月開講）
- 初等、 中等、 高等講座
  東京本部（各６か月間、 毎年４月・10月開講）
  大阪室・札幌室・福岡室（各１年間、 毎年４月開講）
- プロ基礎講座（東京：1年間／地方：2年間）
- プロ養成講座（期間不定）

特別講座

- 正月講座、 GW講座、 お盆講座（各３日間）

その他講座

カルチャースクール、 体操レッスン、 地方セミナー、 海外セミナーなど

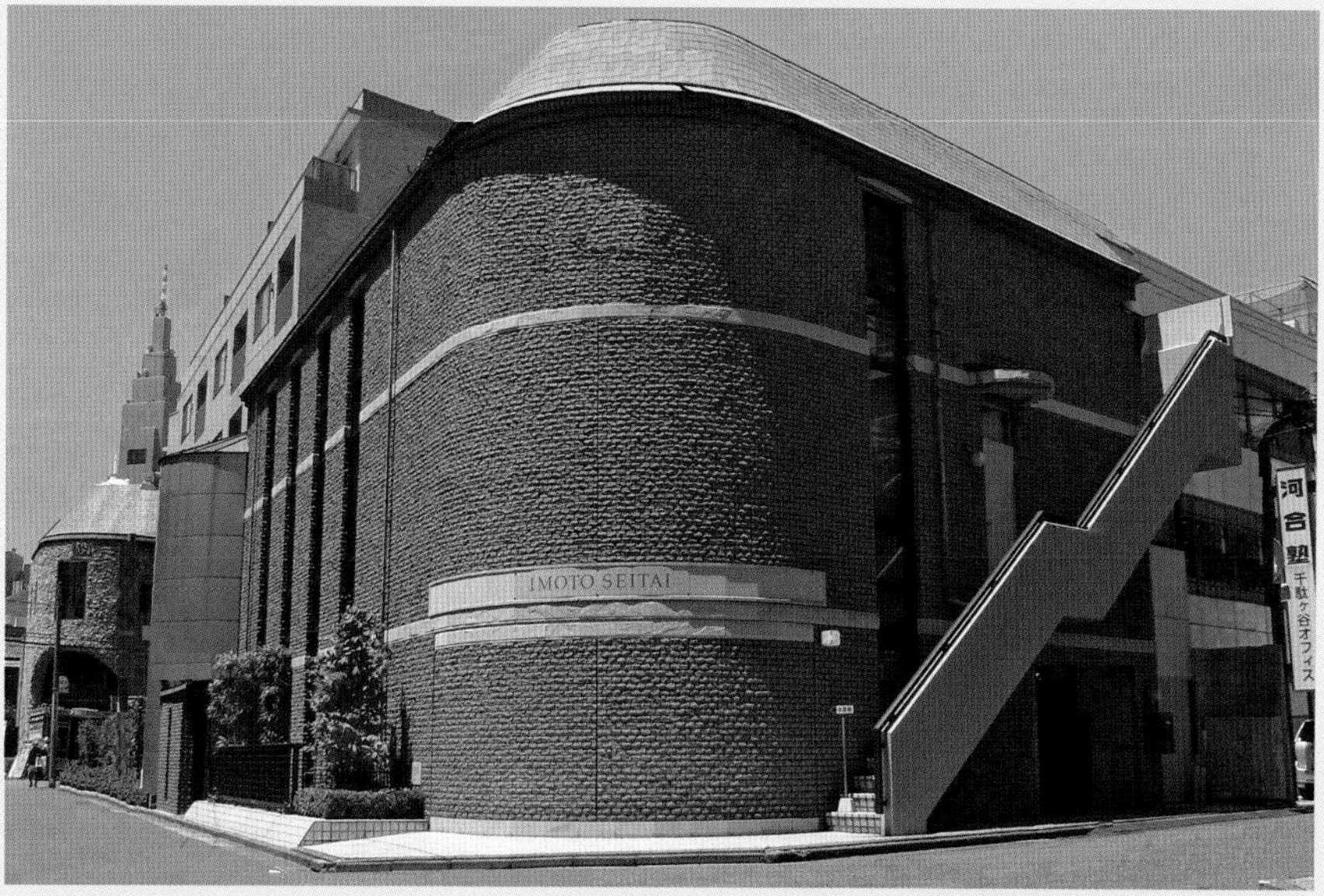

本書掲載の体操などは、各人に応じたセッティングをするとより効果的です。井本整体で認める専門指導員の指導を受けることをおすすめします。

各種講座および指導員に関するお問い合わせは、以下の「お問い合わせ先」までご連絡ください。

人体力学・井本整体　お問い合わせ先

■ 東京本部

〒151-0051　東京都渋谷区千駄ヶ谷1-25-4

Tel：03-3403-0185　　Fax：03-3403-1965

E-mail：genten@imoto-seitai.com

URL：www.imoto-seitai.com/

公式チャンネルhttps://youtube.com/channel/UC2Cgyl_SRqTRiAkbU4e8Z5g

■ 徳山室

〒745-0034　山口県周南市御幸通り2-6　タンブラウンビル4F

Tel：0834-31-1538　　Fax：0834-21-1239

※本書記載の内容を営利目的で使用する場合は、井本整体の講習を受けたうえで許可が必要となります。

※「人体力学」および「人体力学体操」は井本整体の登録商標です。

おわりに

何かの感染症が流行ると、「免疫力を上げる食事」や「○○に打ち勝つエクササイズ」的な内容がメディアを席巻することがよくあります。しかし問題は「それだけやっていれば健康になる」と誤解する人が大勢いること。

要は、物事を多面的にみなければ逆効果になってしまうということです。

人の体も多面的です。「胸椎９番」という背骨ひとつとっても、本書でお伝えしたように免疫系や胃の拡張、肝臓、胆嚢、大動脈など、いろいろなものと関連があります。だから、もっと深く自分の体を知ろうとすることが大事です。

「高熱が下がると体が軽く感じて頭もスッキリした」「食後より食前の方が仕事が捗る」「汗を流したあとは爽快だな」…何でもいい。その気づきが自分の体を知る第一歩です。

気づくことができれば、体の反応や要求に合わせて、自ずと行動や思考を変えることができます。

健康はお金で買って得るものではありません。自分の体の状態に気づくところから始まるものです。

本書がそうした気づきの場、自身の体を見つめ直す場になれば幸いです。

井本整体主宰　井本邦昭

人体力学編集室

P22_23

『令和元年度（2019年）人口動態統計月報年計（概数）の概況』第6表　死亡数・死亡率,志望分類別
https://www.mhlw.go.jp/toukei/saikin/hw/jinkou/geppo/nengai19/dl/h6.pdf

『Public Health Image Library (PHIL)』CDC（米国疾病予防管理センター）
https://phil.cdc.gov/Details.aspx?pid=23313

『新型インフルエンザとは』島根県感染症情報センター
https://www1.pref.shimane.lg.jp/contents/kansen/topics/flu/flu_rna.htm

『HIV発症、感染防ごう　早期発見が鍵　県内保健所で来月1日から臨時検査／香川』毎日新聞2018年 5月29日　地方版（国立感染症研究所提供の写真）

『肝臓がんはなくなる?　B型・C型肝炎ウイルス感染減少』朝日新聞DIGITAL2020年1月4日9時00分（国立感染症研究所提供の写真）

『高齢者の結核は突然発病する可能性があるので注意が必要です』病院の検査の基礎知識
https://medical-checkup.info/article/58605621.html

『マイコプラズマ肺炎　患者数が最多に』日テレNEWS24　2016年11月1日23時55分（国立感染症研究所提供の写真）

『薬剤耐性菌について　各種耐性菌の話』AMR臨床リファレンスセンター
http://amr.ncgm.go.jp/general/1-2-1-1.html

p24_25

『知っておきたい体温の話』テルモ体温研究所　https://www.terumo-taion.jp/terumo/report/18.html

『なぜ熱が出るのか:発熱の仕組みと機序』ナースの教科書
http://nurse-kyoukasyo.com/vitalkiso/koutaionhatunetu.html

p68_69

『自己免疫疾患』Answers　https://answers.ten-navi.com/dictionary/cat05/3905/

P72_75

『第2回　免疫とは?』シリーズ　自己免疫疾患をより良く理解するための免疫学、JBスクエア　医療関係者向け情報
https://www.jbpo.or.jp/med/jb_square/autoimmune/immunology/im02/01.php

『リンパ節』国立がんセンターがん情報サービス　用語集
https://ganjoho.jp/public/qa_links/dictionary/dic01/lymph_setsu.html

『胸腺について』国立がん研究センター希少がんセンター
https://www.ncc.go.jp/jp/rcc/about/thymoma/index.html

p76_79

『リンパ管とは』リンパ管疾患情報ステーション　http://www.lymphangioma.net/

『内臓を強くする整体法』P.4～7、井本邦昭、高橋書店

p110_111

『傷・化膿した傷の原因』第一三共ヘルスケア、くすりと健康の情報局
https://www.daiichisankyo-hc.co.jp/health/symptom/25_kanou/

井本邦昭（いもと・くにあき）

人体力学・井本整体主宰。医学博士。
井本整体を創始した父に5歳から整体法の手ほどきを受け、その後、ヨーロッパで鍼灸を指導しながら、ヘルベルト・シュミット教室(ドイツ)、ヘルマン・マッテル教室(スイス)で西洋医学を学ぶ。父の没後、井本整体を継承、発展させ、日本のみならず海外でも整体法の普及に努める。整体指導のため、山口と東京を往復する多忙な日々を送りながら、技術指導に力を注ぎ、多くの専門指導員を世に送り出す。『弱った体がよみがえる 人体力学』(高橋書店)『体の痛み・不調が消える!「呼吸」力学』(主婦と生活社)『たった5分で体が変わる すごい熱刺激』(サンマーク出版)など著書多数。

人体力学編集室（じんたいりきがくへんしゅうしつ）

井本邦昭氏の臨床経験から構築された人体力学理論の資料の編纂、機関誌の発行などを行う。

ブックデザイン……鈴木大輔＋仲條世菜（ソウルデザイン）
イラスト……高柳航（株式会社レーマン）
CG製作……BACKBONE WORKS
モデル……倉松すみれ（NMT inc.）
ヘアメイク……竹内美紀代
撮影……八幡 宏
執筆・編集協力……加藤達也
校正……株式会社円水社
本文DTP……株式会社明昌堂
編集……江種美奈子（世界文化社）

失われた体の力がよみがえる 免疫力学

発行日　2020 年11月15日　初版第1刷発行
著　者　井本邦昭　人体力学編集室
発行者　秋山和輝
発　行　株式会社世界文化社
〒102-8187 東京都千代田区九段北4 － 2 － 29
電話　03-3262-5118（編集部）
電話　03-3262-5115（販売部

印刷・製本　株式会社リーブルテック

ISBN978-4-418-20419-9